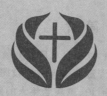

国家级精品课程教材

全国高职高专医药院校护理专业
"十三五"规划教材(临床案例版)

供护理、助产、老年服务与管理、社区卫生保健、康复治疗技术等专业使用

丛书顾问　文历阳　沈彬

老年健康照护
（临床案例版）

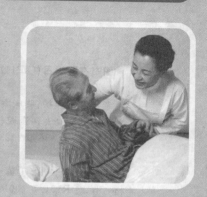

主　编　黄岩松　李　敏
副主编　吴惠珍　周　俊　朱　红
编　者　（以姓氏笔画为序）

王　岚　天津医科大学职业技术学院
王慧荣　长沙民政职业技术学院
朱　红　山西同文职业技术学院
李　敏　长沙民政职业技术学院
杨　茜　西南医科大学
吴惠珍　滁州城市职业学院
周　俊　长沙民政职业技术学院
黄岩松　长沙民政职业技术学院
谢丽琴　长沙民政职业技术学院
谢海艳　长沙民政职业技术学院
颜丽霞　长沙民政职业技术学院

华中科技大学出版社
http://www.hustp.com
中国·武汉

内 容 简 介

《老年健康照护》以教育部相关文件精神为指导思想，以项目—任务分级制将全书共分为八个项目，参照国家网络资源共享课程《老年健康照护》的内容，由国家网络资源共享课程建设团队加入具有丰富教学经验的教师共同编写而成，包括基本认知、健康评估、老年人日常生活照护、患病老年人的照护、心理健康照护、康复照护、老年人安全与应急救护、临终关怀共八个项目的学习内容。

本教材适合于护理、助产、老年服务与管理、社区卫生保健、康复治疗技术等医学相关专业使用，也是老年服务行业员工培训及自学爱好者学习的参考教材。

图书在版编目(CIP)数据

老年健康照护:临床案例版/黄岩松,李敏主编.—武汉:华中科技大学出版社,2017.1(2022.1 重印)

全国高职高专医药院校护理专业"十三五"规划教材:临床案例版

ISBN 978-7-5680-2323-8

Ⅰ.①老…　Ⅱ.①黄…　②李…　Ⅲ.①老年人-保健-高等职业教育-教材　②老年人-护理-高等职业教育-教材　Ⅳ.①R161.7　②R473

中国版本图书馆 CIP 数据核字(2016)第 258743 号

老年健康照护(临床案例版)　　　　　　　　　　　　　　　　黄岩松　李　敏　主编
Laonian Jiankang Zhaohu (Linchuang Anli Ban)

策划编辑：周　琳
责任编辑：周　琳　汪飒婷
封面设计：原色设计
责任校对：李　琴
责任监印：周治超
出版发行：华中科技大学出版社(中国·武汉)　　　电话：(027)81321913
　　　　　武汉市东湖新技术开发区华工科技园　　　邮编：430223
录　　排：华中科技大学惠友文印中心
印　　刷：武汉开心印印刷有限公司
开　　本：880mm×1230mm　1/16
印　　张：17
字　　数：506 千字
版　　次：2022 年 1 月第 1 版第 9 次印刷
定　　价：42.00 元

本书若有印装质量问题,请向出版社营销中心调换
全国免费服务热线：400-6679-118　竭诚为您服务
版权所有　侵权必究

全国高职高专医药院校护理专业"十三五"规划教材
（临床案例版）教材编委会

丛书学术顾问　　文历阳　　沈　彬

委员（按姓氏笔画排序）

付　莉　　郑州铁路职业技术学院
冯小君　　宁波卫生职业技术学院
朱　红　　山西同文职业技术学院
刘义成　　汉中职业技术学院
李红梅　　山西医科大学汾阳学院
邹金梅　　四川卫生康复职业学院
范　真　　南阳医学高等专科学校
罗金忠　　贵州城市职业学院
金庆跃　　上海济光职业技术学院
周　涛　　泰州职业技术学院
桑未心　　上海东海职业技术学院
黄　涛　　黄河科技学院
黄岩松　　长沙民政职业技术学院
曹新妹　　上海交通大学医学院附属精神卫生中心
章正福　　滁州城市职业学院
雷良蓉　　随州职业技术学院
谯时文　　乐山职业技术学院

前言
Qianyan

　　随着老龄化社会的到来,老年人的医疗保健问题日益受到世界各国的重视。研究老年人的健康问题,满足老年人的健康需求,提供优质的老年健康照护,提高老年人的生活质量,已成为医学及社会领域的重要课题。老年健康照护主要研究自然、社会、文化、生理、心理因素对老年人健康的影响,运用护理手段或措施解决老年人的健康问题。近年来,由于生物-心理-社会医学模式的深入,对护理专业人才的培养提出了更高的要求,我国医学院校十分重视医学生老年护理相关知识和技能的培养。老年健康照护是护理专业的一门必修课程,学习相关理论知识和技能可以促使学习者适应医学模式的发展,更好地掌握老年服务对象的健康状况,树立"整体护理"的观念,更好地为老年人的健康服务。

　　老年健康照护对老年疾病预防、疾病康复、老年保健和健康促进都有着重要意义。本教材适合于护理、老年服务与管理、社区卫生保健、康复治疗技术等医学相关专业使用,同时也是老年服务行业员工培训及自学爱好者学习的参考教材。

　　由于编者水平有限,不足之处在所难免,恳请专家、广大同行以及使用者提出宝贵意见,在此表示衷心的感谢!

主编

目录
Mulu

项目一 基本认知

学习目标

1. 熟悉与老年人沟通交流的原则。
2. 熟悉健康教育的核心和前提。
3. 熟悉老年健康保健国内外发展动态。
4. 掌握老化的定义、特点及老龄化社会的划分标准。
5. 掌握与老年人沟通交流的特点。
6. 掌握增进语言及非语言沟通效果的技巧。
7. 掌握健康教育的基本原则、内容及方法。

 项目导言

随着老龄化社会的到来,老年人的医疗保健问题日益受到世界各国的重视。研究老年人的健康问题,满足老年人的健康需求,提供优质的老年健康照护服务,提高老年人的生活质量,已成为医学及社会领域的重要课题。老年健康照护研究的重点是从老年人生理、心理、社会、文化以及发展的角度出发,研究自然、社会、文化、生理、心理因素对老年人健康的影响,运用护理手段或措施解决老年人的健康问题。

任务一 老年人与人口老化

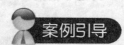 **案例引导**

某市 2014 年人口统计数据显示,总人口数 400 万,其中 60 岁以上老年人口数 46 万,65 岁以上老年人口数 26 万,70 岁以上老年人口数 10 万,80 岁以上老年人口数 6 万。

请问:1. 以发达国家的标准来分析该市是否属于老龄化地区?
2. 以发展中国家的标准来分析该市是否属于老龄化地区?

一、老化的定义及特点

通常将人的一生划分为四个年龄阶段:童年、青年、中年和老年。在不同的年龄阶段,人体会经历一系列生理及心理的变化。随着年龄的不断增长,人体在形态和功能上都会出现不可逆的进行性、衰退性的变化。

(一)老化的定义

所谓老化,是指身体结构或功能的一种退化或减退现象,与遗传、生物、心理和社会等各种因素相关。人通常在 20～25 岁发育成熟,部分器官(如脑)的发育稍延后,一般至 30 岁左右成熟。此后,人体逐渐出现生物衰老,起初的 20～30 年老化速度缓慢且为渐进性,至一定年龄后老化速度明显加快。虽然老化是机体发展的必然过程,但老化的个体差异较大,同一个体的各个系统、各个器官的老化速度不同步,同一种改变在各个器官的表现也不同,如在心、脑及肾内动脉硬化的程度并不完全同步。通常从生物学角度和生理学角度来看待老化。

1. 生物学角度 老化是指人体的各种器官达到某种成熟期之后功能逐渐衰退的现象。它是一个正常但不可逆的持续性过程。

2. 生理学角度 老化始于器官组织成熟的阶段,而终结于死亡。

（二）老化的特点

1. 普遍性 老化是同种生物大致相同的时间范围内都可以表现出的现象,而且几乎所有生物都有老化的过程。

2. 内生性 老化是生物固有的特性(如遗传),而非环境因素所致,但不排除环境对它产生的影响。

3. 渐进性 老化是机体及组织器官功能持续渐进的演变过程。

4. 累积性 老化是一些微小或轻度变化长期积累的表现,而非一朝一夕所致,且这一过程是不可逆转的。但是,在科技飞速进步的现代社会,逆转某些老化可能也将成为现实。

5. 危害性 老化过程一般对生命无利,使机体功能下降乃至丧失,机体越来越容易感染及罹患疾病,终致死亡。

二、老年人的年龄划分标准

人体衰老是一个渐进性的过程,老年期是生命周期的终末阶段。影响衰老的因素众多,且人体各器官的衰老进度不一,个体差异性大。因此,"老年"只是一个概括的含义,很难准确界定个体进入老年的时间。

（一）世界卫生组织（WHO)对老年人年龄的划分标准

1. 世界卫生组织针对不同区域的老年人的划分标准 在发达国家将 65 岁以上的人群定义为老年人,在发展中国家(特别是亚太地区)则将 60 岁以上人群称为老年人。

2. 世界卫生组织根据现代人生理、心理结构上的变化而界定的新标准 44 岁以下为青年人,45～59 岁为中年人,60～74 岁为年轻老年人,75～89 岁为老老年人,90 岁以上为非常老的老年人。

（二）我国对老年人年龄的划分标准

中华医学会于 1982 年建议:我国 60 岁以上为老年人;老年分期以 45～59 岁为老年前期(中老年人),60～89 岁为老年期(老年人),90 岁以上为长寿期(长寿老年人)。

三、人口老龄化

（一）概念

人口老龄化简称人口老化,是人口年龄结构的老龄化。它是指老年人口占总人口的比例不断上升的一种动态过程。死亡率的下降、平均寿命的延长是世界人口趋向老龄化的直接原因。

（二）老龄化社会

世界卫生组织对老龄化社会的划分有两个标准(表 1-1)。

表 1-1　世界卫生组织对老龄化社会划分的标准

项　目	发 达 国 家	发展中国家
老年人老龄界限	65 岁	60 岁
青年型老年人口系数	<4%	<8%
成年型老年人口系数	4%～7%	8%～10%
老年型老年人口系数	>7%	>10%

1. 发达国家的标准 65岁以上人口占总人口比例的7%以上定义为老龄化社会(老龄化国家或地区)。

2. 发展中国家的标准 60岁以上人口占总人口比例的10%以上定义为老龄化社会(老龄化国家或地区)。

(三)人口老龄化的现状和趋势

1. 世界人口老龄化的趋势与特点 ①人口平均预期寿命不断延长。近年来,世界各国人民的平均寿命都呈现出不同程度的增高。19世纪许多国家人民的平均寿命仅在40岁左右,20世纪末则达到60~70岁,一些国家甚至已经超过80岁。2012年美国对220个国家及地区的调查显示,世界人口平均寿命为67.7岁,平均寿命超过80岁的有29个国家或地区,从排在前十名国家或地区的地理位置看,亚洲国家占60%,人口最长寿的国家是摩纳哥,达89.73岁,中国澳门位居第2,中国香港位居第8,中国内地则排在第94名,但高于世界人口平均寿命7.61岁。②人口老龄化的进度加快。1950年全世界大约有2.0亿老年人,1990年为4.8亿,2002年则达到6.29亿,占全世界人口总数的10%。预计到2050年,老年人数量将增到19.64亿,占全世界人口总数的21%,平均每年增长9000万。③老年人口重心从发达国家向发展中国家转移。1950—2050年,发达地区的老年人口将增加3.8倍,由于世界老年人口日趋集中在发展中国家及地区,发展中国家的老年人口将增加14.7倍。1950—1975年,老年人口比较均匀地分布在发展中地区和发达地区,2000年发展中国家的老年人口数约占全球老年人总数的60%。预计至2050年,世界老年人口中约有82%的老年人即16.1亿人将生活在发展中地区,3.6亿老年人将生活在发达地区。④高龄老年人(80岁以上老年人)增长速度快。调查显示,高龄老年人是老年人口中增长最快的群体。1950—2050年,80岁以上人口以平均每年3.8%的速度增长,大大超过60岁以上人口的平均增长速度(2.6%)。2000年,全球高龄老年人达0.69亿,大约占老年人口的1/3。预计至2050年,高龄老年人约3.8亿。⑤老年女性占老年人口中的多数。多数国家老年人口中女性数量超过男性,其原因是老年男性死亡率高于女性,性别间的死亡差异使老年女性占老年人中的绝大多数。如美国老年女性的平均预期寿命比老年男性高6.9岁,日本为5.9岁,法国为8.4岁,中国为3.8岁。

2. 我国人口老龄化趋势与特点 ①老龄化进展迅速。我国于1999年进入人口老龄化社会,2014年数据显示,60岁以上老年人占我国人口总数的比例上升到15.5%,65岁以上老年人占总人口比例达10.1%。65岁以上老年人占总人口的比例从7%提升到14%,发达国家大多用了45年以上的时间,其中,法国130年,瑞典85年,澳大利亚和美国79年左右。中国只需27年就可以完成这个历程,并且在今后一个很长的时期内都保持着很快的递增速度,属于老龄化速度最快国家之一。②老年人口规模巨大。截至2014年末,我国人口

> **【小贴士】**
> 中国1999年进入了老龄化社会,目前是世界上老年人口最多的国家,已达2.1亿,占全球老年人口总数的1/5。目前全球老年人口超过1亿的只有中国,2亿人如果作为一个国家的总人口数,也能排在世界第四位。

总数为13.6亿,60岁以上的人口2.1亿,占总人口的15.5%,65周岁及以上人口1.37亿,占总人口的10.1%,2037年将超过4亿,2051年将达到最大值,之后将一直维持在3亿~4亿的规模。③老龄化超前于现代化。发达国家是在基本实现现代化的条件下进入老龄化社会的,属于先富后老或富老同步,而我国则不同,我国是在尚未实现现代化、经济尚不发达的情况下提前进入老龄化社会的,属于未富先老。《中国人口老龄化发展趋势预测研究报告》指出,从2001年至2100年,中国的人口老龄化可以分为三个阶段:从2001年至2020年是快速老龄化阶段,到2020年,老年人口将达到2.48亿;从2021年至2050年是加速老龄化阶段,到2050年,老年人口总量将超过4亿;从2051年至2100年是稳定的重度老龄化阶段,老年人口规模将稳定在3亿~4亿。④区域发展不平衡。研究表明,中国人口老龄化发展具有明显的由东向西的区域梯次特征,东部沿海经

济发达地区明显快于西部经济欠发达地区。其中,上海于 1979 年最早进入人口老龄化行列,与最迟(2012 年)进入人口老龄化行列的宁夏比较,时间跨度长达 33 年。⑤城乡老年人口数量倒置显著。发达国家人口老龄化的历程表明,城市人口老龄化水平一般高于农村,中国的情况则不同。我国农村老年人口为 8557 万人,占老年人口总数的 65.82%,这种城乡倒置的状况将一直持续到 2040 年。到 21 世纪下半叶,城镇的老龄化水平才将超过农村,并逐渐拉开差距。这是中国人口老龄化不同于发达国家的重要特征之一。⑥老年女性人口数量显著多于男性。目前,老年人口中女性比男性多出 464 万人,2049 年将多出 2645 万人,达到峰值。21 世纪下半叶,多出的老年女性人口基本稳定在 1700 万至 1900 万人。多出的老年女性人口中 50%~70% 为高龄老年人。

(四)人口老龄化的负面影响

1. 社会养老负担加重 老年人口负担系数(60 岁及以上人口与 15~59 岁人口的比例)1999 年为 1∶8.2,2000 年为 1∶6。据联合国统计预测,2030 年将为 1∶2.2,即大约 2 个劳动人口就要供养 1 个老年人。此外,伴随着老年人口基数的增加,政府用于离退休职工养老金和福利费的财政支出也将增加。据统计,1982 年到 2000 年,离休、退休、退职费增长了 37.4 倍。

2. 社会福利文化事业的发展不能满足人口老龄化的需求 老年群体对精神文化生活的需求日益多样化,参与社会发展的热情不断提高,需要政府有关部门和全社会积极为他们创造条件和机会,但我国目前为发展中国家,经济水平尚不发达,社会福利、社会养老及医疗保障体系尚不完善,远远不能满足老龄化社会中老年人日益增长的各项需求。

3. 传统的家庭养老功能减弱 随着人口老龄化和高龄化、家庭少子女化,传统的家庭养老及照护功能日趋减弱,养老负担越来越多地依赖社会。

4. 医疗保健及生活服务的需求日益突出 由于患病及生活不能自理的老年人口日益增多,加之老年病又多为肿瘤、心脑血管病、糖尿病、老年精神障碍等慢性病,导致老年人对医疗保健、生活服务的需求日益突出,迫切要求社会提供良好的照料服务。

【重点】
老龄化社会的划分标准,在发达国家是指 65 岁以上人口占总人口比例的 7% 以上,而在发展中国家的标准则为 60 岁以上人口占总人口比例的 10% 以上。

【难点】
老化的特点:累积性、普遍性、渐进性、内生性、危害性。

知识链接 ────────────

　　人口老龄化是由生产力的发展决定的,是伴随经济发展而发展的渐进过程。法国是世界上最早进入老龄化社会的国家,早在 1865 年,法国 65 岁及以上的老年人口比例就超过了 7%,2006 年法国的老年人口比例已超过 15%,成为"超老年型"国家。截至 2006 年 9 月,日本 65 岁以上的老年人达到 2640 万人,占人口总数的 20.7%,成为世界上老龄化问题最严重的国家。

──────── **课后思考**

1. 名词解释
老化,老龄化。
2. 问答题
老龄化社会的划分标准是什么?
3. 案例分析题
2013 年中国人民大学社会与人口学院翟振武院长接受《人民日报》采访时说:从"少年中国"到"银发中国",中国仅用不到 30 年的时间就走过西方国家几十年甚至上百年的"变老"之路。请谈谈我国人口老龄化的趋势及特点。

(黄岩松　王慧荣)

任务二 与老年人沟通交流的技巧

案例引导

近日养老院新住进来一位老年人,于爷爷,65岁,患有老年白内障,听力稍有下降,行动较迟缓。护理员小李想了解下于爷爷的情况,在初步沟通的基础上发现于爷爷不会说普通话,不愿和他人交流。

请问:1. 该老年人存在哪些不利于沟通交流的因素?
2. 可以采取哪些措施促进沟通交流?

一、老年人的交流特点

(一)概述

沟通是一个双向过程,可使两个人互相了解,通过传达及接收资料讯息,给予指示及接受对方的指示,互相教导,互相学习。沟通不局限于语言,还有手势、动作,用来表达出事实、感觉和意念。

(二)沟通过程的基本要素

1. 信息背景 是指互动发生的场所或环境,是每个互动过程中的重要因素。包括物理的场所、环境,如公共汽车上、会场等,以及沟通的时间和每个互动参与者的个人特征,如情绪、经历、知识水平等。

2. 信息接收者 是指信息传递的对象,即接收信息的人。

3. 信道 也叫途径,是指信息由一个人传递到另一个人所通过的渠道,即信息传递的途径,如视觉、听觉和触觉等。这些途径可同时使用,亦可单独使用,但同时使用效果可能更佳。如一个远程电话与护理人员集动作、声音、表情、手势一起配合使用的交流相比,显然后者效果更佳。

【小贴士】
美国著名学府普林斯顿大学对1份人事档案进行分析,结果发现:智慧、专业技术和经验只占成功因素的25%,75%取决于良好的人际沟通。

4. 信息发出者 是指发出信息的人,也称作信息的来源。

5. 信息 是指信息发出者希望传达的思想、感情、意见和观点等。信息包括语言和非语言的行为,以及这些行为所传递的所有影响语言使用的音调、身体语言,如面部表情、姿势、手势、抚摸、眼神等,都是发出信息的组成部分。

6. 反馈 是指信息由接收者返回到信息发出者的过程,即信息接收者对信息发出者的反应。有效的、及时的反馈是极为重要的。所以,在与老年人交流时,要注重及时反馈,并把老年人的反馈意见加以归纳、整理,再及时地反馈回去。

(三)影响与老年人沟通交流的因素

1. 环境因素 环境是影响交流顺利进行的重要因素,不合适的环境往往导致交流不畅或效果不佳。如嘈杂、人来人往、不适宜的时间等。

2. 生理因素 老年人由于机体功能的退化,出现听力下降、记忆力和视力减退、活动力减弱、行动迟缓、认知能力减弱以及慢性老年性疾病等。

3. 心理因素 老年人离退休后,易出现以下一些心理特征,如缺乏自信心,不愿或不敢与人沟通;对他人缺乏信任或抱敌对态度,心存偏见与误解;自视过高,轻视别人,过分保护自己,或以自我为中心;情绪障碍如伤心、喜乐无常或悲痛等。

4. 媒介因素 不懂得使用合适的语言和态度去表达,言语不通,缺乏技巧。

(四)与老年人沟通交流前的准备工作

1. 熟悉情况 了解交流对象的身体状况、情绪状态、性格特点甚至家庭情况等。

2. 知识准备 熟悉老年人的生理、心理、社会特征等。

3. 技巧准备 掌握沟通、扶抱技巧等,准备谈话内容、所需资料、用具及时间分配等。

4. 着装准备 衣着服饰得体,可留有良好的印象。

(五)与老年人沟通交流的原则

1. 亲切胜于亲热 在与老年人沟通时应做到举止得体,既要表现出必要的和善和亲切,又要避免行为上的轻浮。

2. 态度胜于技术 在与老年人沟通的过程中,可适度应用语言和非语言沟通技巧,但更应注意交流过程保持和蔼可亲和友善的态度,营造一种和谐的交流背景。

3. 多听胜于多说 沟通的过程中应耐心倾听老年人的诉说,避免不必要的插话及打断。

4. 了解胜于判断 在沟通的过程中注重对老年人各种资料及信息的收集,以加深对其认识和了解,避免在不明缘由的情况下给予主观性的臆断。

5. 同理胜于同情 在与老年人沟通的过程中应减少或避免同情的因素,能够移情或换位体会老年人的情绪和想法,理解其立场和感受,以期达到共鸣的效果。

6. 理喻胜于教训 对于老年人不合适的言论或行为,避免以训斥的态度交流,而应循循善诱、以理服人。

7. 启发胜于代劳 沟通中注重对老年人的启发和引导,减少自问自答式、臆测或闭合式提问型的沟通。

(六)与老年人沟通交流的特点

1. 语言沟通交流 语言沟通是指沟通者出于某种需要,运用有声语言或书面语言传递信息、表情达意的社会活动。

2. 语言沟通要求 ①语言要通俗易懂,语速和缓,态度诚恳,自然,注意倾听。②尊重老年人,注重情绪控制,保持适度的幽默感。③配合语言和非语言沟通方式,提供和表现出充分的时间和耐心。④尊重老年人隐私,且注意在老年人视线范围内,不与其他人轻声耳语,以免引起老年人猜疑。⑤与认知能力下降的老年人沟通时面向老年人,以利于读唇及眼睛交流。⑥降低说话音调,稍稍加大声量,不叫嚣。⑦随时判断老年人的情绪内容,若极度沮丧,应适当转移注意力。⑧当老年人表述不正确时,不可辩解、嘲笑或使其陷入困窘。⑨交代事情时要一件一件地说,不要一次说几件事,以免老年人混淆,面对一些重要的事情要反复强调,直到老年人理解、记住,必要时还可以配合用书面记录及提示。

3. 非语言沟通交流 非语言沟通是与老年人沟通的主要方式。由于老年人逐渐出现认知障碍,而越来越无法准确表达和理解谈话内容,要全面了解老年人的思想、需求,必须强化非语言沟通方式。因此,非语言沟通在与老年人沟通交流中越来越被重视。

4. 非语言沟通的特点与要求 ①态度:a. 主动,积极主动去接触老年人,使他们感到关心和温暖;b. 耐心,对于老年人的述说和需求,应耐心地聆听和处理;c. 尊重,给予老年人尊重、支持,增强其自爱和自尊心,提升其自我形象;d. 真挚,用坦诚的态度与对方交往,使他们感受到一种真挚的关心;e. 接纳,以爱心及体谅去接纳老年人;f. 个人化、独特性,针对每一老年人的特质与需要,除基本态度与技巧外,还需顺应情况,做出合宜的行动和表达,才能达到所期望的交流效果。②姿势:个体的姿势和运动往往很容易引起别人的注意,而且不同的运动和姿势也能反映不同的心理状态,姿势多为挥手、招手、日常生活行为、帮助察觉他人方位、指认人或物等,交流中应避免双手插裤袋、交叉抱胸前等。③倾听:面对老年人,身体前倾,保持合适的人际距离;专注、耐心,面带微笑,不东张西望及心不在焉;观察老年人说话的态度、表情和措辞;平和、不紧绷、不皱眉,适时夸大面部表情;勿中途打断话题,不做即时判断;给予必要的反馈。④触摸:尊重老年人;观察老年人的反应;以积极的情绪触摸;触摸适当的位置(如不宜触摸老年人头部);把握轻重适宜的触摸;触摸时注意保护易脆破的皮肤;合理运用日常照护中的触摸;接受老年人合理的触摸。

(七)特殊老年人的沟通

1. 听力障碍的老年人 护理人员进入房间时可通过轻轻触摸老年人让其知道自己的到来,面向老年人,让其看到护理人员的面部表情和口型等,勿大声喊叫,要耐心地对待老年人,对能顺利书面交流的老年人,也可通过书写的方式进行沟通。

2. 视力障碍的老年人 进入房间应该轻轻叫老年人的名字,并告之姓名,让其熟悉你的声音,交流时通过语言沟通进行,避免使用非语言信息进行交流。

3. 记忆力差的老年人 在告之其重要注意事项时要不厌其烦地多说几遍,并在适当的时候对老年人进行询问,针对反馈结果,酌情进行继续宣教。

4. 临终老年患者 临终老年患者的内心世界是非常复杂的,易产生悲观及抑郁情绪。首先要做好患者子女的沟通,指导他们理解老年人的心理状态,鼓励子女多给予老年人物质上的帮助及精神上的安慰,从而促使老年人配合医护工作的开展。详见临终关怀章节内容。

二、促进有效沟通的技巧

(一)增进语言沟通的技巧

1. 口头语言的沟通交流技巧

(1)表达技巧 沟通过程中恰当的表达技巧可促进沟通的进行及护患和谐,反之则可能事倍功半。①尊重老年人:建立信任关系是与老年人进行沟通的前提条件。其中,表达对老年人的尊重是建立信任关系的关键所在。根据老年人的身份和习惯,有礼貌地称呼老年人,如"于爷爷""周奶奶""郭老"等。②切合主题:沟通前事先准备好问题,交流有针对性,避免抓不住中心、漫无边际,话题始终围绕讨论的主体,不要离题太远,且不影响对方的情绪。③语言通俗易懂,表述清楚:交流中应使用简洁、含义明确的语言,明确表达的意思,不使用模棱两可、含糊不清、意思隐晦的词语,或者表达不明确的意思而让对方猜测。④把握分寸:沟通过程中应尊重老年人的权利、隐私以及选择,清楚什么该说,什么不该说。⑤语言表达适合老年人的节奏:老年人通常有反应慢、说话慢、动作慢、注意力不集中等特点。所以,在进行心理疏导时,用词要清晰、明了、简短、通俗;语速要适当放慢,留出时间让老年人做出反应,必要时可重复几次。同时,要考虑老年人的性格特征和文化背景,使用老年人容易理解的语言表达方式。⑥声音及语调的运用:交流过程中掌握声音的大小和语调,话语清晰、语调柔和、声音和谐、抑扬顿挫,使人听后感到温馨悦耳,声情并茂。⑦诚信照护语言:工作及沟通中注意诚信照护语言的使用,详见表1-2。

表1-2 不同情境下的诚信照护语言使用

语言情境	适宜语言	示　例
入院接待时	安慰性语言	您别紧张,需要帮助请按床旁呼叫铃!
日常交往时	礼貌性语言	您好,您今天感觉怎么样?
交流沟通前	问候性语言	早上好,张大爷!
情绪激动时	劝导性语言	请您息怒,生气不利于您疾病的恢复!
照护工作时	保护性语言	请您放心,我们不会随意透露您的个人信息!
健康教育时	指导性语言	王先生,请您出院后每周来院复查!
情绪好转时	激励性语言	只要配合,您的肺结核是可以治愈的!
首次工作前	解释性语言	青霉素皮试主要是为了了解您是否对青霉素过敏。

续表

语言情境	适宜语言	示 例
每次工作后	致谢性语言	谢谢您的配合!
工作失误时	致歉性语言	对不起!
情绪反复时	鼓励性语言	坚持治疗,您会一天天好起来的!

(2)提问技巧 在沟通过程中,恰当的提问能引导和鼓励老年人提供更多的信息,充分表达自己的感受。提问的方式通常分为两种,即封闭式问题和开放式问题。①封闭式问题:将对方的回答限制在特定的范围内,通常使用"是不是""对不对""要不要""有没有"等词来提问。例如,"您今天是不是感觉疼痛加剧了?""您输液前要不要去排尿?",要求对方回答"是"或"否"。封闭式问题具有省时、效率高的特点,常用来澄清事实,但不利于老年人表露自己的情感或提供额外的信息。②开放式问题:可以允许对方做出广泛的、不受限制的回答。一般在展开话题或鼓励进一步交谈时使用,展开交谈的话题如"您有没有考虑好选择哪一种手术方案?"鼓励进一步交谈的话题如"您对这件事的看法如何? 您为什么会这样想呢?"开放式问题有助于鼓励老年人表达自己的感受和情感,但交流过程耗时长。

(3)倾听技巧 注意力要集中,采用恰当的面部表情、身体姿势和目光接触给予响应,表明自己在认真倾听。不要有四处张望、看表、打哈欠等分散注意力或让对方认为心不在焉的小动作。把老年人的话听完整,不急于做出判断和下结论,更不要随便打断老年人的言谈。进行适时的提问,仔细体会老年人的"弦外之音",了解老年人真正要表达的意思。

(4)反应技巧 ①重复:包括复述与意述,恰当地运用重复的反应技巧,有助于引导老年人澄清自己的想法和感受,并让老年人感到被关注,鼓励其继续说下去。②澄清:将老年人说的一些模棱两可、含糊不清、不够完整的话进一步核实,有助于找出问题的症结所在,保持沟通的准确性。可以使用"您刚才说……是吗?""您的意思是……"。③沉默:适时沉默也是一种很好的反应方式,尤其在老年人悲伤、流泪时,以和蔼的态度表示沉默,会让老年人感到对方理解自己的想法,还可以给对方充分思考及适时调整的时间和机会。但应注意沉默的时机和时间长短,如过长时间的沉默会让老年人产生误解,认为护理人员对自己的诉说毫无兴趣。

(5)避免妨碍沟通的对话方式 常见的有劝告或建议式、争论式、说教式、分析式、批判式、命令式、警告式、责问式、回避式(转移话题)等,举例如下。①说教式:如"有素质的人是不会这么做的",此种对话方式会令老年人感到羞愧、不悦。②批判式:如"因为你忘记吃药,所以血压又升高了",此种对话方式易使老年人感到自卑和无望。③回避式:如"我要下班了,明天再告诉你吧",此种对话方式易令老年人感到被忽略或忧虑。④警告式:如"您再在病房闹,我就让你办出院",此种对话方式可能导致老年人出现逆反情绪,更不愿意合作和配合。⑤建议式:如"我觉得你最好选择做手术",此种交流方式易导致老年人依赖他人的决定,缺乏自主性。⑥命令式:如"八点了,赶紧都起来",此种对话方式会让老年人感觉不被尊重,令老年人抗拒、反感。⑦责问式:如"你怎么又把针拔出来了?"此对话方式令老年人感到无能力、不被信任。⑧争论式:如"你不遵医嘱服药,还怪我们?"此方式令老年人反感或不敢说明自己的主张。⑨分析式:如"你是担心治疗费用太高,所以拒绝治疗吧?"此方式常令老年人感到不安、愤怒。

2. 书面语言的沟通交流技巧 对于听力较差的老年人有时也可以结合书写的方式进行沟通。在进行书面沟通时应注意以下问题:①使用与背景色对比强烈的大号字体。②对重要名词,使用语音系统辅助说明。③尽量使用非专业术语的一般用词。④运用简明的图表或图片,来解释必要的过程。⑤设计问答的方式或特殊案例来表明信息。⑥运用核对标签,列出交流中有关的事项,并贴于常见的地方。

(二)增进非语言沟通的技巧

1. 空间距离 在与老年人进行沟通时,恰当的空间距离取决于双方的文化背景、亲密程度、社会地位、性别差异及特定的情境。①亲密距离：一般为 15 cm 左右，适合在极亲密的人之间或进行生活护理和技术操作时应用。②个人距离：一般为 50 cm 左右，以双方感到自然舒适为宜，适合朋友之间的交谈。③社交距离：一般为 1.2～4 m，适用于社交性或礼节性的正式关系中。④公众距离：一般为 4 m 以上，是一种大众性、群体性的沟通距离，适用于演讲或讲课等。一般而言，在与老年人沟通的初期阶段，一般选择个人距离比较好；当建立了信任的关系后，可恰当使用亲密距离，通过肢体触摸等对老年人表达关心和安慰。

2. 面部表情和目光 面部表情能够传达出丰富的情绪状态，在心理疏导时，欣然、坦诚的微笑，可以表达出温馨、亲切的感情，消除陌生感，缩短双方的心理距离。眼睛是人类心灵的窗户，在交流时护理人员的目光应亲切自然，平视对方两眼与嘴之间，时刻保持眼神的交流，时时流露出关爱的眼神。以下这些不恰当的目光运用方式，应当在心理疏导中尽量避免：①缺乏目光接触，可能表示出厌倦、焦虑等；②交谈过程中时而东张西望，时而将目光瞟向门外、窗外或手表，则表示对谈话不耐烦；③目光躲避或游离不定，表示内心不坦诚、不自信。

3. 身体姿势 身体姿势包括手势和其他的肢体动作。①交流时的正确姿势：上半身要微微前倾，并保持目光接触，向老年人传达关注、愿意听对方说下去的意愿。②应避免的姿势：身体紧靠椅背，跷着二郎腿，双臂交叉在胸前或头枕在手臂上，传达出不耐烦和不尊重。③注意手势传达的信息：摆手表示否定或制止；双手外推表示拒绝；搓手或拽衣领，表示紧张；用手搔头或脖子，表示困惑；一只手托着下巴，表示疑惑；双手外摊并耸肩，表示无可奈何或不感兴趣；双手举过头顶，表示暴怒；双手向上伸直，表示激动；双手枕在头下，表示舒展；颔首、双手放在胸前，表示害羞。

4. 身体触摸 适当的触摸可以表达关心、体贴、理解、安慰和支持。例如在老年人悲伤时，可以轻拍老年人的肩膀，或握住老年人的手，让老年人感到被关心和理解。但触摸使用不当如触摸老年人头部，会让老年人感到尊严受侵犯，而不利于交流的进行。

知识链接

钟南山院士说过，在中华医学会处理的医患纠纷和医疗事故中，半数以上是因为医患之间缺乏沟通引起的。没有沟通、不会沟通、沟通不恰当在不同程度上加剧了医患之间的紧张对立情绪。他认为，一名优秀的医务工作者除了责任感、对老年人的关爱之外，更重要的是学会与人沟通。

课后思考

1. 名词解释
语言沟通交流，非语言沟通。
2. 问答题
与老年人沟通时，如果要借助书面语言，应注意什么？
3. 案例分析题
李大爷，80 岁，小学文化，入住养老院 10 年，最近检查出患有轻度的糖尿病和慢性胃炎，医生嘱咐老年人每天定时服药，但老年人总是不能按时吃药或不知道每种药物的服用方法。如果你是他的护理员，可运用哪些技巧促进有效沟通？

（黄岩松　王慧荣）

【重点】
与老年人沟通交流的原则包括亲切胜于亲热、态度胜于技术、多听胜于多说、了解胜于判断、同理胜于同情、理喻胜于教训及启发胜于代劳等。

【难点】
增进非语言沟通的技巧包括空间距离、面部表情和目光、身体姿势及身体触摸等。

任务三 老年人健康教育

案例引导

患者,女,64岁。多饮、多食、多尿、烦渴伴消瘦2个月。查体:T 37 ℃,R 20 次/分,P 90 次/分,空腹血糖 19.01 mmol/L。

请问:1. 请评估该患者有哪些健康教育需求?

2. 对该患者进行健康教育应遵循哪些主要原则?

3. 如何为该患者开展健康教育?

一、健康老年人的健康教育

(一)健康教育的概述

世界卫生组织将健康定义为一种身体、心理及社会适应三个方面的全部良好状况,而不仅仅是指没有疾病或者虚弱。健康教育是指有计划、有组织、有系统的社会教育活动,通过信息传播和行为干预,帮助个人和群体掌握卫生保健知识,树立健康观念,自愿采纳有益于健康的行为和生活方式的教育活动与过程。

(二)健康教育的目的和任务

1. 健康教育目的 消除或减少影响健康的危险因素,预防疾病,促进健康和提高生活质量是健康教育的目的。

2. 健康教育任务 ①提供教育资源,传授健康知识,提高保健和自护能力。②鼓励老年人参与治疗和康复的过程,并提供护理服务。③指导人们通过不断学习,保持自我健康。④创造有利于个体行为改变的环境,促进个体明智地选择有利于健康的行为。

(三)护理人员在健康教育中的作用

(1)为服务对象提供大量有关健康的信息。

(2)帮助服务对象认识影响健康的因素。

(3)帮助服务对象确定存在的健康问题。

(4)指导服务对象采纳健康行为。

(四)健康教育的核心和前提

健康教育的核心是教育人们树立健康意识,促使人们改变不健康的行为生活方式,养成良好的行为生活方式,以减少或消除影响健康的危险因素。诚然,改变行为和生活方式是艰巨的、复杂的过程。许多不良行为并非属于个人责任,也不是有了个人的愿望就可以改变的,因为它受社会习俗、文化背景、经济条件、卫生服务等影响,更广泛的行为涉及生活条件(指人们日常生活、休闲和工作的环境,如居住条件、饮食习惯、工作条件、市场供应、社会规范、环境状况等)。因此,要改变行为还必须增进影响健康行为的相关因素,如获取改变行为所需的知识、有效的社会支持和相关服务、促使老年人合理运用这些服务的制度及组织保障、必要的自我帮助的技能等,此外还要采取各种方法帮助老年人了解他们自己的健康状况并做出自己的选择以改善他们的健康,而不是强迫他们改变某种行为,所以健康教育必须是有计划、组织、有系统的教育过程,才能达到预期的目的。

(五)健康教育的基本原则

1. 平等 对老年人进行健康教育时,必须建立在双向交流探讨的基础上,护理人员与老年人应处于平等的地位,缩小彼此的心理差距,消除老年人的顾虑和拘束。

2. 尊重 与老年人交谈时,要充分尊重及理解老年人,态度要和蔼,语言要亲切,护理人员应充分利用护士的"四性"语言,即礼貌性、理解性、安慰性、保护性,主动热情与老年人及家属进行交流,共同建立一种指导合作型护患关系,使老年人及家属乐于接受治疗及护理。

3. 公开 允许老年人发表不同的观点和看法,并积极开展讨论,从中了解老年人对哪些方面的知识有缺陷和偏差,从而有目的、有针对性地进行引导,最终使老年人在平等和谐的气氛中受到启发,得到教育。

4. 真诚 健康教育的对象是健康或患病的老年人,在他们身上可能或多或少存在着一些陈旧的观念和不良的生活习惯,护理人员应以诚相待,推心置腹,动之以情,讲明某种行为的利害关系,真心真意地帮助老年人,为老年人的健康着想。

5. 差异 由于健康教育对象来自社会各阶层,社会地位、知识结构、年龄大小、工作行业、兴趣爱好等都不尽相同,对健康知识的需求也各异。因此,健康教育的方式应因人而异,有的放矢,针对老年人的疾病、不同健康问题、不同文化层次,在护理工作中,采取不同手段进行标准示范和指导。

6. 随机 健康教育应具有一定的艺术感染力,要通过艺术加工,让老年人感兴趣,才能保证健康教育起到积极作用。对于患病老年人的健康教育,要贯穿于护理全过程,从老年人入院到出院,随时进行,护士要抓住每一个有利时机对老年人进行健康知识的传授。

(六)健康教育的形式

健康教育应根据健康教育对象的特征和健康教育的内容选择适当的形式。一般分为个别指导、集体讲解和座谈会三种形式。

1. 个别指导 是针对单个老年人进行的健康教育,是最有效的一种健康教育形式。其特点是谈话自由,易于双方的沟通;能根据需要进行,针对性强,简便而灵活。

2. 集体讲解 是将多个老年人(同病种、同手术、同检查等)组织到一起由健康教育者进行宣教的一种健康教育形式。其特点是开放性地宣教,能够使同类型老年人或患者之间互相提醒、交流、讨论、提问,因此也可达到较好的指导效果。

3. 座谈会 是将老年人聚集在一起,对老年人必需的健康知识或常见疾病知识等进行宣教。其特点是通常在一种非正式及放松的环境中进行,老年人可畅所欲言,双向交流效果良好。

(七)健康教育的方法

健康教育的开展应不拘一格,健康教育的内容既要让受教育者易于接受,同时也能产生良好的效果。因此要根据不同年龄、性别、职业、宗教信仰、文化程度、对保健知识的求知欲等采取不同的健康教育方法。为达到预期的健康教育目标,可采取单一方法进行,也可采取多种方法进行。健康教育的方法很多,具体可分为以下四种。

1. 语言教育法 是通过面对面的口头语言进行直接教育的方法。主要通过讲课、谈话、讨论、咨询、鼓励、宣泄等形式。

2. 文字教育法 是以文字或图片为工具,将保健或疾病知识制作成报纸、宣传卡片或宣传手册等,通过简明、形象、生动的文字描述使人们易于接受和掌握,从而达到健康教育目的的一种方法,如糖尿病防治手册等。文字教育法的优点在于方便保存和查阅;可以广泛传播,作用时间较持久。

3. 形象化教育法 是以各种形式的艺术造型,以及生动的文字说明或口头解释,通过人的视觉及听觉而作用于人的大脑的教育方法,如标本模型等。通过形象化教育法可以使老年人更加直观地认识疾病,从而较好地配合治疗及护理。

4. 视听教育法 是利用现代化的视听系统(声、光、电)进行的健康教育形式。主要包括:录音、投影、幻灯、电视、电影、手机短信、网络、微视频及微信平台等。

（八）健康老年人的健康教育内容

1. 指导老年人合理饮食 ①老年人应少吃动物脂肪和胆固醇含量高的食物,如猪油、牛油、奶油、蛋黄、动物内脏等。可多食用具有降低胆固醇作用的食物,如豆类及其制品、木耳、香菇、海带、紫菜、洋葱、大蒜等;具有抗动脉粥样硬化作用的食物亦可常吃。②多吃新鲜蔬菜和水果,水果有降血压、减缓衰老、降低胆固醇等保健作用。③饭量适宜,控制体重,适当吃些粗粮,少吃甜食。④限制食盐的摄入量。每人每天摄入食盐不超过 5 g,即一个三口之家每月用盐不超过 500 g。

2. 心理健康教育 ①保持乐观精神,培养健康心理。老年人应对生活充满信心,尽量做到性情开朗、心胸开阔、情绪乐观,多发挥自己在知识、经验、技能、智力及特长上的优势,寻找新的生活乐趣。②拓展丰富多彩的生活空间。老年人应当根据身体条件和兴趣爱好,把生活内容安排得充实些,如练书法、学绘画、种花草、养禽鸟、读书报、看影视剧等。这样既可舒展心灵,又能珍惜时光、学习新知识,使生活更有意义。③善于摆脱烦恼,保持清心寡欲。面对生活中的烦恼事不必心绪不安,更不要处于郁闷状态,而要通过各种途径把坏情绪及时释放出来。对于外界名利之事要善于超脱,对家务事不要操劳过度,让自己保持一份好心情。④重视人际关系和心理交流。老年人既要注意联系老朋友,又要善交新朋友,要经常和好友聊天谈心,交流思想感情,做到生活上互相关心体贴,思想上沟通交流,在集体活动和人际交往中取长补短,汲取生活营养,使自己心情舒畅、生活愉快。

3. 老年人活动的指导 生命在于运动,而对于老年人来说,适当的活动可以强身健体、延年益寿,反之则毁损身体,减少寿命。老年人的活动强度应根据个人的能力及身体状态来选择。①老年人活动的强度:可通过运动后最宜心率评价运动量。一般老年人的运动后最宜心率如下:运动后最宜心率(次/分)=170-年龄。②老年人适宜的活动项目:老年人可根据自己的身体状况、运动能力及喜好选择适宜的活动方式,活动项目及强度的选择以既达到锻炼的目的,又不感疲劳或损害身体为宜。老年人适宜的活动项目众多,如慢跑、步行、太极拳、门球、广场舞、爬楼梯、倒步行走、游泳、蹬自行车、坐位健身操等。③老年人活动的注意事项:老年人应注重活动前的自我准备,如运动前应选择舒服的衣服和鞋子。a. 活动中的自我监测:运动过程注意自身心率、呼吸及出汗情况,如出现不适,立即原地休息;休息后症状不缓解者需及时就医。b. 活动后的保健:运动后宜做5~10 min 的自我放松整理活动,及时更换汗湿的衣服。c. 运动时间适宜:老年人运动的时间以每天1~2 次,总时间不超过 2 h 为宜。d. 选择合适的运动场地。e. 根据个人体质及喜好选择运动项目。f. 安全第一。

4. 预防疾病知识的指导 老年人的组织结构老化,器官功能衰退,抵抗力减弱,活动能力下降,机体协调能力丧失,容易罹患疾病。针对这些特点,及时向老年人传播健康和防病知识,定期体检或定期随访。对无严重病史的老年人,要侧重预防保健措施和保健知识的教育。

5. 死亡教育 死亡教育是近年来我国健康教育领域新涉及的健康教育内容,它主要是针对如何认识和对待死亡而对人进行的教育,其主旨在于帮助人们认清生命的本质,让人们接受生命的自然规律,正确地认识和对待死亡,使人们对死亡由无知进入到有知的境界。目前死亡教育的内容主要包括:正确的生死观的教育、死亡概念的教育、自杀的预防教育、对濒死者及其亲属的教育及给予临终关怀(姑息保健)等。

【小贴士】

　　美国是死亡教育的发源地,早在 1976 年,已有 1500 多所中小学校开展死亡教育的课程。在"死亡教育课"上,曾在教育部接受过专门训练的殡葬从业人员或护士会跟孩子们认真地讨论人死时会发生什么事情。而我国目前死亡教育极其缺乏。

二、患病老年人的健康教育

（一）高血压老年人的健康教育

1. 概述 高血压是指收缩压≥140 mmHg 和(或)舒张压≥90 mmHg,以体循环动脉压增高为主要表现的心血管疾病,是世界上高发的流行病之一。随着我国人民生活水平的提高,发病率呈直线上升趋势,调查显示每 10 年上升的速度达到 25%。中国有 1 亿多高血压患者,且城乡差别逐渐缩小,发病人群逐步年轻化。高血压病不仅发病率高,而且常引起心、脑、肾并发症,是脑卒中、冠心病的主要危险因素,已成为影响人类健康和生命的"无形杀手"。

2. 高血压的分类 ①原发性高血压:病因尚不清楚而以血压高为主要表现的一种独立性疾病,故又称高血压病。②继发性高血压:血压升高有明确原因,它的发生与多种因素有关。

3. 高血压分级 目前国内高血压的诊断采用《中国高血压治疗指南》建议的标准,具体分级见表 1-3。

表 1-3　血压分级标准

分　　级	收缩压/mmHg		舒张压/mmHg
理想血压	<120	和	<80
正常血压	120～129	和/或	80～84
正常高限	130～139	和/或	85～89
高血压分级			
1级(轻度)	140～159	和/或	90～99
2级(中度)	160～179	和/或	100～109
3级(重度)	≥180	和/或	≥110
单纯收缩性高血压	>140	和	<90

4. 高血压的症状 大多数高血压没有明显症状,有的高血压患者会出现症状,如头痛、头晕、失眠、耳鸣、手指麻木,颈背部肌肉酸痛、紧张等,高血压危象则表现为短期内血压骤增,并出现头痛、烦躁、心慌、出汗、恶心、呕吐等。调查显示目前高血压的控制情况不容乐观,1.2 亿高血压患者没有正规使用降压药,1.5 亿高血压患者没有达到降压目标。

5. 老年人高血压的高危因素 ①有高血压家族史。②食盐摄入超过 10 g/d。③超过标准体重 20%。④吸烟 20 支/日以上且超过一年。⑤经常饮高度白酒 100 g/d 以上。⑥经常接触高危环境,情绪不稳定。

6. 高血压的危害 ①高血压是一种严重影响老年人健康的疾病,常引起心、脑、肾、视网膜及大动脉的损害,导致一系列并发症的产生。研究报道 80% 以上脑卒中患者有高血压,且高血压老年人发生冠心病和心肌梗死的概率为正常血压者的 3～5 倍。人们把高血压称为"不声不响的杀人凶手"。②高血压患者早期常无症状,或仅有头晕、头痛、心悸、耳鸣等症状,表面上看是一种独立的疾病,实际上是引发心脑血管和肾脏病变的一个重要的危险因素,如果治疗不当就会并发较严重的脑卒中、心肌梗死和肾衰竭等疾病。

7. 高血压的健康教育内容 ①告知老年人做好降压治疗的准备:治疗前要去医院进行相关检查,了解有无高血脂、糖尿病及有无心、脑、肾损害或其他疾病。②降压水平的控制:一般患者通过治疗尽量将血压控制在低于 140/90 mmHg,而对于有糖尿病、慢性肾脏疾病的老年人,则应尽量控制在 130/80 mmHg 以下。③指导老年人学会自己监测血压:尽量做到四定,即定时间、定部位、定体位、定血压计;在进行测血压前,不饮酒、不喝咖啡和浓茶、不吸烟;在吃饭、喝酒、抽烟、运动和洗澡等活动后,应间隔 30 min 以上再进行血压测量;测量时注意肘部及上臂与心脏在同一平面;右上臂连续监测数次,每次间隔 2 min 以上,取平均值;注意记录测量结果,以便与医生沟通。④坚持良好的生活方式:高血压老年人应采取低盐、低脂、低胆固醇饮食,多食用新鲜的水果、蔬菜。⑤运动适量:高血压老年人在运动时应注意做到有恒、有序及有度,即经常规律地运动;循序渐进,且根据自身年龄和体质适度运动。⑥心理指导:指导老年人重视高血压的治疗及护理,但要避免情绪紧张;平时要保持乐观的心情,知足常乐;注意采取多种方式缓解精神压力和紧张情绪。⑦用药指导:高血压患者应坚持遵医嘱服用降压药,不随意增减药量及停药。降压药选用的原则:降压效果好,能使血压维持在正常水平;24 h平稳减压,避免一天中血压忽高忽低。安全性好,长期服用无肝肾毒性;无药物相互作用,便于联合用药。

(二)糖尿病老年人的健康教育

1. 概述 糖尿病是一组以慢性血糖增高为特征的代谢性疾病群,是因胰岛素分泌或作用缺陷引起的糖、脂肪和蛋白质代谢紊乱。其主要是因遗传因素、病毒感染、肥胖、精神因素导致自身免疫功能障碍造成的。糖尿病的主要临床表现是"三多一少"(多食、多饮、多尿和体重减轻)。

2. 糖尿病的诊断标准 符合下述标准之一的患者,在次日复诊时仍符合以下条件之一者为糖尿病患者。①有糖尿病症状并且随机血糖≥11.1 mmol/L。②空腹血糖≥7.0 mmol/L。③葡萄糖耐量检查示餐后2 h血糖≥11.1 mmol/L。

3. 糖尿病的症状 ①典型症状:"三多一少",主要表现为小便多、饮食量多、饮水多及体重减轻。②不典型症状:视物模糊、皮肤瘙痒、神经性病变、肢体溃疡持久不愈等。

4. 糖尿病的主要高危因素 ①遗传因素:有家族史者。②高热量饮食:如过多摄入糖类、脂肪类食品等。③缺乏体力活动及体育锻炼。④肥胖及体重超重。⑤胰岛素分泌不足。

5. 糖尿病的危害 随着病程的延长可出现多系统损害导致眼、肾、神经、心脏、血管等组织的慢性进行性病变,引起功能缺陷甚至衰竭。重症或应激时可发生酮症酸中毒、高渗性昏迷等急性代谢紊乱,威胁生命。

6. 糖尿病患者的健康教育 ①心理健康教育:由于糖尿病是慢性疾病,治疗过程漫长,加之环境因素的影响,患者可能会出现孤独、焦虑、抑郁、悲观、失望等情绪,严重者甚至产生厌世心理。因此,在做好基础护理工作的同时,加强对患者心理的关注,对患者表示理解、尊重,引导患者走出疾病认知的误区,树立信心,保持良好的心态,配合治疗和护理。同时可鼓励家属共同参与,调动其家庭和社会支持系统,使老年人增强战胜疾病的信心。②糖尿病饮食指导:饮食调控是糖尿病的基础治疗方法,是控制血糖、改善脂肪代谢紊乱和并发症的重要途径。糖尿老年人饮食遵循"等热量交换"和"两高两低"的基本原则,即高蛋白、高纤维素、低糖及低脂肪。根据老年人的病情、血糖、年龄、身高、体重、劳动强度等指标,计算并制订每天热量摄入总量以及膳食结构比例。③运动指导:适当的运动有助于消除负性情绪,提高胰岛素的敏感性,延缓或防止并发症的产生。糖尿病患者运动强度应适宜,根据患者身体情况选择运动种类,如步行、慢跑、骑自行车、打太极拳、踢毽子、球类运动等,最好采用有氧运动,必须坚持循序渐进、持之以恒的原则,运动时间最好选择在餐后1 h进行。运动后应有舒畅感且适当进食,避免出现低血糖。④用药指导:药物治疗是糖尿病治疗的重要手段之一,但药物存在一定的副作用或不良反应。护理人员应教会患者正确掌握用药的时间、用法及用量,在联合用药时更要小心谨慎,不要过量或重复使用。⑤血糖的自我监测:血糖水平是糖尿病治疗及医生用药的重要指标,糖尿病患者应定期去医院进行血糖、尿糖监测,全面了解用药水平和控制水平。也可采用便携式血糖仪进行血糖的自我监测,并及时准确记录。⑥预防并发症的指导:常测量血压,检查血脂,积极控制高血压和治疗高血脂,定期检查眼底、眼压,防止视网膜病变等严重视力损害。鞋袜要合脚、卫生、透气,防止周围神经和血管病变所致足损伤,不用热水烫脚及使用电热毯、热水袋等,防止烫伤。如出现心慌出汗、恶心呕吐及明显的饥饿感等低血糖表现时应立即喝糖水和进食,防止低血糖的发生。由于各种原因停用降糖药物或饮食过量诱发酮症酸中毒,出现倦怠、食欲不振甚至昏迷的患者,应立即送医院进行救治。

知识链接

世界卫生组织的十大健康标准:①有充沛的精力,能从容不迫地担负日常生活和繁重的工作,而且不感到过分紧张、疲劳。②处事乐观,态度积极,乐于承担责任,事无大小,不挑剔。③善于休息,睡眠好。④应变能力强,能适应外界环境各种变化。⑤能够抵抗一般性感冒和传染病。⑥体重适当,身体匀称,站立时,头、肩、臂位置协调。⑦眼睛明亮,反应敏捷,眼睑不易发炎。⑧牙齿清洁,无龋齿,不疼痛,牙龈颜色正常,无出血现象。⑨头发有光泽,无头屑。⑩肌肉丰满,皮肤有弹性。

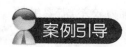 课后思考

1. 名词解释

健康教育。

2. 简答题

糖尿病患者健康教育的内容包括哪些?

3. 案例分析题

陈某,男,62 岁,身高 170 cm,体重 75 kg,平日主餐以肉类为主,在单位体检时发现血压 150/100 mmHg,血脂水平高于正常。请评估该患者有哪些健康教育需求? 如何为该患者开展健康教育?

(黄岩松　王慧荣)

任务四　老 年 保 健

案例引导

2014 年天津市人口老龄化状况及失能老年人生活状况调查报告于 2015 年 5 月 13 日发布。截至 2014 年底,全市 60 岁及以上的户籍老年人口达到 215 万,占户籍总人口的 21.18%,全市人口老龄化程度远超全国的平均值(14.9%)。其中失能老年人总数约为 14.33 万人,占老年人总数的 6.65%。失能老年人的照料和护理问题将成为老龄化带来的最严峻的挑战之一。

请问:1. 我国老年健康保健发展现况如何?

2. 国外经验对我国老年保健发展有哪些重要启示?

一、老年保健概况

(一)养老护理新理念

国际老龄联合会在 2002 年提出全球养老新理念:养老的理念已从满足物质需求向满足精神需求方面发展;养老护理的原则已从经验养生向科学养生发展;养老的目标已不仅是长寿,健康才是现代养老的目标;养老的意义已实现从安身立命之本向情感心理依托转变。总之,进入 21 世纪后,养老将彻底摆脱传统色彩,走向感情联络和心理依托的殿堂。

(二)老年保健的概念与目标

世界卫生组织老年卫生规划项目指出,老年保健是指在平等享用卫生资源的基础上,充分利用现有的人力、物力,以维护和促进老年人的健康为目标,发展老年健康保健事业,使老年人得到基本的医疗、护理、康复及保健等服务。老年保健以维持和促进老年人健康为目标,为老年人提供疾病的预防、治疗、功能锻炼等综合性服务,同时促进老年保健和老年福利事业的发展。例如:建立老年人健康手册、健康咨询、健康体检、健康教育、功能恢复及康复训练等保健活动,都属于老年保健的范畴。

(三)老年保健事业与老年保健组织

老年保健事业是以维持和促进老年人健康为目的,为老年人提供疾病的预防、治疗、功能锻

炼等综合性服务。老年保健组织是指为实现促进老年保健和老年福利事业的发展，相互协作而形成的组织或团体，如中国老年保健协会。老年保健组织对于保障老年人的健康和生活具有重要意义，是将老年人"老有所养、老有所医、老有所为、老有所乐"的要求具体落在实处的途径之一。

（四）老年健康保健的重点人群

1. 高龄老年人　随着年龄的增长，老年人的身心健康水平日益下降，且老年人群中60%～70%的人有慢性病，部分老年人常合并多种并发症。因此，高龄老年人成为医疗、护理、健康保健的重点人群。

2. 独居老年人　目前我国独居老年人越来越多，尤其在农村地区，越来越多年轻人选择去城市务工，致使农村老年人口数显著高于城市。独居老年人常感孤独无助，高龄独居老年人自理能力较差，社区服务中心便成了他们的庇护所。因此，应定期巡诊、送医药上门，为独居老年人提供生活帮助和健康咨询、开展社区老年人保健具有十分重要的意义。

3. 丧偶老年人　丧偶不仅给老年人的心理带来重大创伤，而且给老年人的日常生活也带来诸多不便，此类老年人易出现生活无助感及感到生活乏味，甚至积郁成疾。护理人员应更加关注丧偶老年人的身心健康，避免其原有疾病的复发和精神崩溃，维持并提高其生活质量。

4. 患病老年人　老年人患病后，日常生活自理能力下降，常需经过全面、系统、疗程较长的治疗和护理才可恢复健康。有些老年人为了减轻家庭的经济负担，可能会自行购药、服药或不遵医嘱服药，最终导致延误诊断或治疗。护理人员应加强对慢性病老年人进行定期的健康体检、健康教育、保健咨询，从而维护和促进老年人的身心健康。

5. 新近出院的老年人　新近出院的老年人因疾病尚未完全恢复，机体抵抗力较差，需要继续接受家庭治疗及护理。但新近出院的老年人遇到经济困难或家中无人照护等客观因素时，常会导致旧病复发或加重甚至导致死亡。因此，护理人员尤其是社区护士要根据老年人的具体情况，予以关爱，定期随访。

6. 精神障碍老年人　随着老年人的不断增多，血管性痴呆和老年性痴呆的老年人也越来越多。痴呆会使老年人对生活失去信心和自主性，严重者生活不能自理。如果伴有营养障碍，还将加重原有的躯体疾病。因此，全社会都应来关注精神障碍老年人的身心健康，保证他们的医疗需要和护理服务质量。

（五）老年保健服务对象的患病特点

（1）老年人易受疾病侵袭，患病率高、患病时间长、患病种类多。我国慢性病的患病率为17%，其中60岁以上人群的患病率是一般人群的2.3～3.2倍，达53.9%。

（2）生活自理能力下降，部分老年人因病致残，需要较多的照顾。

（3）老年人由于身心状况的衰退，照护需求、照护难度增加。

（六）老年人对保健服务利用的特点和要求

老年人对保健服务的利用受身体及环境等多因素的影响，表现出不同于其他年龄阶段人群的特点，如健康保健服务资讯不畅，理解能力、认知能力下降，难以合理选择及利用保健服务；固化的某些不良生活习惯与生活习性（吸烟、饮酒、封建迷信等），影响其对健康保健服务的利用。因此，对于老年人保健服务设施的设置，应做到以生存的基本刚性需求为首要原则，具有高安全性、低费用、持续性、可及性等特点。

（七）发达国家老年健康保健发展状况

1. 美国　美国于20世纪60年代末进入老龄化社会，由于经济发达、健康保险制度健全，老年人的健康服务发展迅速，在养老服务方面国家责任与市场机制在同时发挥作用。在美国，老年人65岁后可选择参与老年保健计划，享受其提供的医疗照护服务。同时，美国社区老年照护也相对发展成熟，老年人物质、精神、文化上的大部分照顾都以社区为单位开展实施，社区卫生机构可为老年人提供用药指导、健康促进活动、医疗及口腔保健服务等。美国非政府养老机构也是养老服务体系中的重要组成部分，它们有相应的行业准入标准，受政府监督，如疗养院、托老所、精神障碍人员的中间护理机构等。

2. 澳大利亚 澳大利亚对老年人提供的服务有两类：一类是由机构提供的院所照料，主要涵盖老年公寓和老年护理院；另一类是社区照料，各种社区卫生服务机构可为澳大利亚的老年人提供健康保健服务。其具体内容如下。①社区卫生服务中心：由全科社区护士为出院老年人、老年人及慢性病老年人提供家庭护理、康复和支持性服务。②全科医疗诊所：开展疾病诊断及处置、健康咨询、体检、转诊、家庭访视等标准的服务，配合其他卫生机构针对老年人开展慢性病管理、康复指导等。③社区及老年保健中心：老年保健评估小组作为其重要组成部分，主要负责对老年人的健康状况进行评估，决定老年人适宜在何种卫生服务机构接受服务。此外，澳大利亚的社区精神卫生服务中心和土著人社区卫生服务中心也为老年人提供相关的服务。

3. 日本 近年来在政府的鼓励支持下日本老年照护事业发展迅速。日本的养老金体系由公共养老金、企业养老金和个人养老金储蓄这三大部分组成。前者用来保障生活的基本需要，后两者则用来补充公共养老金的不足部分，以保障老年人晚年生活的稳定与相对富足。日本的老年保健福祉设施的服务种类大致可划分为两大类：一类是居家服务；另一类是设施服务（机构）。每位老年人可以根据自己的身体状况和需求进行选择。日本的养老机构最突出的特点就是多元化服务：老年公寓、康复保健机构、特别养护之家、疗养院（包括老年医院、老年病房等）、痴呆老年人生活小组、静养关怀、日间托管服务等。

4. 英国 英国的社区卫生服务与社区护理注重充分调动社区的人力资源，不仅妥善解决了老年人的卫生需求，还减轻了照料者的负担，成为真正的惠及全民的服务。英国社区卫生服务的提供往往以老年人自理能力及需求为依据，如对于有部分生活能力却不能完全自理的老年人，社区为其提供居家服务；生活不能自理、卧病在床的老年人，则可以在家接受亲属的家庭照顾服务。另外，政府还规定了社区应为老年人提供视力、听力、牙齿、精神等方面的特殊服务。社区内设立老年人饮食服务部，按老年人的营养需要准备菜谱，老年人按自己的口味预订。

5. 瑞典 被称为"老年人的王国"，是一个高福利国家，养老保险制度较完善，赡养和照料老年人完全由国家来承担。政府不但重视全民文化素质的增强，也重视身体素质的增强。在卫生部之外，还设立健康部负责对全民健康行为的引导。瑞典鼓励老年人在家庭养老，但地方政府会根据社区大小设立大小不一的家政服务站，服务内容包括入户服务、个人卫生、安全警报、看护送饭、短时照料、陪同散步、日常活动、住房维修、社区医保等。同时，在普通住宅区内建造老年公寓、康复中心，为患慢性病需要长期护理的老年人配备家庭护理保健助手，国家发放护理补助费。

二、老年保健的原则和方法

（一）老年保健的原则

老年保健原则是老年保健工作人员应遵守的行为准则，为今后老年保健工作的开展提供理论指导和制度保障。具体原则如下。

1. 全面性原则 老年人健康包括身体、心理、社会三个方面的健康，因此老年人保健也应是多层次、多维度的。全面性原则包括：①老年保健是多层次的，不仅应关注身体的健康，还应关注心理、社会适应能力、生活质量等方面的问题；②老年保健是多阶段的，不仅包括疾病和功能障碍的治疗，还应包括预防、康复及健康促进。

2. 区域化原则 老年保健的区域化原则是指为了使老年人能方便、快捷地获得保健服务，服务提供者提供以一定区域为单位的保健，也就是以社区为单位提供老年保健。社区老年保健的工作重点是针对老年人独有的需要，确保在特定的时间、地点，为真正需要服务的老年人提供社会援助。

3. **费用分担原则** 由于日益增长的老年保健需求和紧缺的财政支持,老年保健的费用应通过多渠道筹集社会保障基金的办法分担,即政府承担一部分、保险公司的保险金补偿一部分、老年人自付一部分。这种"风险"共担越来越为大多数老年人所接受。

4. **功能分化原则** 随着老年保健的需求增加,在对老年保健的多层次性有充分认识的基础上,重视老年保健的各个层面,并在老年保健的计划、组织、实施以及评价方面有所体现。因此,不仅要有从事老年医学研究的医护人员,还应当有精神病专家、心理学家和社会工作者参与老年保健,这在老年保健的人力配备上也显示出明确的功能化分。

（二）老年自我保健

自我保健,是指人们为保护自身健康所采取的一些综合性的保健措施。老年自我保健是指健康或罹患某些疾病的老年人,利用自己所掌握的医学知识和科学的养生保健方法、简单易行的康复治疗手段,依靠自己、家庭或周围的力量对身体进行自我观察、诊断、预防、治疗和护理等活动。通过不断地调节和恢复生理、心理的平衡,逐步养成良好的生活习惯,最终建立一套适合自身健康状况的养生方法,达到增进健康、防病治病、提高生活质量、延缓衰老和延年益寿的目标。

老年人自我保健活动包括两部分,一是老年人不断地获得自我保健的知识,并形成某种机体内在的自我保健机制,是老年人自我防卫的本能之一;二是老年人利用学习和掌握的保健知识,结合自己的健康保健需求自觉地、主动地进行自我保健活动。

1. **老年人自我保健的基本措施** ①自我观察:通过"看""听""嗅""摸"等方法观察自身的健康状况,及时发现异常或危险信号,做到早期发现、及时治疗疾病。自我观察的内容包括:与活动有关的重要生理指标;疼痛的部位、性质和特征;身体结构和功能的变化等。通过自我观察,掌握自身的健康状况以及时寻求医疗保健服务。②自我预防:建立健康的生活模式,养成良好的生活、饮食、卫生习惯,调整并保持最佳的心理状态,坚持运动。持之以恒的体育锻炼是预防疾病的重要措施。③自我治疗:轻微损伤和慢性疾病患者进行自我治疗,如患有心肺疾病的老年人可在家中用氧气袋、小氧气瓶等吸氧,糖尿病患者在家中可自己进行皮下注射胰岛素,常见慢性疾病的患者可遵医嘱自行服药等。④自我护理:可增强生活自理能力,运用家庭护理知识进行自我照料、自我调节、自我参与及自我保护等护理。

2. **在自我保健中应注意的问题** ①老年人要根据自我保健的目的、身体状况来选用适当的自我保健方法。常用的自我保健的方法有精神心理卫生保健、膳食营养保健、运动保健、生活调理保健、传统医学保健、物理疗法保健、药物治疗保健等。②自我保健中心应采用非药物疗法和药物疗法相结合,以非药物疗法为主。如老年人的一些慢性病可先予以生活调理及营养、运动、物理、心理治疗等,效果不明显时再采用药物疗法进行治疗。③使用药物进行自我保健时应慎重,应在医生的指导下,根据自身健康状况、个体耐受性及肝肾功能情况合理使用,并遵医嘱服药。同时要注意掌握所服用药物的适应证、禁忌证、剂量、用法和疗程,以免不良反应的发生。

知识链接

中国老年保健协会简介:该协会是由一批从事老年保健事业的医学保健专家、学者及热心老年保健工作的社会活动家、企业家和有识之士组成。协会的宗旨:弘扬中华民族尊老、敬老、爱老的传统美德,全心全意为全社会老年人身心健康服务。协会本着"以人为本,诚信至上"的原则,树立服务意识、发展意识、协作意识和品牌意识,通过长期的不懈努力,把协会办成知名社会团体。协会的会徽:以三片绿色银杏叶为主题,象征健康与长寿、人与自然的和谐,也代表着老年保健事业充满了生机与活力。

【重点】
老年保健原则如下:全面性原则、区域化原则、费用分担原则、功能分化原则。

【难点】
老年人自我保健的基本措施:自我观察、自我预防、自我治疗、自我护理。

课后思考

1. 名词解释

老年健康保健。

2. 问答题

老年保健的原则是什么？

3. 案例分析题

某市某社区，现居民以 60 岁以上老年人居多，其中慢性病患者占 70％，小区管理人员正在计划 2017 年社区老年人健康保健项目。这些健康保健项目的制订应遵循哪些原则？

（黄岩松　王慧荣）

任务五　老年健康照护概论

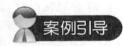 案例引导

一项调查显示，截至 2010 年底，广东 60 岁以上的老年人达 1117 万，而高龄老年人超过 170 万，养老机构中有 7.4 万人，持证的养老护理员仅 7000 人。按老年人和养老护理员 3：1 的比例配置要求，仅广东省养老机构的养老护理人才缺口就达 1.7 万多人。

请问：1. 谈一谈你对我国老年健康照护发展现状的认识。

2. 老年健康照护的范畴包括哪些？

一、老年健康照护的发展

（一）国外老年健康照护的发展

老年健康照护作为一门学科最早出现于美国，故以美国为例进行介绍。1990 年，美国老年护理（老年健康照护的前身）作为一个独立的专业被确定下来。20 世纪 60 年代，美国已经形成了较为成熟的老年护理专业。1961 年，美国护理协会设立了老年护理专科小组。1970 年，首次正式公布老年病护理分会执业标准。1975 年起，颁布老年护理专科证书，同年《老年护理杂志》诞生，"老年病护理分会"更名为"老年护理分会"，服务范围由老年患者扩大至老年人群。自 20 世纪 70 年代以来，美国老年护理教育发展迅速，开展了老年护理实践的高等教育和训练，培养了高级执业护士（包括老年病执业护士、老年病学临床护理专家）。在美国老年护理发展的影响下，许多国家的护理院校设置了老年健康照护的课程，并培养了一批老年护理学硕士和博士。

（二）我国老年健康照护的发展

1. 我国老年健康照护的发展史　随着中国老年医学学会和老年医学的发展，我国政府对老年事业十分关注，颁布了《关于加强老龄工作的决定》等，有力地促进了老龄事业的发展。我国老年健康照护的雏形是医院老年患者的护理，如综合医院成立老年病科，开设老年门诊与老年病房；一些大城市建立了老年病专科医院，为老年患者提供医疗护理、生活护理、心理护理和临终关怀；有的城市还成立了老年护理中心，为社区内的高龄、病残、孤寡老年人提供医疗服务和家庭病床。总之，我国的老年健康照护于 20 世纪 80 年代以后逐渐发展。我国台湾的老年健康照护发展得较快，先后成功召开了台湾社区周全性老年健康照护研讨会、健康老化与长期照护国际学术研讨会。

2. 我国老年健康照护发展中的现状　我国老年医院、老年病房、老年门诊在整个医疗服务机

构中所占比例极低，尤其在农村。传统的老年福利机构如敬老院、养老院、社会福利院等数量有限、形式单一；社区护理的组织和功能仍不健全；我国现有的老年医疗服务设施远远不能满足老年人的需要，且出现了尖锐的供求矛盾。因此，培养一大批老年护理专科护士来满足我国老龄人口的健康需求是十分必要的。我国正在加大护理教育规模，开设老年健康照护课程，加快护理专业人才的培养和老年人常见疾病的防治护理研究，逐步建立以"居家养老为基础、社区服务为依托、机构养老为补充"的老年服务体系，真正满足老年人在疾病、日常生活、心理等方面日益增长的需求，不断推动我国老年服务事业向前发展。

二、老年健康照护的特点

（一）健康老年人的照护

1. 理解和尊重老年人 即使老年人理解能力差，行动缓慢，也应鼓励而不埋怨，更不能批评，以免伤害老年人的自尊心和自信心。

2. 把握每个老年人的个性 每个老年人的社会经历、生活习惯、健康和功能状况、家庭环境、经济条件都有很大的差异，因而老年人护理没有标准的、固定的模式，应遵循个体化的原则，因人而异、因地制宜地开展工作。

3. 持之以恒的原则 老年人常患有各种慢性病和功能障碍，健康状况随着年龄的增长而减退，因而老年人护理必须持之以恒。

4. 避免老年人对护理的过分依赖 依赖的发生受多种因素影响，但多由患病、功能减退、废用等引起。护理人员应着重寻找、分析老年人生活中发生依赖的原因；正确评价丧失的功能、残存的功能；鼓励老年人最大限度地发挥残存功能，尽可能不依赖亲属，达到延长其独立生活和生活自理时限的目的。

（二）患病老年人的照护

1. 老年人的安全护理 主要目标是预防老年人意外情况的发生。老年患者在病房或家中易发生的意外有跌倒、误吸、坠床等，常引起骨折、外伤、窒息，可诱发脑血管意外等，甚至可危及生命。在安全护理中，护士应提醒老年患者注意环境中的危险因素，纠正不恰当的生活习惯，在配套设施方面，重点强调地面平坦、防滑，走廊、过道、墙壁上设有扶手，卫生间配备坐式便器，洗手间及床头配备报警装置，夜间有地灯照明，床边配有床栏等，但护士仍需加强巡视。此外，还应注意老年人安全服药的问题，包括视力、听力、理解力、阅读能力、打开药瓶的能力、准时服药的能力等；评估患者的用药史，建立完整的用药记录，评估各系统的老化程度，以判断药物使用的合理性，加强药物疗法的健康指导。

2. 老年人的心理护理 老年患者常感到孤独、寂寞，在他们中间，普遍存在着怕衰老、怕疾病不愈、怕病死的心理，对自身和病情关注多，对外界关注少，但非常期望得到亲人的尊敬和关心。精心的生活护理，解决患者的实际需求能够增进他们对护士的信任感，在病情允许的情况下，安排一些适合老年人的活动，也可调整他们的情绪，缓解心理压力。护士应在心理护理方面做到：①掌握心理学知识与技能：从事老年健康照护的护士不仅要有系统的专业知识和娴熟的护理技术，还要掌握必要的心理学知识。同时要不断提高自身素质，尤其要培养良好的人格品质，通过自己的态度、语言、行为等有意识地影响老年人的感受和认知，改变老年人不良的心理状态和行为。②建立心理档案：系统的老年患者心理档案，能为心理护理提供客观依据，同时根据老年人不同的心理状态制订不同的、科学的护理措施。③采用多元文化因人施护：对孤独、失落、空虚等情绪类型的老年患者，根据其心理不平衡的特点，可采用满足法；对焦虑、急躁等情绪类型的老年患者，应用行为文化尽快消除其对医院的陌生感和对医护人员的距离感；对多疑、多虑等情绪类型的患者，应以良好的职业道德和心理素养去影响他们。④为老年人寻求社会支持：老年人的身体是否健康直接影响其生活质量。心理健康和躯体健康是相互关联的，身心健康才是真正的健康。故社会和家庭都应为老年人创造一个良好的生活环境，减少或抑制产生消极情绪的环境因素,让老年人根据自己的特长和身体状况,适当参加社会活动。⑤建立良好的护患关系:不仅是护士的职业需要,也是老年患者康复的关键。⑥实施心理护理:a. 面对不同患者,采取不同的交流方式,包括询问式交谈、理解式交谈、鼓励式交谈、批评式交谈、访问式交谈等;b. 安抚,在进行心理护理时,对久病者要进行安抚,如对长期卧床患者可予以局部轻度按摩等,使患者感到亲切、温暖,体会到护士的关心和体贴,从而达到心理满足;c. 支持,采用劝导、启发、理解、同情、支持、提供保证和消除顾虑的方法,帮助患者认识疾病,改善心境,增强信心,从而促进身心健康。

(三)养老机构的照护

养老机构首先是老年人的生活场所,同时考虑到多数老年人患有一种或多种慢性病并伴有不同程度的功能性残疾,故养老机构的基本功能应包括如下内容:①满足老年人的生理所需。②让患病老年人可得到适当的医治以恢复健康。③对于老年人无法自理的日常生活活动,则应帮助或代替其进行。④提供环境条件的支持,例如充分的照明、卫生间安装扶手等,补偿老年人机体功能的缺失,消除、减少自理缺陷。⑤重点照护对象是体力和认知能力日渐减退的老年人,应帮助他们尽最大可能保持日常生活自理能力,积极预防因废用而导致的功能丧失和并发症,以提高生活质量。⑥对于生活自理困难的老年人,应注意预防压疮、脱水、营养不良等问题。⑦保证老年人人身和环境的安全。⑧让老年人积极参与社会活动,建立有意义的生活方式,达到生物、心理、社会和精神等多方面和谐及最佳功能状态。⑨帮助老年人树立信心,鼓励他们最大限度地发挥残存功能。⑩采用辅助手段如提供特制的用具,帮助老年人提高日常生活自理能力。

三、老年健康照护人员的素质要求

(一)概述

1. 职业素质 是劳动者对社会职业了解与适应的一种综合体现,其主要表现在职业兴趣、职业个性及职业情况等方面。①具有"五心"。照护人员应具有"五心",即责任心、爱心、细心、耐心、关心。老年人尤其是高龄老年人,对于日常生活照料、精神安慰和医疗保健三个基本方面的服务需求显得越来越迫切。护理人员应本着"五心",将尊老、爱老、助老的工作落到实处,为老年人排忧解难,治病解困,为他们争取各种伦理和法律权利。②认真恪守"慎独"精神。老年人反应不太灵敏,许多疾病的症状和体征容易被掩盖。当护理人员在独自护理那些感觉较迟钝或昏迷的老年患者时,要认真恪守"慎独"精神,在任何情况下都应重视老年人的健康利益,重视自己神圣的职责,不做任何有损老年人健康的事,绝不因为工作的疏忽而贻误老年人的治疗或危及其生命。

2. 业务素质 护理人员必须通过学校教育、在职教育、继续教育和岗前培训等方式增加老年护理的知识和技能,以具有良好的基础护理水平和精湛的护理操作技能。只有熟悉老年疾病的医学知识,掌握常见的老年疾病的护理知识,才能及时准确地发现和判断复杂的病情变化,谨慎、高效地处理各种问题,最大限度地减轻患者的痛苦。

3. 能力素质 护理人员具有准确敏锐的观察力、正确的判断力和良好的沟通能力是能力素质的要求。老年人健康状况复杂多变,因此要求护理人员必须具备敏锐的观察力和准确的判断力,能及时发现老年人的健康问题及病情的变化,对老年人的健康问题及时做出准确的判断,以便尽早进行干预及处理。

(二)老年健康照护人员的职责

1. 老年健康照护执业标准 我国目前尚无老年护理执业标准,主要参照美国的老年护理执业标准,该标准由美国护理协会在 1967 年提出,依据护理程序制订,1987 年修订,明确了专业护理人员在提供老年护理服务时应负的责任。该标准的具体内容如下:①老年护理服务的组织:所有的老年护理服务必须是有计划、有组织的,且由护理人员执行和管理。执业者必须具有学士以上学历且有老年护理及老年长期照料或急性救护机构的工作经验。②理论:护理人员参与理论的发展和研究,护理人员以理论的研究及测试作为临床的基础,用理论指导有效的老年护理活动。③收集资料:老年人的健康状态必须定期、完整、详尽、正确和系统地评估。在健康评估中所获得的资料可以和健康护理小组的成员分享,包括老年人及其亲属。④护理诊断:护理人员使用健康评估资料以决定其护理诊断。⑤护理计划及持续护理:护理人员与老年人和适当人选共同制订护理计划。计划包括共同的目标、优先顺序、护理方式以及评价方法,以满足老年人的治疗性、预防性、恢复性和康复性需求。护理计划可协助老年人维持最高程度的健康、安宁、生活质量和平静地死亡,并帮助老年人得到持续的照顾,即使老年人转到不同境地也能获得继续照顾,且在必要时修改。⑥护理措施:源自护理诊断且以老年护理理论为基础。护理人员依据护理计划的指导提供护理措施,以恢复老年人的功能性能力并且预防合并症和残疾的发生。⑦评价:护理人员持续地评价老年人和家属对护理措施的反应,以判断目标完成的进度,并根据评价结果修正护理诊断和护理计划。⑧医疗团队合作:护理人员与健康保健小组成员合作,在各种不同的情况下给予老年人照顾服务。小组成员定期开会以评价对老年人及家属护理计划的有效性,并依需要的改变调整护理计划。⑨研究:护理人员参与研究的设计以利于老年人护理知识宣传,并在临床运用。护理人员不仅对护理专业的发展负有责任,而且应该对健康保健人员的专业成长做出贡献。⑩伦理:将"护理人员守则"作为伦理抉择的指标。

2. 在老年健康照护的工作中 目前认为国内护理人员应履行以下基本职责:①评估老年人的健康状况;②制订照护计划;③持续监测、及时发现问题并采取恰当的措施;④评价照护措施的有效性和适当性;⑤协调各种服务以保证服务质量;⑥维护老年人的权益。

【小贴士】
　　中国养老护理队伍存在的困难和难题:①养老护理员结构不合理;②养老护理员素质不高;③养老护理员稳定性差;④养老护理员持证上岗率低。

【重点】

老年健康照护人员的素质要求:职业素质、业务素质、能力素质。

【难点】

老年健康照护的特点:健康老年人的照护、患病老年人的照护、养老机构的照护。

知识链接

　　1870年荷兰成立了第一支家居护理组织。英国1859年开始地段访问护理,19世纪末创建教区护理和家庭护理,1967年创办世界第一所临终关怀医院。瑞典在20世纪90年代初期就建立了健康护理管理委员会。日本从1961年开始实行全民健康保健,1973年开始,65岁及以上的老年人医疗费用全部由政府承担。

课后思考

1. 名词解释
职业素质。

2. 问答题
老年健康照护人员应具备的基本素质是什么?

3. 案例分析题
　　截至2014年底,我国高龄老年人口数量达到2400万,失能老年人口数量接近4000万。随着我国人口结构和家庭结构的改变,传统的家庭照护能力减弱,越来越多的老年人主动或被迫进入养老机构,各养老机构对养老护理员的需求量日益增加。请问我国对老年健康照护人员的素质有哪些要求?

(黄岩松　王慧荣)

项目小结

目前人口老龄化已成为各国面临的重要公共卫生问题和重大社会问题,为了适应人口老龄化的发展,许多国家和地区都在积极探索和制订相应的对策。老年人的健康照护应充分考虑心理、生理、自然、社会及文化教育对老年人健康的影响,沟通中注意语言沟通和非语言沟通,重视老年人的健康教育。我国老年健康照护的发展起步晚,我们应借鉴国外的先进经验,从我国的国情及人口老龄化特点出发,推进老年保健的发展,加强护理人员队伍建设,积极营造健康老龄化的条件和环境。

项目二　健康评估

学习目标

1. 熟悉躯体健康评估的内容。
2. 掌握心理健康评估的内容。
3. 熟悉社会健康评估的内容。
4. 熟悉老年人生活质量评估的内容。
5. 了解老年人能力评估标准与方法。

项目导言

　　健康评估是老年人护理的重要组成部分。老年人健康评估过程与成年人基本相同,但由于老年人生理功能的衰退、感官功能的退化、认知功能的改变,接受信息和沟通的能力均会有不同程度的下降,这就要求护理人员对老年人进行健康评估时,应根据老年人的特点,正确运用语言和非语言的沟通技巧,以老年人为中心,通过耐心细致的观察、询问及体格检查,获得全面、客观、准确的评估资料,来判断老年人的健康状况与功能状态。老年人健康评估的内容包括躯体健康、心理健康、社会健康及老年人生活质量的评估等方面。对老年人进行综合健康功能评估(comprehensive functional assessment,CFA),可以全面反映其健康状况,是实现老年个体化优质护理的前提。

任务一　躯体健康评估

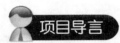

案例引导

　　患者,女,75岁。1年前申请临时救助金接受左眼白内障手术。近1个月来,出现右眼看东西模糊,确诊为右眼白内障,希望再次手术治疗。但是,她担心去年申请了临时救助金,现在不能再次申请,另外担心手术住院期间无人照顾。此外,患者由于眼疾和腿疾,很少下楼,在家无人陪伴,时常感到孤独。

　　请问:1. 如何对该患者进行健康评估? 确定其目前存在的健康问题。

　　　　　2. 对患者进行健康评估时应注意哪些事项?

　　护理人员通过对老年人细致的观察和全面有重点的健康评估,可以更好地了解老年人的身体状况,为进一步形成护理诊断、制订护理计划提供依据。对老年人躯体健康的评估,主要包括健康史的采集、身体评估、功能状态评估和辅助检查。护理人员对老年人进行健康评估的方法主要包括:交谈、观察、体格检查、阅读、测试。

一、健康史的采集

　　老年人的健康史是指老年人目前和既往的健康状况、影响因素以及老年人对自己健康状况的认识和社会活动能力等方面的主观资料。

（一）采集时的注意事项

在老年人健康史采集的过程中，结合老年人身心变化的特点，护理人员应注意以下事项。

1. 提供适宜的环境 老年人的感觉功能降低，血流缓慢，代谢率及体温调节功能降低，容易受凉感冒，所以应注意调节室内温度，以 22～24 ℃为宜。老年人视力和听力下降，采集时应避免对老年人的直接光线照射，环境尽可能要安静、无干扰，注意保护老年人的隐私。

2. 安排充分的时间 老年人由于感官的退化，反应较慢，行动迟缓，思维能力下降，因此，病史采集时间较长。加之老年人往往患有多种慢性疾病，很容易感到疲劳。护理人员应根据老年人的具体情况，进行健康评估，让其有充足的时间回忆过去发生的事件，这样既可以避免老年人疲惫，又能获得详尽的健康史。

3. 运用沟通的技巧 对老年人进行健康史采集时，要充分考虑老年人因听觉、视觉、记忆等功能衰退而出现的反应迟钝、语言表达不清等情况，尊重老年人，适当运用有效的沟通技巧。例如：采用关心、体贴的语气提出问题；语速减慢，语音清晰，选用通俗易懂的语言，适时注意停顿和重复；运用倾听、触摸等技巧；注意观察非语言性信息，增进与老年人的情感交流，以便收集到完整而准确的资料。为认知功能障碍的老年人收集资料时，询问要简洁得体，必要时可由其家属或照顾者协助提供资料。

（二）健康史采集的方法

1. 交谈 通过与老年人、亲友、照护者及相关的医务人员进行谈话沟通，了解老年人的健康状况。在交谈中，护理人员应运用有效的沟通技巧，与患者及相关人员建立良好的信任关系，有效获取老年人的相关健康资料和信息。

2. 阅读 通过查阅病例、各种医疗与护理记录、辅助检查结果等资料，获取老年人的健康信息。

（三）健康史采集的内容

1. 基本情况 包括老年人的姓名、性别、出生日期、民族、婚姻状况、职业、籍贯、文化程度、宗教信仰、经济状况、医疗费用的支付方式、家庭住址与联系方式、入院时间等。

2. 健康状况 目前的健康状况：目前有无急慢性疾病，疾病发生的时间，主要的症状有无加重，治疗情况及恢复程度，目前疾病的严重程度，个人活动能力，对日常生活活动能力和社会活动的影响。既往的健康状况：既往曾患过何种疾病、手术史、外伤史，食物、药物等过敏史，药物使用情况，参与日常生活活动和社会活动的能力。

3. 家族史 包括家族中有无遗传性疾病、家人死亡的年龄和原因，如有无肿瘤、心血管疾病史，还需了解家庭人员尤其是老伴对患者的关心照顾情况等。

二、身体评估

护理人员通过对老年人细致的观察和全面而有重点的体格检查，可以更好地了解其身体状况，为进一步形成护理诊断、制订护理计划提供依据。对老年人进行身体健康状况评估时，除了

【小贴士】

老年综合健康功能评估（CFA）是指从躯体、精神、社会心理、自理能力等多维度测量老年人的整体健康功能水平，以发现老年人医疗、社会心理、自理能力等方面问题，并反映老年人的保健需求。

用于老年综合健康功能评估的主要量表有 OARS（older American resources and services）量表、CARE（the comprehensive assessment and referral evaluation）量表、PGCMAI 问卷（Philadelphia Geriatric Center multilevel assessment instrument），这 3 个量表包括躯体健康、精神健康、日常活动能力、经济状况及社会资源状况 5 个方面的评估内容。对老年人健康功能进行多维评估，可以较为全面深入地反映老年人群的健康状况，为制定卫生政策、提高老年人口的生活质量提供科学依据。

生理功能以及疾病本身外，还要对其日常生活能力进行评估。

（一）身体评估的注意事项

1. 提供合适的环境　注意环境具备的温度、光线、隔音等条件要符合检查要求。注意保护老年人，必要时使用屏风遮挡。

2. 选择适当的方法　对老年人进行身体评估时，应根据评估的要求，帮助患者选择合适的体位。在全面身体评估的基础上，重点检查易发生皮损的部位。对有移动障碍的老年人，可取合适的体位。检查口腔和耳部时，要取下义齿和助听器。有些老年人部分触觉功能消失，需要较强的刺激才能引出，在进行感知觉检查，特别是痛觉和温觉检查时，注意不要损伤老年人。

（二）身体评估的方法

1. 观察　运用感觉器官获取老年人的健康资料和信息。护理人员可通过视诊、听诊、叩诊、触诊、嗅诊等多种方法，观察老年人的各种身体症状、体征、精神状态、心理反应及其所处的环境，以便发现潜在的健康问题。在观察过程中，必要时可采用辅助仪器，以增强观察效果。

2. 体格检查　运用视诊、触诊、叩诊、听诊等体格检查的方法，对老年人进行有目的的全面检查。

（三）身体评估的内容

1. 全身状态　①营养状态：评估老年人每日活动量、饮食状况以及有无饮食限制，测量身高、体重。老年人从 50 岁起身高逐渐缩短，男性平均缩短 2.9 cm，女性平均缩短 4.9 cm。由于肌肉和脂肪组织的减少，80～90 岁的老年人体重明显减轻。②生命体征：a. 体温：老年人基础体温较成年人低，70 岁以上的患者，感染常无发热的表现。如果老年人午后体温比清晨高 1 ℃以上，应视为发热。b. 脉搏：老年人测量脉搏的时间每次不应少于 30 s，脉率接近正常成年人，但应注意脉搏的不规则性。c. 呼吸：评估呼吸时应注意呼吸的型态、节奏以及有无呼吸困难。老年人正常呼吸频率为 16～25 次/分，在其他临床症状和体征出现之前，如老年人出现呼吸＞25 次/分，可能是下呼吸道感染、充血性心力衰竭或其他病变的信号。d. 血压：高血压和直立性低血压在老年人中较为常见，一般建议老年人平卧 10 min 后测量血压，再于直立 1 min、3 min、5 min 后各测定血压一次，如直立时任何一次收缩压比卧位时降低≥20 mmHg 或舒张压降低≥10 mmHg，则为直立性低血压。③智力、意识状态：意识状态主要反映老年人对周围环境的认识和对自身所处状况的识别能力，有助于判断有无颅内病变及代谢性疾病。通过评估老年人的记忆力和定向力，有助于早期痴呆的诊断。④体位、步态：疾病常可使体位发生改变，如心、肺功能不全的老年患者，可出现强迫坐位。步态的类型对疾病诊断有一定帮助，如慌张步态见于帕金森病，醉酒步态见于小脑病变。

2. 皮肤　评估的内容包括颜色、温度、湿度，皮肤的完整性与特殊感觉，有无癌前病变、癌病变。卧床不起的老年人应重点检查易发生破损的部位，观察有无压疮发生。老年人的皮肤干燥、皱纹多，缺乏弹性，没有光泽，常伴有皮损。常见的皮损有老年色素斑、老年疣、老年性白斑等，40 岁后常可见浅浅的毛细血管扩张。

3. 头面部与颈部　①头发：随着年龄的增长，头发变成灰白色，发丝变细，头发稀疏，并有脱发。②眼睛及视力：老年人眼窝内的脂肪组织减少，眼球凹陷；眼睑下垂；瞳孔直径缩小，反应变慢；泪腺分泌减少，易出现眼干；角膜周围有类脂性浸润，随着年龄的增长角膜上出现白灰色云翳；老年人晶状体柔韧性变差，睫状肌肌力减弱，眼的调节能力逐渐下降，迅速调节远、近视力的功能下降，出现老视；老年人因瞳孔缩小、视网膜的再生能力减退，使其区分色彩、暗适应的能力有不同程度的衰退和障碍。异常病变可有白内障、斑点退化、眼压增高或青光眼、血管压迹。③耳：老年人的听力随着年龄的增长逐渐减退，对高音量或噪声易产生焦虑，常有耳鸣，特别在安静的环境下明显。外耳检查可发现老年人的耳廓增大，皮肤弹性差，耳垢干燥。为使用助听器的老年人检查耳部时，应注意取下助听器。④鼻腔：老年人鼻腔黏膜萎缩变薄，且变得干燥。⑤口腔：由于毛细血管血流减少，老年人唇周失去红色，口腔黏膜及牙龈显得苍白；唾液分泌减少，口腔黏膜干燥;味蕾的退化和唾液的减少使味觉减低。由于长期的损害、外伤、治疗性调整和老化的影响,老年人多有牙齿颜色发黄、变黑,以及牙齿缺失,常有义齿。评估口腔时,应检查有无出血或肿胀的齿龈、松动和断裂的牙齿、经久不愈的黏膜白斑等。⑥颈部:结构与成年人相似,无明显改变。脑膜刺激征、痴呆、脑血管病、颈椎病、颈部肌肉损伤和帕金森病的患者,可有颈项强直的体征。

4. 胸部 ①乳房:随着年龄的增长,女性乳腺组织减少,乳房变平坦。如发现肿块,要高度怀疑为癌症。男性如有乳房发育,常常是由于体内激素发生改变或是药物的副作用。②胸、肺部:视诊、听诊及叩诊过程同成年人。老年人尤其是患有慢性支气管炎者,常呈桶状胸改变。由于生理性无效腔增多,肺部叩诊多为过清音。胸部检查发现与老化相关的体征有胸腔前后径增大,胸廓横径缩小,胸腔扩张受限,呼吸音强度减轻。③心前区:老年人因驼背或脊柱侧弯引起心脏下移,可使心尖搏动出现在锁骨中线旁。胸廓坚硬,使得心尖搏动幅度减小。听诊第一心音及第二心音减弱,心室顺应性减低,可闻及第四心音。静息时心率变慢。主动脉瓣、二尖瓣钙化、纤维化,脂质堆积,导致瓣膜僵硬和关闭不全,听诊时可闻及异常的舒张期杂音,并可传播到颈动脉。

5. 腹部 老年肥胖常常会掩盖一些腹部体征,而消瘦者则因腹壁变薄松弛,腹膜炎时不易产生腹肌紧张,但肠梗阻时则很快出现腹部膨胀。由于肺扩张,膈肌下降致肋缘下可触及肝脏。随着年龄的增长,膀胱容量减少,很难触诊到充盈的膀胱。听诊可闻及肠鸣音减少。

6. 泌尿生殖器 老年女性由于雌激素缺乏,使外阴发生变化:阴毛稀疏,呈灰色;阴唇褶皱增多,阴蒂变小;阴道变窄,阴道壁干燥苍白,褶皱不明显。子宫及卵巢缩小。男性外阴改变与激素水平降低相关,表现为阴毛变稀及变灰,阴茎、睾丸变小,双阴囊变得无褶皱。随着年龄的增长,老年男性前列腺逐渐发生组织增生,增生的组织引起排尿阻力增大,导致后尿道梗阻,出现排尿困难。

7. 脊柱与四肢 老年人肌张力下降,腰脊变平,导致颈部脊柱和头部前倾。椎间盘发生退行性改变,使脊柱后凸。由于关节炎及类似的损害,致使部分关节活动范围受限。评估四肢时,应检查各关节及其活动范围、动脉搏动情况,注意有无疼痛、肿胀、畸形以及运动障碍等。如出现下肢皮肤溃疡、足冷痛、坏疽以及脚趾循环不良等,常提示下肢动脉供血不足。

8. 神经系统 随着年龄的增长,神经的传导速度变慢,对刺激反应的时间延长,因此老年人精神活动能力下降,如记忆力减退、易疲劳、注意力不易集中、反应变慢、动作不协调、生理睡眠缩短。

三、功能状态评估

功能状态主要是指老年人处理日常生活活动和功能性日常生活(独居生活)的能力。其完好与否影响着老年人的生活质量。护理人员定期对老年人的功能状态进行客观评估,是老年护理的良好开端,对维持老年人独立生活能力、提高其生活质量,具有重要的指导作用。

(一)功能状态评估的注意事项

1. 对认知功能障碍的老年人收集资料 可由主要照顾者或老伴一起参加,但仍然由老年人自己回答问题,除非必要时可以由他人协助提供资料。

2. 获取客观资料 老年人的功能状态受年龄、视力、躯体疾病、运动功能、情绪等因素的影响,对老年人进行功能状态评估时,要结合其躯体健康、心理健康及社会健康状态进行全面衡量和考虑。应在细致全面收集资料的基础上,进行客观准确的判断分析,避免因为护理人员的主观判断引起偏差。护理人员通过直接观察进行合理判断,避免受老年人自身评估的影响。

(二)功能状态评估的方法

用标准化的量表或问卷,测量老年人的功能状况。量表或问卷的选择必须根据老年人的具体情况来确定,并且需要考虑量表或问卷的信度及效度。

（三）功能状态评估的内容

功能状态的评估包括日常生活能力、功能性日常生活能力、高级日常生活能力三个层次。

1. 日常生活能力　老年人最基本的自理能力,是老年人自我照顾、从事每天必需的日常生活的能力。如衣(穿脱衣、鞋,修饰打扮)、食(进餐)、行(变换体位、行走、上下楼)、个人卫生(洗漱、沐浴、如厕、控制大小便),这一层次的功能受限,将影响老年人基本生活需要的满足。日常生活能力不仅是评估老年人功能状态的指标,也是评估老年人是否需要补偿服务的指标。

2. 功能性日常生活能力　老年人在家中或寓所内进行自我护理活动的能力,包括购物、家庭清洁和整理、使用电话、处理金钱、做饭、洗衣、旅游、服药等,这一层次的功能提示老年人是否能独立生活并具备良好的日常生活能力。

3. 高级日常生活能力　反映老年人的智能能动性和社会角色功能,包括主动参加社交、娱乐活动、集体活动、职业活动等。随着老年期生理变化或疾病的困扰,这种能力可能会逐渐丧失。例如,股骨颈骨折使一位经常参加各种社交和娱乐活动的老年人失去了参与这些活动的能力,这将使这位老年人的身心健康受到明显的影响。高级日常生活能力的缺失,要比日常生活能力和功能性日常生活能力的缺失出现得早,一旦出现就预示着更严重的功能下降。因此,发现老年人有高级日常生活能力的下降,就需要进行进一步的功能性评估,包括日常生活能力和功能性日常生活能力的评估。

（四）功能状态评估工具

在医院、社区、康复中心等开展老年护理时,有多种标准化的评估量表可供护理人员使用(表2-1)。使用较为广泛的工具包括 Katz ADL 量表和 Lawton IADL 量表。

表 2-1　评估日常生活能力常用的量表

量　　表	功　　能
(1)Katz ADL 量表(Katz ADL scale)	基本自理能力
(2)Barthel 量表(Barthel index)	自理能力和行走能力
(3)Kenny 自护量表(Kenny self-care scale)	自理能力和行走能力
(4)IADL 量表(IADL scale)	烹饪、购物、家务等复杂活动
(5)Lawton IADL 量表(Lawton IADL scale)	IADL 能力

1. Katz ADL 量表　Katz 等人设计制订的语义评定量表,可用于评价慢性疾病的严重程度及治疗效果,也可用于预测某些疾病的发展。①量表的结构和内容:此量表将 ADL 功能分为 6 个方面,即进食、更衣、沐浴、移动、如厕和控制大小便,以评价各项功能完成的独立程度。②评定方法:通过与被测者、照顾者交谈或被测者自填问卷,确定各项评分,计算总分值。③结果解释:总分值的范围是 0~12 分,分值越高,提示被测者的日常生活能力越强。

2. Lawton IADL 量表　由美国的 Lawton 等人设计制订,主要用于评定被测者的功能性日常生活能力。①量表的结构和内容:此量表将 IADL 功能分为 7 个方面。②评定方法:通过与被测者、照顾者等知情人的交谈或被测者自填问卷,确定各项评分,计算总分值。③结果解释:总分值的范围是 0~14 分,分值越高,提示被测者功能性日常生活能力越强。

四、辅助检查

（一）辅助检查的注意事项

老年人机体形态和功能的一系列进行性、退行性改变,可不同程度影响辅助检查的结果,对此护理人员应该正确解读和分析。导致老年人辅助检查结果的异常有 3 种可能:由于疾病引起的异常改变;正常的老年期变化;受老年人服用的某些药物的影响。目前关于老年人辅助检查结果标准值的资料很少。老年人辅助检查标准值(参考值)可通过年龄校正可信区间或参照范围的方法确定,但对每个临床病例都应个别看待。

(二)辅助检查的方法和内容

1. 常规检查　①血常规:血常规检查值异常在老年人中十分常见,一般以红细胞计数小于 $3.5×10^{12}/L$,血红蛋白含量小于 110 g/L,血细胞比容小于 0.35,作为老年人贫血的标准,但贫血并非老年期正常生理变化,因而需要进行全面系统的评估和检查。多数学者认为白细胞、血小板计数无增龄性变化。白细胞计数的参考值为 $(3.0～8.9)×10^9/L$。在白细胞分类中,T 淋巴细胞减少,B 淋巴细胞则无增龄性变化。②尿常规:老年人尿蛋白、尿胆原与成年人之间无明显差异。老年人肾糖阈值升高,可出现血糖升高而尿糖阴性现象。老年人对泌尿系统感染的防御功能随年龄增长而降低,其尿沉渣中的白细胞大于 20 个/HP 才有病理意义。老年人中段尿培养污染率高,可靠性较低,老年男性中段尿培养菌落计数 $≥10^3/mL$,女性 $≥10^4/mL$ 为判断真性菌尿的界限。③血沉:在健康老年人中,血沉变化范围很大。一般血沉在 30～40 mm/h 无病理意义;如血沉超过 65 mm/h,应考虑感染、肿瘤及结缔组织病。

2. 生化与功能检查　老年人生化与功能检查中常见的生理变化见表 2-2。

表 2-2　老年人生化与功能检查中常见的生理变化

检 验 内 容	成人正常值范围	老年期生理变化
空腹静脉血糖	3.9～6.1 mmol/L	轻度升高
肌酐清除率	80～100 mL/min	降低
血尿酸	120～240 μmol/L	轻度升高
乳酸脱氢酶	50～150 U/L	轻度升高
碱性磷酸酶	20～110 U/L	轻度升高
总蛋白	60～80 g/L	轻度升高
总胆固醇	2.8～6.0 mmol/L	60～70 岁达高峰,随后逐渐降低
低密度脂蛋白	＜3.1 mmol/L	60～70 岁达高峰,随后逐渐降低
高密度脂蛋白	1.1～1.7 mmol/L	60 岁后稍升高,70 岁后开始降低
三酰甘油(甘油三酯)	0.23～1.24 mmol/L	轻度升高
甲状腺激素 T_3	1.08～3.08 mmol/L	降低
甲状腺激素 T_4	63.2～157.4 mmol/L	降低
促甲状腺素	$(2.21±1.1)$ mU/L	轻度升高或无变化

3. 心电图检查　有利于及时发现老年人无症状的心肌缺血、心肌梗死等病变。随着年龄的增长,老年人的心电图常有非特异性改变,如 P 波轻度低平、PR 间期延长、T 波变平、ST 段非特异性改变等。

4. 影像学及内镜检查　已广泛应用于老年疾病的诊治,如 CT、磁核共振成像对急性脑血管病、颅内肿瘤的诊断有很大价值。内镜检查对老年人胃肠道肿瘤、消化性溃疡以及呼吸、泌尿系统疾病的诊断具有重要意义。

知识链接

为老年人进行躯体健康评估的时候,应通过长期观察和反复检查,正确解读老年人的检查数据,结合病情变化,确认检查值的异常是生理性老化,还是病理性改变所致,采取适当的处理方式,避免延误诊断或处理不当造成严重后果。

【重点】
老年人健康史的采集,采集时要结合老年人的特点。

·································· 课后思考

1. 名词解释

功能状态。

2. 问答题

采集健康史有哪些注意事项?

3. 案例分析题

老年男性,75岁,神志清楚,精神、食欲好,为今日新入住老年人,请问怎样为该老年人进行躯体健康评估?

(吴惠珍)

任务二　心理健康评估

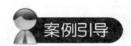

患者,男,70岁。晚饭后 2 h 突发胸部闷痛,向后背放射,伴恶心、呕吐,随即来院急诊。查体:体温 37.5 ℃,血压 100/70 mmHg,心率 60 次/分,律齐,心音低钝,两肺无特殊,腹平软,上腹压之无不适,肝脾未触及。心电图提示Ⅱ、Ⅲ、aVF 导联 ST 段呈弓背向上的抬高,有宽而深的 Q 波。既往有高血压病史 15 年,间断用药。吸烟史 30 年,已戒。患者诊断为"心肌梗死",收入院治疗,经溶栓、吸氧等治疗。病情稳定后,补充评估资料:表情自然,情绪稳定;小学文化,缺乏对心肌梗死知识的了解;与老伴一起居住,子女孝顺;无医疗费用顾虑,但担心疾病复发与出院后活动受限。

请问:1. 确定其目前存在的心理健康问题。

　　　2. 如何对患者进行相应的护理?

进入老年期,在应对各种生活事件的过程中,老年人常有一些特殊的心理活动,表现出老年期特有的个性心理。老年人心理变化有以下特点:身心变化不同步,心理发展具有潜能和可塑性,个体差异性大。在智力方面,由于反应速度减慢,在限定的时间内学习新知识、接受新事物的能力较年轻人差;在记忆力方面,记忆力下降,以有意识记忆为主、无意识记忆为辅;在思维方面,个体差异性较大;在特性或个性方面,会出现孤独、任性,把握不住现状而产生怀旧、焦虑、烦躁;老年人的情感与意志变化相对稳定。

老年人的心理健康状况直接影响其躯体健康和社会功能状态,是影响健康老龄化不可缺少的因素之一。老年人的心理健康状况常从认知状态、情感状态、人格、压力与应对等方面进行评估。

一、老年人认知状态的评估

认知是人们认识、理解、推理、判断事物的过程,通过行为、语言表现出来,反映了个体的思维能力。认知功能对老年人生活质量以及老年人是否能够独立生活起着重要的影响作用。

(一)老年人认知状态评估的内容

1. 外观　是否健康、整洁,外表与实际年龄是否相符。

2. 态度方面　是否合作,是否表现有猜疑、害怕、顾虑。

3. 活动能力　日常独立活动是矫健,还是缓慢、迟钝;平时的协调与适应能力。

4. 沟通方面　表情及语言、体态是否自然,语言表达能力,文字发音是否准确。

5. 思维知觉方面　对事物的判断力、思维内容等是否正常。

6. 记忆力与注意力　短时间或长时间的记忆力、学习新事物的能力、定向能力是否正常。

7. 高级认知能力　计算能力、抽象思维能力是否正常。

（二）认知状态评估的方法

认知状态评估的方法有观察法、调查法、心理测验法（表2-3、表2-4）、实验法。如评估本人注意力时,应观察老年人是否能有意识地将精神、能量聚焦于某一事物,可让老年人叙述入院经过,重复护理人员读的一组数字。

表2-3　评估认知功能量表

量　　表	功　　能
1. 简洁型精神状态调查量表	记忆力、注意力、定向力
2. Folstein 微型精神状态检查	记忆力、定向力、注意力、构造能力
3. 痴呆等级评定量表	记忆力、行为
4. 短期照顾量表	认知障碍
5. Wechsler 记忆量表	广义记忆力分类

表2-4　中国修改版简短精神状态量表

题　　目	指　导　语	得分
1. 执行连续命令	我给您一张纸,请按照我说的话去做 "用右手将这张纸拿起来,对折,然后放在腿上"	3
2. 阅读理解	请念一下这句话,并按照它的意思去做 （出示写有"闭上你的双眼"的纸片）	1
3. 命名	(1)（出示手表）这是什么? (2)（出示钢笔）这是什么?	2
4. 构图能力	（出示图案,同原图）请您照这个样子画一个	1
5. 书写	请写出您的名字	1
6. 识记	我给您说3件东西,您听好:"钥匙、杯子、尺子。" 请您复述一下。好,请您记住,待会儿我要问您,请您再说出来	3
7. 时间定向	今天是星期几? 几日? 几月? 哪一年? 什么季节?	5
8. 地点定向	我们现在在什么地方(医院名称)? 什么街道? 这是几层(门牌号)? 哪个城市? 什么国家?	5
9. 记忆	请您回忆一下我刚才让您记住的3件东西是什么	3
10. 注意与计算	请您计算一下100减7是多少,再向下连着减7(共5次)	5
11. 注意与集中	请您从10数到1	1

在已经确定的认知功能失常的筛选测试中,最普及的测试是简易智力状态检查和简易操作智力状态问卷。

1. 简易智力状态检查　主要用于筛查有认知缺损的老年人,适合于社区老年人群调查。①量表结构和内容:该量表共19项,评估范围包括11个方面(表2-5)。②评定方法:评定时,向被测者直接询问,被测者回答或操作正确记"1",错误记"5",拒绝或说不会记"9"或"7"。全部答对总分为30分。③结果解释:简易智力状态检查的主要统计量是所有记"1"的项目(和小项)的总和,即回答或操作准确的项目(和小项)数,称为该检查的总分,范围是0～30分。分界值与受教育程度有关,未受教育文盲组17分,教育年限≤6年组20分,教育年限>6年组24分,若测量结果低于分界值,可认为被测量者有认知功能损害。

表 2-5　简易智力状态检查的范围

评 估 范 围	项　目
1.时间定向	1、2、3、4、5
2.地点定向	6、7、8、9、10
3.语言即刻记忆	11（分 3 小项）
4.注意和计算力	12（分 5 小项）
5.短期记忆	13（分 3 小项）
6.物品命名	14（分 2 小项）
7.重复能力	15
8.阅读理解	16
9.语言理解	17（分 3 小项）
10.语言表达	18
11.绘图	19

2. 简易操作智力状态问卷　适用于老年人认知状态的前后比较。①问卷的结构与内容：问卷评估包括定向、短期记忆、长期记忆和注意力 4 个方面，有 10 项内容，如"今天是星期几？""今天是几号？""您在哪里出生？""您家的电话号码是多少？""您今年多少岁？""您的家庭住址？"以及由被测者 20 减 3，再减 3，直至减完的计算。②评定方法：评定时，向被测者直接询问，被测者回答或操作正确记"1"。③结果解释：问卷满分 10 分，评估时需要结合被测者的教育背景做出判断。错 1～2 项者，表示认知功能完整；错 3～4 项者，为轻度认知功能损害；错 5～7 项者，为中度认知功能损害；错 8～10 项者，为重度认知功能损害。受过初等教育的老年人允许错 1 项以上，受过高等教育的老年人只能错 1 项。

二、老年人情感状态的评估

情感是直接反映人们的社会性需求是否得到满足的较高级的心理体验，是人类特有的心理活动，受社会历史条件所制约，是身心健康的重要标志。情感是在情绪稳定的基础上建立发展起来的，情感通过情绪的形式表达出来。情感的深度决定着情绪表现的强度，情感的性质决定在一定情境下情绪的表现形式。老年人的情绪和情感体验的强度和持久性随着年龄的增长而提高和延长，这与老年人的神经系统变得易于过度兴奋有关，对同样的刺激强度老年人表现得比青年人剧烈。如不少老年人由于多病缠身，容易产生孤独、焦虑不安、抑郁、悲观等情绪，同时，情感活动亦很脆弱，稍有不顺心的事便伤心流泪。生活中的挫折、丧偶、与子女不和等易出现情感活动障碍，导致抑郁症的发生。此外，老年人有坎坷经历的回忆，往往对过去的岁月追思不已，缅怀死去的亲人、朋友以及逝去的光阴，会增加伤感，亦可导致情绪抑郁。部分老年人不能适应退休、离岗的生活，对一切不满意、不顺心，产生烦躁、脾气变坏。少数老年人表现为情感淡漠，对周围发生的事漠不关心，说话语调平淡，面部表情呆板，对亲属不体贴，内心体验极为贫乏或缺如。因此，老年人应重新认识自己，善于控制自己的情绪，调节自己的情感。

（一）老年人情感状态评估的方法

包括：交谈法、观察法、心理测量法、评定量表法。

（二）老年人情感评估的内容及种类

（1）基本情绪情感：喜、怒、哀、乐等。

（2）与感觉刺激有关的情绪情感：愉快的、不愉快的。

（3）与接近事物有关的情绪情感：惊奇、感兴趣及轻蔑、厌恶。

（4）与自我评价有关的情绪情感：成功、失败、羞耻、骄傲、内疚、悔恨。

（5）与他人有关的情感：爱、恨。

（6）正情绪情感和负情绪情感：正情绪情感包括满意、喜悦、快乐、兴趣、自信等；负情绪情感包括抑郁、痛苦、悲哀、绝望、厌恶、自卑等。

（三）老年人常见不良情绪情感的评估

老年人的情绪情感纷繁复杂，焦虑和抑郁是最常见也是最需要进行干预的情绪情感状态。

1. 焦虑 焦虑（anxiety）是个体感受到威胁时的一种紧张的、不愉快的情绪情感状态，表现为紧张、不安、急躁、失眠等，但无法说出明确的焦虑对象。常用的评估方法有以下三种：访谈与观察、心理测试（可用于老年人焦虑评估的常用量表（表2-6），其中使用较多的为汉密尔顿焦虑量表（表2-7）、状态-特质焦虑问卷（表2-8））、焦虑可视化标尺技术（图2-1）。

（1）汉密尔顿焦虑量表。由汉密尔顿于1959年编制，是广泛用于评定焦虑严重程度的他评量表。量表的结构和内容：包括14项，分为精神性和躯体性两大类，各由6～7个条目组成。评定方法：采用0～4分的5级评分法。各级评分标准：0分为无症状；1分为轻度；2分为中等，有肯定的症状，但不影响生活与劳动；3分为重度，症状重，需要进行处理或影响生活和劳动；4分为极重，症状极重，严重影响生活。由经过训练的两名专业人员对被测者进行联合检查，然后各自独立评分。除第14项需结合观察外，所有项目均根据被测者的口头叙述进行评分。结果解释：总分超过29分，提示可能为严重焦虑；超过21分，提示有明显焦虑；超过14分，提示有肯定的焦虑；超过7分，可能有焦虑；小于7分，提示没有焦虑。

表2-6　评估焦虑的量表

量　表	功　能
汉密尔顿焦虑量表（Hamilton anxiety scale，HAMA）	评估焦虑状态
状态-特质焦虑问卷（state-trait anxiety inventory，STAI）	评估焦虑状态
Zung焦虑自评量表（Zung self-rating anxiety scale，SAS）	评估焦虑状态
Beck焦虑量表（Beck anxiety inventory，BAI）	评估焦虑状态

表2-7　汉密尔顿焦虑量表的内容

项　目	主要表现
1.焦虑心境	担心、担忧，感到最坏的事情将要发生，容易激惹
2.紧张	紧张感、易疲劳、不能放松、易哭、颤抖、感到不安
3.害怕	害怕黑暗、陌生人、一人独处、动物、乘车或旅游、公共场合
4.失眠	难以入睡、易醒、睡眠浅、多梦、夜惊、醒后感觉疲倦
5.认知功能	注意力不能集中、注意力障碍、记忆力差
6.抑郁心境	丧失兴趣、抑郁、对以往爱好缺乏快感
7.躯体性焦虑（肌肉系统）	肌肉酸痛、活动不灵活、肌肉和肢体抽动、牙齿打颤、声音发抖
8.躯体性焦虑（感觉系统）	视物模糊、发冷发热、软弱无力感、浑身刺痛
9.心血管系统症状	心动过速、心悸、胸痛、血管跳动感、昏倒感、心搏脱漏
10.呼吸系统症状	胸闷、窒息感、叹息、呼吸困难
11.胃肠道症状	吞咽困难、嗳气、消化不良（进食后腹痛、腹胀、恶心、胃部饱胀感）、肠动感、肠鸣、腹泻、体重减轻、便秘
12.生殖泌尿系统症状	尿频、尿急、停经、性冷淡、早泄、阳痿
13.自主神经系统症状	口干、潮红、苍白、易出汗、紧张性头痛、毛发竖起
14.会谈时行为表现	①一般表现：紧张、不能松弛、忐忑不安、咬手指、紧握拳、面肌抽动、手发抖、皱眉、表情僵硬、肌张力高、叹息样呼吸、面色苍白。②生理表现：吞咽、打嗝、安静时心率快和呼吸快、腱反射亢进、震颤、瞳孔放大、眼睑跳动、易出汗、眼球突出

（2）状态-特质焦虑问卷。由Spielberger等人编制的自我评价问卷，能直观地反映被测者的

主观感受。Cattell 和 Spielberger 提出状态焦虑和特质焦虑的概念,前者描述一种不愉快的情绪体验,如紧张、恐惧和神经质,伴有自主神经系统的功能亢进,一般为短暂性的;而后者用来描述相对稳定的,作为一种人格特质且具有个体差异的焦虑倾向。量表的结构和内容:该量表包括 40 项条目,第 1～20 项为状态焦虑量表,第 21～40 项为特质焦虑量表。评定方法:每项进行 1～4 级评分。由被测者根据自己的体验选择最合适的分值。凡正性情绪项目均为反序计分,分别计算状态焦虑量表与特质焦虑量表的累加分,最小分值 20 分,最大分值 80 分。结果解释:状态焦虑量表与特质焦虑量表的累加分,反映状态或特质焦虑的程度。分值越高,说明焦虑程度越严重。

表 2-8 状态-特质焦虑问卷

指导语:下面列出的是一些人们常常用来描述自己的陈述,请阅读每一个陈述,然后在右边适当的圈上打勾,来表示你现在最恰当的感觉。没有对或错的回答,不要对任何一个陈述花太多的时间去考虑,但所给的回答应该是你现在最恰当的感觉。

陈　　　　述	完全没有	有些	中等程度	非常明显
*1.我感到心情平静	①	②	③	④
*2.我感到安全	①	②	③	④
3.我是紧张的	①	②	③	④
4.我感到被限制	①	②	③	④
*5.我感到安逸	①	②	③	④
6.我感到烦乱	①	②	③	④
7.我现在正在为可能发生的不幸而烦恼	①	②	③	④
*8.我感到满意	①	②	③	④
9.我感到害怕	①	②	③	④
*10.我感到舒适	①	②	③	④
*11.我有自信心	①	②	③	④
12.我觉得神经过敏	①	②	③	④
13.我极度紧张不安	①	②	③	④
14.我优柔寡断	①	②	③	④
*15.我是轻松的	①	②	③	④
*16.我感到心满意足	①	②	③	④
17.我是烦恼的	①	②	③	④
18.我感到慌乱	①	②	③	④
*19.我感到镇定	①	②	③	④
*20.我感到愉快	①	②	③	④
	几乎没有	有些	经常	几乎总是如此
*21.我感到愉快	①	②	③	④
22.我感到神经过敏和不安	①	②	③	④
*23.我感到自我满足	①	②	③	④
*24.我希望像别人那样的高兴	①	②	③	④
25.我感到像个失败者	①	②	③	④
*26.我感到宁静	①	②	③	④
*27.我是平静、冷静和镇定自若的	①	②	③	④
28.我感到困难成堆,无法克服	①	②	③	④
29.我过分忧虑那些无关紧要的事	①	②	③	④

续表

陈　述	几乎没有	有些	经常	几乎总是如此
＊30.我是高兴的	①	②	③	④
31.我的思想处于混乱状态	①	②	③	④
32.我缺乏自信	①	②	③	④
＊33.我感到安全	①	②	③	④
＊34.我容易做出决断	①	②	③	④
35.我感到不太好	①	②	③	④
＊36.我是满足的	①	②	③	④
37.一些不重要的想法缠绕着我,并打扰我	①	②	③	④
38.我如此沮丧,无法摆脱	①	②	③	④
＊39.我是个很稳定的人	①	②	③	④
40.一想到当前的事情和利益,我就陷入紧张状态	①	②	③	④

注:"＊"项反序计分。

（3）焦虑可视化标尺技术。请被测者在可视化标尺相应位点上标明其焦虑程度（图 2-1）。

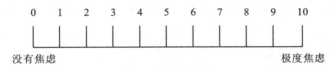

没有焦虑　　　　　　　　　　　　极度焦虑

图 2-1　焦虑可视化标尺

2. 抑郁　抑郁（depression）是个体失去某种其重视或追求的东西时产生的情绪情感状态,其特征是情绪低落,甚至出现失眠、悲哀、自责、性欲减退等表现。常用的评估方法有以下三种:访谈与观察、心理测试（可用于评估老年人抑郁的量表见表 2-9,其中流调中心用抑郁量表在社区人群健康调查中应用广泛,汉密尔顿抑郁量表（表 2-10）、老年抑郁量表（表 2-11）是临床上应用简便并已被广泛接受的量表）、抑郁可视化标尺技术（图 2-2）。

表 2-9　评估抑郁的量表

量　表	功　能
汉密尔顿抑郁量表（Hamilton depression scale,HAMD）	抑郁状态
老年抑郁量表（the geriatric depression scale,GDS）	抑郁状态
流调中心抑郁量表（the Center for Epidemiological Studies Depression scale,CES-D）	抑郁状态
Zung 抑郁自评量表（Zung self-rating depression scale,SDS）	抑郁状态
Beck 抑郁量表（Beck depression inventory,BAI）	抑郁状态

（1）汉密尔顿抑郁量表。由汉密尔顿于 1960 年编制,是临床上评定抑郁状态时应用最普遍的量表（表 2-10）。量表的结构和内容:汉密尔顿抑郁量表经多次修订,版本有 17 项、21 项和 24 项 3 种。本书所列为 24 项版本。评定方法:所有问题指被测者近几天或近 1 周的情况。大部分项目采用 0～4 分的 5 级评分法。各级评分标准:0＝无,1＝轻,2＝中度,3＝重度,4＝极重度。少数项目采用 0～2 分的 3 级评分法,其评分标准:0＝无,1＝轻中度,2＝重度。由经过训练的两名专业人员对被测者进行联合检查,然后各自独立评分。结果解释:总分能较好地反映疾病的严重程度,即病情越重,总分越高。按照 Davis 的划界分,总分超过 35 分,可能为严重抑郁;超过 20 分,可能是轻或中度的抑郁;如小于 8 分,则无抑郁症状。

表 2-10 汉密尔顿抑郁量表（HAMD）

圈出最适合老年人情况的分数

1.抑郁情绪	0 1 2 3 4	13.全身症状	0 1 2
2.有罪感	0 1 2 3 4	14.性症状	0 1 2
3.自杀	0 1 2 3 4	15.疑病	0 1 2 3 4
4.入睡困难	0 1 2	16.体重减轻	0 1 2
5.睡眠不深	0 1 2	17.自知力	0 1 2
		18.日夜变化	
6.早醒	0 1 2	A 早	0 1 2
		B 晚	0 1 2
7.工作和兴趣	0 1 2 3 4	19.人格或现实解体	0 1 2 3 4
8.阻滞	0 1 2 3 4	20.偏执症状	0 1 2 3 4
9.激越	0 1 2 3 4	21.强迫症状	0 1 2
10.精神性焦虑	0 1 2 3 4	22.能力减退感	0 1 2 3 4
11.躯体性焦虑	0 1 2 3 4	23.绝望感	0 1 2 3 4
12.胃肠道症状	0 1 2	24.自卑感	0 1 2 3 4

总分□□　　　　　　　　　　　　　备注：

（2）老年抑郁量表。由 Brink 等人于 1982 年创制，是专用于老年人的抑郁筛查表（表 2-11）。量表的结构和内容：该量表共 30 个问题，包含以下症状，即情绪低落、活动减少、易惹怒、退缩痛苦的想法以及对过去、现在与将来的消极评分。评定方法：每个问题要求被测者回答"是"或"否"，其中第 1、5、7、9、15、19、21、27、29、30 条用反序计分（回答"否"表示抑郁存在）。每项表示抑郁的回答得 1 分。结果解释：该表可用于筛查老年抑郁症，但其临界值仍然存在疑问。用于一般筛查目的时建议采用：总分 0～10 分，正常；11～20 分，轻度抑郁；21～30 分，中重度抑郁。

表 2-11 老年抑郁量表（GDS）

选择最切合您一周来的感受的答案，在每题后的"是"或"否"下打勾。

序 号	问 题	是	否
1	你对生活基本上满意吗？		
2	你是否已放弃了许多活动与兴趣？		
3	你是否觉得生活空虚？		
4	你是否感到厌倦？		
5	你觉得未来有希望吗？		
6	你是否因为脑子里一些想法摆脱不掉而烦恼？		
7	你是否大部分时间精力充沛？		
8	你是否害怕会有不幸的事落到你头上？		
9	你是否大部分时间感到幸福？		
10	你是否常感到孤立无援？		
11	你是否经常坐立不安，心烦意乱？		
12	你是否愿意待在家里而不愿去做些新鲜事？		
13	你是否常常担心将来？		
14	你是否觉得记忆力比以前差？		
15	你觉得现在活着很惬意吗？		
16	你是否常感到心情沉重、郁闷？		

续表

序 号	问 题	是	否
17	你是否觉得像现在这样活着毫无意义？		
18	你是否总为过去的事忧愁？		
19	你觉得生活很令人兴奋吗？		
20	你开始一件新的工作很困难吗？		
21	你觉得生活充满活力吗？		
22	你是否觉得你的处境已毫无希望？		
23	你是否觉得大多数人比你强得多？		
24	你是否常为些小事伤心？		
25	你是否常觉得想哭？		
26	你集中精力有困难吗？		
27	你早晨起来很快活吗？		
28	你希望避开聚会吗？		
29	你做决定很容易吗？		
30	你的头脑像往常一样清晰吗？		

（3）抑郁可视化标尺技术。请被测者在可视化标尺相应位点上标明其抑郁程度(图 2-2)。

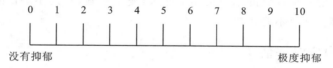

图 2-2　抑郁可视化标尺

三、老年人人格的评估

人格也称个性,即人总的精神面貌,是指人在现实生活中所形成的独特倾向性和比较稳定的心理或行为上的特征总和。内容包括性格、爱好、兴趣、倾向性、价值观、才能和特长等,以性格为其核心。

（一）人格的特征

人格特征包括稳定性、整体性、独特性和倾向性。每个人的人格都是相对稳定的,如每个人均具有其稳定的性格、气质、智能和体格。构成人格的特质、品质、行为模式是有序的统一体,因此这些局部的特征构成了一个人整体的人格特征。由于每个人的遗传因素、成长条件、家庭背景、社会环境、学习条件、生活经历等都不可能是完全相同的,因此人格具有独特性。每个人人格都具有一定的倾向性,主要表现为心理活动的选择性,对事物有不同的态度、体验及不同的行为方式。但人格既有其持续性的一面,所谓"江山易改,禀性难移",也有其变异性的一面。随着年龄的增长、社会条件的变迁、生活环境的改变及大脑功能的衰退,人格的某些部分会发生变化,尤其是老年人,人格变异较多。如:对健康和经济的过分关注与担心产生的不安和焦虑;各种能力下降产生的保守;交往减少而造成的孤独。所以,和睦的家庭、良好的社会环境是老年人安度晚年的基本保证。

（二）老年人人格评估方法

包括观察法、交谈法、作品分析法等。评估性格时,可观察老年人的言行态度的外在表现;与老年人交谈了解其内在的思想感情;与对老年人有重要意义的他人进行交谈,了解他们对老年人性格特征的看法;收集老年人的书信、日记等分析其性格特征。

（三）老年人人格评估的内容

老年人的人格心理特征主要包括能力和性格两个方面。具体的评估内容有性格、习惯、学习能力、活动能力、记忆力、判断力、嗜好等。

1. 能力 能力指老年人成功地完成某种活动所必需的心理特征，是人格心理特征的综合表现，分为一般能力和特殊能力。一般能力是指老年人从事各种活动所必须具备的基本能力，如观察、注意、记忆、抽象概括等认知能力；特殊能力指老年人从事某种专业活动应具备的能力，如绘画需要的色彩分辨力、音乐家具备的节奏感等。

2. 性格 性格指老年人对客观现实的态度和与之相适应的、习惯化的行为方式。现代心理学家把性格分为功能类型、内外倾向型、场独立型和场依存型等。①功能类型：以理智、情绪、意志三种心理功能中哪一种占优势来确定性格类型。理智型处事稳重，能理智看待一切并以此支配自己的行为。情绪型其情绪体验深刻，较冲动，言行举止易受情绪左右。意志型顽强执著，行为活动有较强的目的性、持久性和坚定性。②内外倾向型：外向型活泼、开朗、感情外露，但较轻率，难以接受批评与自我批评；内向型感情深藏、不善交际，善于自我分析与自我批评。③场独立型和场依存型：场独立型能主动适应环境和应对生活中负性事件，善于克制冲动；场依存型被动接受环境，自控力差，易产生自卑、抑郁等不良情绪以及依赖行为。由于老年人的生物学老化、脱离社会、社会角色改变以及经济条件变化等因素，原来热情开朗的老年人可能变得沉默少言，对亲属、朋友漠不关心；原来性格随和的老年人变得暴躁、爱发脾气，有的甚至变得性格偏激、敏感、多疑、心胸狭隘；对自己的能力估计过高，不赞成别人的看法，对一切变化和新鲜事物都不适应，甚至连别人挪动一下他习惯放置的东西也非常恼火；爱发牢骚，常为小事伤感；遇事反复思考，犹豫不决；缺乏生活乐趣，甚至不修边幅。

四、压力与压力应对评估

当老年人遭受来自外部(自然环境或心理社会环境)和(或)内部环境的压力(刺激)时，会产生一系列的生理、心理、认知及行为的反应，即压力应对。适量的压力是一切生命生存和发展所必需的，它有助于提高人的身心适应能力。如缺氧的压力使机体维持呼吸，社会竞争的压力使人必须学习等。然而当老年人面对突然发生的强烈刺激时(如丧偶、亲人死亡、退休、经济状况改变等)，会发生一过性适应，而不适应的情绪反应(如焦虑、恐惧、抑郁、绝望等)会加重不适应的生理反应，导致身心疾病。研究表明，很多身心疾病，常常是由于生活事件引起的持续压力而诱发的。

（一）老年人压力和压力应对评估的注意事项

面对压力，老年人为求改变会采用持续性的认知和行为来处理，这就是压力应对。因个体差异，其压力应对方式亦会各种各样。当老年人对压力处于不适应状态时，会出现个人应对无效、防卫性应对、无效性否认、调节障碍等应对状态。研究发现，有些因素对老年人压力应对方式的影响是有共性规律的。

1. 人格特征 老年人的气质、成长发育的背景、文化教育的程度均和其人格特征有关。人格特征会直接影响个体的压力应对方式。如对人格发育正常的老年人而言，面对住院的压力是可以调动机体各种功能去适应的，而对于过于敏感和依赖的老年人，可能会产生高度的紧张而诱发其他疾病。

2. 应对压力的能力和经验 有压力应对经验的老年人会更快地适应压力。曾住过院的老年人比首次住院的老年人对住院所产生的不适应反应要少得多。

3. 老年人的支持系统 在面对压力时，老年人的支持系统如老伴、子女、朋友、单位所能提供的帮助，对老年人的应对程度也有较大的影响。

4. 压力的性质 如老年人在等待一项诊断结果时的压力比在诊断过程中所体验的压力更强烈；消极的或新异的刺激更容易引起老年人强烈的压力反应而导致过激的压力应对。

NOTE

（二）压力应对评估的方法和内容

压力应对评估的方法包括交谈法、评定量表测验法（表2-12）。

表 2-12 住院老年人压力评定量表

编号	权重	事件	编号	权重	事件
1	13.9	和陌生人同住一室	26	24.5	担心给医护人员增添负担
2	15.4	不得不改变饮食习惯	27	25.9	想到住院后收入会减少
3	15.9	不得不睡在陌生床上	28	26.0	对药物不能耐受
4	16.0	不得不穿老人服	29	26.4	听不懂医护人员的话
5	16.8	四周有陌生机器	30	26.4	想到将长期用药
6	16.9	夜里被护士叫醒	31	26.5	家人没来探视
7	17.0	生活上不得不依赖别人帮助	32	26.9	不得不手术
8	17.7	不能在需要时读报、看电视	33	27.1	因住院而不得不离开家
9	18.1	同室病友探访者太多	34	27.2	毫无预测而突然住院
10	19.1	四周气味难闻	35	27.3	按呼叫器无人应答
11	19.4	不得不整天睡在床上	36	27.4	不能支付医疗费用
12	21.2	同室病友病情严重	37	27.6	有问题得不到解答
13	21.5	排便排尿需他人帮助	38	28.4	思念家人
14	21.6	同室病友不友好	39	29.2	靠鼻饲进食
15	21.7	没有亲友探视	40	31.2	用止痛药无效
16	21.7	病房色彩太鲜艳、太刺眼	41	31.9	不清楚治疗目的和效果
17	22.7	想到外貌会改变	42	32.4	疼痛时未用止痛药
18	22.3	节日或家庭纪念日住院	43	34.0	对疾病缺乏认识
19	22.4	想到手术或其他治疗可能带来的痛苦	44	34.1	不清楚自己的诊断
20	22.7	担心配偶疏远	45	34.3	想到自己可能再也不能说话
21	23.2	只能吃不对胃口的食物	46	34.5	想到失去听力
22	23.2	不能与家人、朋友联系	47	34.6	想到自己患了严重疾病
23	23.4	对医生、护士不熟悉	48	39.2	想到会失去肾脏或其他器官
24	23.6	因事故住院	49	39.2	想到自己可能得了癌症
25	24.2	不知接受治疗护理的时间	50	40.6	想到自己可能失去视力

知识链接

在评估老年人的压力和压力应对时，应详细了解以下资料：压力源的性质、时间、范围；是突发还是持续；老年人对压力的感知，即老年人认为压力如何，家属认为压力如何，压力对老年人的日常生活和基本需要的影响如何，压力对老年人的自我观念和生活目标的影响如何，老年人的这些感知是否切合实际；老年人的支持系统；老年人的应对能力，老年人采用何种方式应对，哪些因素可提高老年人的应对能力；老年人对压力的生理反应、情绪反应、认知反应等方面的情况。

【重点】

老年人认知状态的评估，认知功能对老年人生活质量以及老年人是否能够独立生活起着重要的影响作用。

课后思考

1. 名词解释

老年人认知状态的评估。

2. 问答题

如何评估老年人的情感状态?

3. 案例分析题

老年男性,80岁,因老伴去世后1个月终日郁郁寡欢,不愿与人交往,常常独自落泪,精神、食欲差,请问怎样为该老年人进行评估?

(吴惠珍)

任务三 社会健康评估

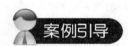 案例引导

患者,男,61岁,在当地担任政府部门领导,退休1年。近来情绪低落,对原来感兴趣的事物不再有兴趣,反应迟钝,少语,觉得生活没有意义,认为自己是个无用的人,并常有疲倦乏力、睡眠障碍、腹部疼痛等不适。

请问:1. 护士接诊患者后,应重点从哪些方面进行健康评估?

    2. 老年人角色适应不良的表现是什么?

全面认识和衡量老年人的健康水平,除生理、心理功能外,还应评估其社会状况。社会状况评估应对老年人的社会健康状况和社会功能进行评定,具体包括角色功能、所处环境、文化背景、家庭状况等方面。评估方法有交谈、观察、量表评定,环境评估时应进行实地观察和抽样检查。

一、角色功能评估

对老年人角色功能的评估,其目的是明确老年人对角色的感知、对承担的角色是否满意、有无角色适应不良,以便及时采取干预措施,避免角色功能障碍给老年人带来生理和心理两方面的不良影响。

(一)角色的定义

1. 角色 又称社会角色,是社会对个体或群体在特定场合下职能的划分,表示与人们的某种社会地位身份相一致的、一整套权利义务的规范与行为模式。任何一种角色都与一系列行为模式相关,一定的角色必有相应的权利义务。此外,角色是人们对处于一定社会位置的人的行为期待。如教师的角色就该具备教书育人、言传身教、诲人不倦等行为特征。老年人一生中经历了多重角色的转变:从婴儿到青年、中年直至老年;从学生到踏上工作岗位直至退休;从儿子/女儿到父母亲直至祖父母等。适应角色转变对其角色功能起着相当重要的作用。

2. 角色功能 角色功能指从事正常角色活动的能力,包括正式的工作、社会活动、家务活动等,老年人由于老化及某些功能的退化而使这种能力下降。老年人对自己角色的适应与性别、个性、文化背景、家庭背景、社会地位、经济状况等因素有关。

(二)角色功能的评估

老年人角色功能的评估,可以通过交谈、观察两种方法收集资料。评估的内容如下。

1. 角色的承担 ①一般角色:了解老年人过去的职业、离退休年份和现在的工作状况,有助

于防范由于退休所带来的不良影响,也可以确定老年人对目前的角色是否适应。评估老年人角色的承担情况,可询问如最近1周内做了什么事情,哪些事情占去了大部分时间,他认为什么事情是重要的、什么事情很困难等。②家庭角色:老年人离开工作岗位后,家庭成了主要的生活场所,并且大部分家庭有了第三代,老年人由父母的地位上升到祖父母的地位,家庭角色增加,行为模式改变,常常担当起照料第三代的任务;老年期又是丧偶的主要阶段,若老伴去世,则要失去一些角色。另外,性生活的评估,可以了解老年人的夫妻角色功能,有助于判断老年人社会角色及家庭角色形态。评估时要求护士持客观评判、尊重事实的态度,询问老年人过去以及现在的角色承担情况。③社会角色:社会关系形态的评估,可提供有关自我概念和社会支持资源的信息。收集老年人每日活动的资料,对其社会关系形态进行分析评价,如果老年人对每日活动不能明确表述,提示社会角色的缺失或是不能融合到日常社会活动中去。不明确的反应,也可提示老年人是否有认知或其他精神障碍。

2. 角色认知 询问老年人对自己角色的感知和别人对其所承担的角色的期望,进入老年期对其生活方式、人际关系方面的影响,别人对其角色期望是否认同。

3. 角色的适应 询问老年人对自己承担的角色是否满意以及与自己的角色期望是否相符。当角色表现与角色期望不协调或无法达到角色期望的要求时,便会发生角色适应不良。观察老年人有无角色适应不良的身心行为反应,如头痛、头晕、疲乏、睡眠障碍、焦虑、抑郁、忽略自己和疾病等,及时帮助老年人调整心态,适应角色改变,避免身心疾病的发生。

二、环境评估

环境是指人类赖以生存与发展的社会与物质条件的总和,分物理环境和社会环境。人的健康有赖于健康的生存环境,Dunnd 的坐标方格图全面地显示了环境与健康的相互关系(图 2-3)。老年人的健康与其生存的环境存在着联系,如果环境因素的变化超过了老年人人体的调节范围和适应能力,就会引起疾病。通过对环境进行评估,可以更好地去除妨碍老年人生活行为的因素,创造有利于老年人功能发挥的最佳环境,促进老年人生活质量的提高。

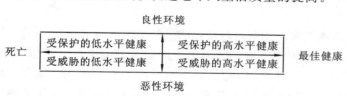

图 2-3 环境与健康的相互关系

(一)物理环境

物理环境是指一切存在于机体外环境的物理因素的总和。由于人口老龄化的出现,子女在外地工作,"空巢"家庭日益增多,大量老年人面临着独立居住生活的问题。居家环境是老年人主要的生活场所,是学习、社交、娱乐和休息的地方。评估时应了解其生活环境、社区环境中的特殊资源及其对目前生活环境、社区环境的特殊要求,其中居家环境安全要素是评估的重点(表2-13),通过家访可以获得这方面的资料。

表 2-13 老年人居家环境安全要素

部　位	评 估 要 素
一般居室	
光线	是否充足
温度	是否适宜
地面	是否平整、干燥、无障碍物
地毯	是否平整、不滑动

续表

部　位	评估要素
家具	放置是否稳固、固定有序，有无阻碍通道
床	高度是否在老年人膝盖下，与其小腿长度基本相等
电线	安置如何，是否远离火源、热源
取暖设备	设置是否妥善
电话	紧急电话号码是否放在易见、易取的地方
厨房	
地板	有无防滑措施
燃气	"开""关"的按钮标志是否醒目
浴室	
浴室门	门锁是否内外均可打开
地板	有无防滑措施
便器	高低是否合适，是否设扶手
浴盆	高度是否合适，盆底是否垫防滑胶垫
楼梯	
光线	是否充足
台阶	是否平整，有无破损，高度是否合适，台阶之间色彩差异是否明显
扶手	有无扶手

1. 老年人环境设置原则　老年人随着机体的老化、身体协调能力下降，大部分时间在居室内度过，由于老年人的空闲时间较多，所以需要的居室活动空间更为广阔。老年人的环境设置应该遵循健康、安全、便利、舒适、整洁的原则，尽可能地为老年人提供良好的生活环境，使他们能够愉快地享受晚年生活。

2. 老年人环境设施要求　①室内环境：a. 光线：由于老年人视力下降，其居室内的采光要明亮，尽可能使阳光能直接照射到室内。因为阳光照射可使毛细血管扩张，促进血液循环，加速新陈代谢，有利于调节人体免疫机能，同时起到防治骨质疏松的作用。老年人的暗适应能力降低，光线较暗的地方容易产生危险，居室内要安装夜间照明灯具，便于老年人夜间行走，如在不妨碍睡眠的情况下可安装地灯等。卧室的开关应设置在老年人触手可及的地方，尽量使用大面板、带灯的开关。b. 温度和湿度：老年人的体温调节能力降低，居室内合适的温度为 22～24 ℃，湿度为 50%～60%。可在其居室内放置温、湿度计，以便准确地测定室内的温度和湿度。夏季使用空调或风扇时温度调节不宜太低，与室外温差不能太大，避免冷风直接吹在老年人的身体上。使用空调时间不宜过久，否则会诱发呼吸、消化、骨关节等系统疾病的发生。老年人冬季取暖应选择卫生、安全的设施，有暖气的房间要保持一定的湿度，并经常通风换气。c. 通风：老年人的居室要经常开窗通风，使室内空气流通。特别是大小便失禁或在室内排便的老年人居室，要经常通风，以保持室内空气新鲜。但要注意冬季或为体质较弱的老年人居室通风时，要为老年人添加衣物或临时调整房间，避免着凉。d. 色彩：为使老年人心情愉快，老年人的居室色彩宜温馨、淡雅，以明快的暖色调为主，色彩搭配不宜过多、过乱，应考虑到居室整体的美感。②室内设施：应简单、明净、便捷，装饰物宜少而精，便于老年人活动。如老年人使用轮椅，居室内应留出足够的空间便于轮椅活动。a. 门窗：老年人喜爱安静，为防止噪音的干扰，老年人居室要安装隔音效果好的门窗，且门窗要方便开关，老年人一只手操作就能开启。窗户还应注意保温性和密闭性，可设计成中悬窗便于老年人操作。在安全的同时，为了增加视野可选择较矮的窗台加防护栏。窗户开启时应有防蚊蝇纱窗。老年人居室最好不要设门槛，门内外地面高低以斜面过渡，便于轮椅通行。门边鞋柜旁应放置座椅，以方便老年人换鞋。b. 地面：老年人行动迟缓，其卧室、出入通行的厅室、走廊、楼梯等地面应平整、防滑、无障碍。③房间布置：a. 卫生间：老年人使用的卫生间应设在卧室内或尽量靠近卧室，从卧室到卫生间的地面应符合防滑、无台阶或其他障碍物的要求。卫生间应设有扶手，能符合使用轮椅进出的需求。为预防出现突发事件时，人或轮椅将门堵住造成开启困难，卫生间的门应设置在紧急情况下可从外面开启的功能。洁具最好选择白色，便于发现老年人的排泄物存在的问题，尽早发现病变。老年人握力降低，应使用易于开启的水龙头开关。对于使用轮椅的老年人，洗脸池上方的镜子应适当向下倾斜，便于老年人观察洗漱情况。安装坐便器时，其高度可以较普通的高些，以减轻老年人下蹲时腿部的负担，条件允许时可安装带有自动清洗、冲水等功能的智能坐便器。老年人使用的浴盆最好为半下沉式，可方便老年人进出，盆边要装有扶手，浴盆内装橡胶垫以防滑，更要防止老年人溺水。老年人洗浴时浴室温度应保持在 24～26 ℃，同时注意浴室的通风，避免蒸汽过多导致老年人缺氧。b. 厨房：地面易出现水和油，要注意防滑。水池与操作台的高度应适合老年人的身高，尽量减少老年人操作时的弯腰动作。为方便老年人观察与调节火候，灶具的控制开关体积要大且标识清楚。为保障安全，可安装自动断气、断电装置以及燃气泄漏预警、烟雾预警装置。如经济条件允许，老年人烹调时使用电磁炉是比较安全的。④老年人家具的选择：老年人居室内应选择沉稳、不宜移动、无棱角的木制家具，尽量避免采用玻璃或金属材质，家具转角处应注意弧形设计，以免给老年人带来伤害。a. 床：老年人的床应软硬适宜，以便休息时身体均匀地被床支撑。床高以 50～60 cm 为宜，以便老年人上下床与整理床上物品，必要时可配床栏。床单保持干燥、平整无皱折，床上用品以全棉的天然材料为宜。床旁物品要注意摆放整齐，定点放置，供老年人方便取用。床上方应设有床头灯和呼叫器。经济允许时，长期卧床的老年人可使用能调节高低、姿势的全自动护理床，既能防止压疮，也可以为护理者提供方便。b. 桌椅：老年人使用的桌椅适宜高度差为 35～42 cm。桌子过高，容易导致老年人的脊柱侧弯、肌肉疲劳、视力下降等，长时间使用会引起颈椎病变；桌子过低，会使老年人感到肩部疲劳、起坐吃力等。使用轮椅时，桌子下方要有足够的高度与空间。桌椅一定要稳，防止老年人不小心摔伤。座椅最好要有靠垫托住老年人的脊柱，以保持全身肌肉用力平衡减轻疲劳。老年人使用的沙发则不宜过于柔软，也不能过低，避免坐下去和站立时感到困难。⑤周边环境：老年人居住的周边环境最好有公园或绿地，老年人在呼吸清新空气的同时感受到大自然的生机与活力，起到愉悦心情的作用；有文化中心、活动广场等，可为老年人提供社会交往的场所；有商场、超市，可方便老年人购物；有医疗机构，以便老年人就医。

（二）社会环境

社会环境包括经济、文化、教育、法律、制度、生活方式、社会关系、社会支持等诸多方面，这些因素与老年人的健康有着密切关系。

1. 社区环境 向社区管理人员了解或到社区实地考察，老年人居住的社区配套设施是否完善，如公园、医院、餐馆、商店、银行、车站等是否齐全；社区是否提供医疗保健、家政服务等老年人需求的项目；社区是否有专业人员从事老年人服务；老年人对社区服务人员的工作是否满意。

2. 经济状况 在社会环境因素中，经济状况对老年人的健康以及老年角色适应影响最大。老年人因退休、固定收入减少、给予经济支持的配偶去世，由此所带来的经济困难可导致老年人失去家庭、社会地位或独立生活的能力。护士可通过询问以下问题了解经济状况：①经济来源有哪些；单位退休工资、福利如何；对收入低的老年人，要询问个人收入是否足够支付饮食、生活用品和部分医疗费用。②家庭经济状况：目前有无经济困难，家中是否有失业、待业人员。③医疗费用的支付形式：有无参加医疗保险。

3. 生活方式 通过交谈或直接观察，评估老年人饮食、睡眠、排泄、活动、娱乐等方面的生活习惯以及有无吸烟、酗酒等不良嗜好。若有不良生活方式，应进一步了解其对老年人带来的影响。

4. 邻里关系 体现老年人在社会环境中其主观良好状态和社交的应对方式，以及老年人与环境相适应的程度。这也是判断社会功能的主要指标。可以通过了解老年人与邻里之间的关系、与亲属朋友接触的频度、参与社会团体活动的情况,判断老年人有无社会孤立的倾向。

5. 社会支持 评估老年人是否有支持性的社会关系网络,如家庭关系是否稳定;家庭成员是否相互尊重、相处是否和谐;家庭成员向老年人提供帮助的能力以及对老年人的态度;如果老年人独居,应详细询问是否有亲近的朋友、亲属,有无可联系的专业服务人员以及可获得的支持性服务项目等。

三、文化与家庭评估

文化和家庭因素可以直接影响老年人的身心健康和健康保健。

(一)文化评估

文化在一定的社会背景下产生和发展,并被人们自觉地、广泛地接受。老年人文化评估的目的是了解老年人的文化差异,为制订符合老年人文化背景的个体化的护理措施提供依据。老年人文化评估的主要内容包括价值观、信念和信仰、习俗等,这些因素与老年人的健康密切相关,决定着老年人对健康、老化、疾病和死亡的看法及信念。老年人文化的评估同成年人。值得注意的是,老年住院患者容易发生文化休克,应结合临床观察进行询问。

(二)家庭评估

家庭是建立在婚姻、血缘或收养关系基础上,密切合作、共同生活的小型群体。家庭的健康与个体的健康休戚相关,家庭对个体的健康感知和健康管理信念与行为的影响不容忽视,家庭是满足人们个人需求的最佳地方,尤其是个体健康不佳或患病住院时,人们需要依托于家庭这个整体的支持。缺乏家庭关照和有家庭问题的老年人,其身心康复会受到不同程度的影响。家庭评估的目的是了解老年人家庭对其健康的影响,以便制订有益于老年人疾病恢复和健康促进的护理措施。

> **【小贴士】**
> 文化休克:人们生活在陌生文化环境中所产生的迷惑与失落的经历。常发生于个体从熟悉的环境到新环境,由于沟通障碍、日常活动改变、孤单、风俗习惯和信仰的差异而产生的心理、生理适应不良。

1. 老年人家庭评估的方法 家庭评估的方法与一般护理评估的方法不同,主要是通过家庭访视来完成的。家庭访视是为了促进和维持个体和家庭的健康,通过观察和交谈的方法,在老年人家里进行有目的、有计划的交往活动,是对老年人家庭进行健康评估、开展家庭护理的重要工具。其程序可分为5个步骤:准备、实际访视、预约下次访视时间、记录和评价。"准备"决定了访视的成败,包括:访视对象的选择、访视目的与目标、访视用物的准备、访视线路安排等。另外,家庭功能、家庭支持内容的评估方法可用量表评定。

2. 家庭评估的内容 主要包括家庭成员基本资料、家庭类型与结构、家庭成员的关系、家庭功能与资源以及家庭压力等方面。常用于家庭功能评估的量表包括:①APGAR家庭功能评估表(表2-14),涵盖了家庭功能的5个重要部分,即适应度(A,adaptation)、合作度(P,partnership)、成长度(G,growth)、情感度(A,affection)和亲密度(R,resolve),通过评分可以了解老年人有无家庭功能障碍及其障碍的程度。②Procidano和Heller的家庭支持量表,用于评估老年人的家庭支持情况(表2-15)。

表2-14 APGAR家庭功能评估表

项 目	经常	有时	很少
1.当我遇到困难时,可以从家人处得到满意的帮助 补充说明			
2.我很满意与家人讨论各种事情以及分担问题的方式 补充说明			
3.当我从事新的活动或发展时,家人能接受并给我支持 补充说明			

续表

项　目	经常	有时	很少
4.我很满意家人对我表达情感时的方式以及对我情绪(如愤怒、悲伤、爱)的反应 补充说明			
5.我很满意家人与我共度时光的方式 补充说明			

注:"经常"得2分,"有时"得1分,"很少"得0分。总分7～10分,表示家庭功能无障碍;4～6分,表示家庭功能中度障碍;0～3分,表示家庭功能严重障碍。

表 2-15　Procidano 和 Heller 的家庭支持量表

项　目	是	否
1.我的家人给予我所需的精神支持		
2.遇到棘手的问题时,我的家人帮我出主意		
3.我的家人愿意倾听我的想法		
4.我的家人给予我情感支持		
5.我和我的家人能开诚布公地交谈		
6.我的家人分享我的爱好与兴趣		
7.我的家人能时时察觉到我的需求		
8.我的家人善于帮助我解决问题		
9.我和我的家人感情深厚		

注:选择"是"得1分,"否"得0分。总分7～9分,表示家庭支持良好;4～6分,表示家庭支持中度障碍;0～3分,表示家庭支持严重障碍。

知识链接

老年人的家庭压力常包括:家庭状况的改变,如失业、搬迁;家庭成员关系的改变与终结,如分居、丧偶;家庭成员角色的改变,如退休;家庭成员道德颓废,如酗酒、赌博;家庭成员患病、残障等。

【重点】
文化与家庭评估是老年人社会健康评估的重点。

课后思考

1. 名词解释
角色。

2. 问答题
环境评估有哪些内容?

3. 案例分析题
某社区人口2万,60岁以上老年人有3000人,请为该社区老年人设计社会健康评估方案。

(吴惠珍)

任务四 老年人生活质量的评估

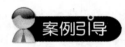

患者,女,57岁。在当地担任政府部门领导,目前已退休。近来情绪低落,不愿与人交往,孤独、少语、反应迟钝,觉得生活没有意义,认为自己是个无用的人,并常有疲乏无力、睡眠障碍、腹部不适等。

请问:1. 如何对该患者进行生活质量的评估?

2. 该患者健康评估量表如何制订?

随着医学模式的转变,医学的目的与健康的概念不再单纯是维持和延长生命,而同时需要提高人们的生活质量。即对老年人的照护,应该保持老年人的生理、心理、社会功能各方面的完好状态。

一、生活质量的内涵

生活质量是比健康更为广泛的概念,包括健康所包含的作为生理、心理、社会功能的综合指标,还指老年人群的健康水平、临床疗效以及疾病的预后指标。

(一)生活质量的概念

生活质量(quality of life,QOL)是在生物、心理、社会医学模式下所产生的一种新的健康测量技术,主要指个体的主观评价。中国老年医学学会的定义:老年人生活质量是指60岁或65岁以上的老年人群身体、精神、家庭、社会生活满意度和老年人对生活的全面评估。

(二)生活质量的特点

生活质量是一个包含生理、心理、社会功能的综合概念,从单一的强调个体生活的客观状态,发展到同时注意个体的主观感受。生活质量具有一定的文化依赖性,其评价是基于个体所处的文化和社会环境的,它既能测量个体健康的不良状态,又能反映健康良好的方面。老年人生活质量的测量中,公认的是躯体健康、心理健康、社会功能、综合评价四个维度。老年人躯体健康、心理健康、社会功能已在前面描述,本节主要介绍生活质量的综合评估。

二、生活质量的综合评估

生活质量综合评估方法作为一种新的健康测量和评估技术,有其独特的优越性,这体现在以下几个方面:生活质量是多维的,不但包括躯体健康、心理健康、社会适应能力方面,还包括其生存环境的状况,如工作情况、经济收入情况、住房情况、邻里关系、卫生服务的可及性、社会服务的利用情况等多方面;以往的健康测量中,

> 【小贴士】
> 世界卫生组织认为生活质量是指不同文化和价值体系中的个体对他们的生存目标、期望、标准以及所关心的事情相关的生存状况的体验。

健康测量的主体是医生、护士及流行病学家,他们通过躯体健康检查和心理测量来确定被测者躯体和心理疾病是否存在。而生活质量综合评估的主体是被测者,心理状况测试中测量主体的变化尤其得到充分体现;传统的健康测量主要是以物理检查、生化检测、免疫学实验作为反映健康的主要手段,而生活质量的评估在利用各种检查结果的同时,还收集被测者的主观感受资料,可获得其他检查方法不能得到的信息,如疼痛、情绪、满意度、幸福感、对自身健康状况的认识等。而且获得资料方式简单、便利、费用低,不会给被测者造成躯体的痛苦,评估同时通过被测者的主观感觉能了解其利用卫生服务的可能性、需求社会服务的信息,为卫生服务和社会服务需求提供了间接的依据;生活质量评估既可反映群体健康,又能显示个体生活质量的高低,不仅可反映特

定人群总的健康水平,而且能对个体健康状况进行测定。

生活质量的综合评估可以采用访谈法、观察法、自我评价法等方法进行评定。常可以采用生活满意度指数 A、总体幸福感量表以及生活质量评定表进行评估。

(一)生活满意度的评估

生活满意度是指个人对生活总的观点以及现在实际情况与希望之间、与他人之间的差距,反映主观完美状态。生活满意度指数是老年研究中的一个重要指标,用来测量老年人心情、兴趣、心理、生理主观完美状态的一致性。在许多影响生活满意度的因素中医疗状况是影响老年人生活满意度的最为重要的因素。生活满意度评估常用的量表是生活满意度指数 A(life satisfaction index A,LSIA),它从对生活的兴趣、决心和毅力、知足感、自我概念、情绪等方面进行评估,通过 20 个问题反映生活满意度(表 2-16)。

表 2-16　生活满意度指数 A(LSIA)

下面的一些陈述涉及人们对生活的不同感受。请阅读下列陈述,如果你同意该观点,就请在同意下做一记号,如果不同意该观点,就请在不同意下做一记号,如果无法肯定是否同意,则在"?"之下做一记号,请务必回答每一问题。

项　　目	同意	不同意	?
1. 当我老了以后发现事情似乎要比原先想象得好			
2. 与我所认识的多数人相比,我更好地把握了生活的机遇			
3. 现在是我一生中最沉闷的时期			
4. 我现在和年轻时一样幸福			
5. 我的生活原本应该更好些			
6. 现在是我一生中最美好的时光			
7. 我所做的事多是令人厌烦的、单调乏味的			
8. 我最近能遇到一些有趣和令人愉快的事			
9. 我现在做的事和以前做的事一样有趣			
10. 我感觉老了、有点累			
11. 我感觉自己确实上了年纪,但我并不为此而烦恼			
12. 回首往事,我相当满足			
13. 即使能改变自己的过去,我不愿有所改变			
14. 与其他同龄人相比,曾做出较多愚蠢的决定			
15. 与其他同龄人相比,我的外表较年轻			
16. 我已经为一个月甚至一年后该做的事制订了计划			
17. 回首往事,有许多想得到的东西未得到			
18. 与其他人相比,惨遭失败的次数太多了			
19. 我在生活中得到了相当多我所期望的东西			
20. 不管人们怎样说,许多普通人是越过越糟,而不是越过越好			

注:同意得 2 分,不能确定(?)得 1 分,不同意得 0 分;其中 3、5、7、10、14、17、18、20 为反序计分项目;得分从 0(满意度最低)到 20(满意度最高)。

(二)主观幸福感的评估

老年人的核心问题是生活质量的问题,对老年人的生活质量评估从躯体、心理、社会功能等方面获得。主观幸福感(subjective well-being,SWB)日益受到重视,它是反映某一社会中个体生活质量的重要心理学参数,包括认知和情感两个基本成分。主观幸福感是一种主观的、整体的概念,同时也是一相对稳定的值,它包含相当一段时期的情感反应和生活满意度的评估。总体幸福感量表(表 2-17)是比较常用的老年人主观幸福感自评量表,已经成为老年人精神卫生测定和研究的有效工具之一。

表 2-17　总体幸福感量表

项　目

1. 你的总体感觉怎样？（在过去的一个月内）

A. 好极了　　B. 精神很好　　C. 精神不错　　D. 精神时好时坏　　E. 精神不好　　F. 精神很不好

2. 你是否为自己的神经质或"神经病"感到烦恼？（在过去的一个月内）

A. 极端烦恼　　B. 相当烦恼　　C. 有些烦恼　　D. 很少烦恼　　E. 一点也不烦恼

3. 你是否一直牢牢地控制自己的行为、思维、情感或感觉？（在过去的一个月内）

A. 绝对的　　B. 大部分是的　　C. 一般来说是的　　D. 控制得不太好　　E. 有些混乱　　F. 非常混乱

4. 你是否由于悲哀、失去信心、失望或有许多麻烦而怀疑还有任何事情值得去做？（在过去的一个月内）

A. 极端怀疑　　B. 非常怀疑　　C. 相当怀疑　　D. 有些怀疑　　E. 略微怀疑　　F. 一点也不怀疑

5. 你是否正在受到或曾经受到任何约束、刺激或压力？（在过去的一个月内）

A. 相当多　　B. 不少　　C. 有些　　D. 不多　　E. 没有

6. 你的生活是否幸福、满足或愉快？（在过去的一个月内）

A. 非常幸福　　B. 相当幸福　　C. 满足　　D. 略有些不满足　　E. 非常不满足

7. 你是否有理由怀疑自己曾经失去理智或对行为、谈话、思维、记忆失去控制？（在过去的一个月内）

A. 一点没有　　B. 只有一点点　　C. 有些不严重　　D. 有些相当严重　　E. 非常严重

8. 你是否感到焦虑、担心或不安？（在过去的一个月内）

A. 极端严重　　B. 非常严重　　C. 相当严重　　D. 不多　　E. 很少　　F. 无

9. 你睡醒之后是否感到头脑清晰或精力充沛？（在过去的一个月内）

A. 天天如此　　B. 几乎天天　　C. 相当频繁　　D. 不多　　E. 很少　　F. 无

10. 你是否因为疾病、身体不适、疼痛或对患病的恐惧而烦恼？（过去的一个月内）

A. 所有的时间　　B. 大部分时间　　C. 很多时间　　D. 有时　　E. 偶尔　　F. 无

11. 你每天的生活中是否充满了让你感兴趣的事情？（在过去的一个月内）

A. 所有的时间　　B. 大部分时间　　C. 很多时间　　D. 有时　　E. 偶尔　　F. 无

12. 你是否感到沮丧和犹豫？（在过去的一个月内）

A. 所有的时间　　B. 大部分时间　　C. 很多时间　　D. 有时　　E. 偶尔　　F. 无

13. 你是否情绪稳定并能把握住自己？（在过去的一个月内）

A. 所有的时间　　B. 大部分时间　　C. 很多时间　　D. 有时　　E. 偶尔　　F. 无

14. 你是否感到疲劳、过累、无力或筋疲力尽？（在过去的一个月内）

A. 所有的时间　　B. 大部分时间　　C. 很多时间　　D. 有时　　E. 偶尔　　F. 无

15. 你对自己的健康关心或担忧的程度如何？（在过去的一个月内）

不关心　　0　1　2　3　4　5　6　7　8　9　10　　非常关心

16. 你感到放松或紧张的程度如何？（在过去的一个月内）

松弛　　0　1　2　3　4　5　6　7　8　9　10　　紧张

17. 你感觉自己的精力和活力如何？（在过去的一个月内）

无精打采0　1　2　3　4　5　6　7　8　9　10　　精神充沛

18. 你忧郁或快乐的程度如何？（在过去的一个月内）

非常忧郁0　1　2　3　4　5　6　7　8　9　10　　非常高兴

19. 你是否由于严重的性格、情感、行为或精神问题而感到需要帮助？（在过去的一个月内）

A. 是的，曾寻求帮助　　B. 是的，但未寻求帮助　　C. 有严重的问题　　D. 几乎无问题　　E. 无问题

20. 你是否感到将要精神崩溃或接近于精神崩溃？（在过去的一个月内）

续表

项 目
A.是的,在过去的一年里　　B.是的,在一年以前　　C.无

21.你是否存在过精神崩溃?(在过去的一个月内)

A.是的,在过去的一年里　　B.是的,在一年以前　　C.无

22.你是否曾因为性格、情感、行为或精神问题在精神病院、综合医院精神科或精神卫生诊所治疗?(在过去的一个月内)

A.是的,在过去的一年里　　B.是的,在一年以前　　C.无

23.你是否曾求助过以下的人?

	是	否
A.普通医生(真正的身体疾病或常规检查除外)	1	2
B.脑科或神经外科专家	1	2
C.护士(一般内科疾病除外)	1	2
D.律师(常规的法律问题除外)	1	2
E.警察(单纯的交通违章除外)	1	2
F.牧师、神父等各种神职人员	1	2
G.婚姻咨询专家	1	2
H.社会工作者	1	2

24.你是否曾与家庭成员和朋友谈论自己的问题?

A.是的,很有帮助　　B.是的,有些帮助　　C.是的,但没有帮助　　D.否,无人可与之谈论

E.否,无人愿意和我谈论　　F.否,不愿与人谈论　　G.没有问题

(三)生活质量的综合评估

生活质量又被称为生存质量或生命质量,通常是社会政策与计划发展的一种结果。生活质量可全面评价生活优劣,有别于生活水平的评定。生活水平评估的是为满足物质、文化生活需要而消费的产品和劳务的多与少,生活质量评估的是生活得"好不好"。生活质量是一个带个性的、易变的概念,评估老年人的生活质量不能单纯从躯体、心理、社会功能等方面获得,最好以老年人的体验为基础进行评价,即不仅要评定老年人生活的客观状态,同时还要注意其主观评价。常用的适合老年人群生活质量评估的量表有生活质量综合评定问卷和老年人生活质量评定表(表2-18)。

表2-18　老年人生活质量评定表

项 目	得 分
身体健康	
1.疾病症状	
1.1 无明显病痛	3分
1.2 间或有病痛	2分
1.3 经常有病痛	1分
2.慢性疾病	
2.1 无重要慢性疾病	3分
2.2 有,但不影响生活	2分
2.3 有,影响生活	1分
3.畸形残疾	

续表

项　　目	得　　分
3.1 无	3分
3.2 有(轻、中度驼背),不影响生活	2分
3.3 畸形或因病致残,部分丧失生活能力	1分
4. 日常生活功能	
4.1 能适当劳动、爬山、参加体育活动,生活完全自理	3分
4.2 做饭、管理钱财、料理家务、上楼、外出坐车等有时需人帮助	2分
4.3 丧失独立生活能力	1分
	本项合计得分:(　　)
心理健康	
5. 情绪、性格	
5.1 情绪稳定,性格开朗,生活满足	3分
5.2 有时易激动、紧张、忧郁	2分
5.3 经常忧郁、焦虑、压抑、情绪消沉	1分
6. 智力	
6.1 思维能力、注意力、记忆力都较好	3分
6.2 智力有些下降,注意力不集中,遇事易忘,但不影响生活	2分
6.3 智力明显下降,说话无重点,思路不清晰,健忘、呆板	1分
7. 生活满意度	
7.1 夫妻、子女、生活条件、医疗保障、人际关系等都基本满意	3分
7.2 某些方面不够满意	2分
7.3 生活满意度差,到处看不惯,自感孤独苦闷	1分
	本项合计得分:(　　)
社会适应	
8. 人际关系	
8.1 夫妻、子女、亲戚朋友之间关系融洽	3分
8.2 某些方面虽有矛盾,但互相往来,相处尚可	2分
8.3 家庭矛盾多,亲朋往来少,孤独	1分
9. 社会活动	
9.1 积极参与社会活动,在社团中任职,关心国家集体大事	3分
9.2 经常参与社会活动,有社会交往	2分
9.3 不参加社会活动,生活孤独	1分
	本项合计得分:(　　)
环境适应	
10. 生活方式	
10.1 生活方式合理,无烟、酒嗜好	3分
10.2 生活方式基本合理,已戒烟,酒不过量	2分
10.3 生活无规律,嗜烟,酗酒	1分
11. 环境条件	
11.1 居住环境、经济收入、医疗保障较好,社会服务日臻完善	3分

续表

项　目	得　分
11.2 居住环境不尽如人意,有基本生活保障	2分
11.3 住房、经济收入低、医疗费用等造成生活困难	1分
	本项合计得分:(　　)

共计得分:□□

知识链接

　　幸福感是指人类基于自身的满足感与安全感而主观产生的一系列欣喜与愉悦的情绪。现代化给人类带来的一个重要改变是物质生活条件的不断改善和生活质量的日益提高。然而,现代化又是一个充满悖论的进程,与客观福祉的提高形成对照的是主观幸福并没有呈现相应程度的上升,这无疑构成了现代化的一种困境。作为社会心理体系一个部分的幸福感,受到许多复杂因素的影响,主要包括:经济因素如就业状况、收入水平等;社会因素如受教育程度、婚姻质量等;人口因素如性别、年龄等;文化因素如价值观、传统习惯等;心理因素如民族性格、自尊程度、生活态度、个性特征、成就动机等;政治因素如民主权利、参与机会等。

【重点】
生活质量的综合评估是重点,评估老年人的生活质量要结合躯体、心理、社会功能及老年人自身的感受等多方面综合评价,才能得出客观的结果。

课后思考

1. 名词解释

生活质量。

2. 问答题

生活质量的综合评估有哪些内容?

3. 案例分析题

某社区人口1万,60岁以上老年人有2千人,请为该社区老年人设计生活质量综合评估方案。

(吴惠珍)

任务五　老年人能力评估标准与方法

案例引导

　　患者,女,65岁。虽已退休多年,但退而不休,仍在民间团体机构继续努力工作,且干劲不减当年。但近来明显感觉自己对数字的记忆减退,特别是电话号码等。视力也明显下降,参加活动时担心受伤而心有余悸。

　　请问:1. 如何对患者进行能力评估?

　　　　　2. 该患者能力评估结果如何?

　　老年人能力评估标准的制订为老年人能力评估提供了统一、规范和可操作的评估工具,科学地划分老年人能力等级,可为政府制定养老政策,以及为老年人提供适宜的养老服务提供依据。

一、老年人能力评估标准

能力是指个体顺利完成某一活动所必需的主观条件。老年人能力评估标准规定了老年人能力评估的评估对象、评估指标、评估实施及评估结果。

（一）评估对象

适用于需要接受养老服务的老年人。

（二）评估指标

（1）一级指标共 4 个（表 2-19），包括日常生活活动、精神状态、感知觉与沟通、社会参与。日常生活活动是指个体为独立生活而每天必须反复进行的、最基本的、具有共同性的身体动作群，即进行衣、食、住、行、个人卫生等日常活动的基本动作和技巧。精神状态是指个体在认知功能、行为、情绪等方面的外在表现。感知觉与沟通是指个体在意识水平、视力、听力、沟通交流等方面的主观条件。社会参与是指个体与周围人群和环境的联系与交流状况。

（2）二级指标共 22 个（表 2-19）。日常生活活动采用 Barthel 指数分级进行评定，包括 10 个二级指标；精神状态包括 3 个二级指标；感知觉与沟通包括 4 个二级指标；社会参与采用"成人智残评定量表"进行评定，包括 5 个二级指标。各项指标的评分标准参见"老年人能力评估表"（表 2-25）。

表 2-19　老年人能力评估指标

一级指标	二级指标
日常生活活动	进食、洗澡、修饰、穿衣、大便控制、小便控制、如厕、床椅转移、平地行走、上下楼梯
精神状态	认知功能、攻击行为、抑郁症状
感知觉与沟通	意识水平、视力、听力、沟通交流
社会参与	生活能力、工作能力、时间/空间定向、人物定向、社会交往能力

（三）评估实施

（1）评估环境应安静、宽敞、光线明亮，至少有 1 把椅子和 4～5 个台阶，以供评估使用。评估时间：在申请人提出申请的 30 日内完成评估。对评估结果有疑问者，在提出复评申请的 7 日内进行再次评定。

（2）评估提供方：评估机构应获得民政部门的资格认证或委托，负责委派或指定评估员对老年人进行评估。评估员应为经过专门培训并获得资格认证的专业人员，受评估机构的委派，对老年人进行评估。

【小贴士】
　　评估员应具有医学或护理学学历背景，或获得社会工作者资格证书，或获得高级养老护理员资格证书，并经过专门培训获得评估员资格认证。

（四）评估结果

1. 各一级指标的分级　通过对日常生活活动 10 个二级指标的评定，将其得分相加得到总分；总分划分为 0（能力完好）、1（轻度受损）、2（中度受损）、3（重度受损）4 个等级，分级标准参见表 2-20。

表 2-20　日常生活活动分级标准

分级	分级名称	分级标准
0	能力完好	Barthel 指数总分为 100 分
1	轻度受损	Barthel 指数总分为 61～99 分
2	中度受损	Barthel 指数总分为 41～60 分
3	重度受损	Barthel 指数总分为 ≤40 分

通过对精神状态 3 个二级指标的评定,将其得分相加得到总分;总分划分为 0(能力完好)、1(轻度受损)、2(中度受损)、3(重度受损)4 个等级,分级标准参见表 2-21。

表 2-21　精神状态分级标准

分　级	分 级 名 称	分 级 标 准
0	能力完好	精神状态总分为 0 分
1	轻度受损	精神状态总分为 1 分
2	中度受损	精神状态总分为 2～3 分
3	重度受损	精神状态总分为 4～6 分

通过对感知觉与沟通 4 个二级指标的评定,划分为 0(能力完好)、1(轻度受损)、2(中度受损)、3(重度受损)4 个等级,分级标准参见表 2-22。

表 2-22　感知觉与沟通分级标准

分　级	分级名称	分 级 标 准
0	能力完好	意识为清醒,视力和听力评定为 0 或 1,沟通评定为 0
1	轻度受损	意识为清醒,但视力或听力中至少 1 项评定为 2,或沟通评定为 1
2	中度受损	意识为清醒,但视力或听力中至少 1 项评定为 3,或沟通评定为 2;或意识为嗜睡,视力或听力评定为 3 及以下,沟通评定为 2 及以下
3	重度受损	意识为清醒或嗜睡,视力或听力中至少 1 项评定为 4,或沟通评定为 3;或意识为昏睡或昏迷

通过对社会参与 5 个二级指标的评定,将其得分相加得到总分;总分划分为 0(能力完好)、1(轻度受损)、2(中度受损)、3(重度受损)4 个等级,分级标准参见表 2-23。

表 2-23　社会参与分级标准

分　级	分 级 名 称	分 级 标 准
0	能力完好	社会参与总分为 0～2 分
1	轻度受损	社会参与总分为 3～7 分
2	中度受损	社会参与总分为 8～13 分
3	重度受损	社会参与总分为 14～20 分

2. 老年人能力等级　综合日常生活活动、精神状态、感知觉与沟通、社会参与这 4 个一级指标的分级,将老年人能力划分为 0(能力完好)、1(轻度失能)、2(中度失能)、3(重度失能)4 个等级,能力分级标准参见表 2-24。

表 2-24　老年人能力分级标准

能力分级	分级名称	分 级 标 准
0	能力完好	日常生活活动、精神状态、感知觉与沟通分级均为 0,社会参与分级为 0 或 1
1	轻度失能	日常生活活动分级为 0,但精神状态、感知觉与沟通中至少 1 项分级为 1 或 2,或社会参与的分级为 2; 或日常生活活动分级为 1,精神状态、感知觉与沟通、社会参与中至少有 1 项的分级为 0 或 1
2	中度失能	日常生活活动分级为 1,但精神状态、感知觉与沟通、社会参与分级均为 2,或有 1 项为 3; 或日常生活活动分级为 2,且精神状态、感知觉与沟通、社会参与中有 1～2 项的分级为 1 或 2

能力分级	分级名称	分 级 标 准
3	重度失能	日常生活活动分级为3; 或日常生活活动、精神状态、感知觉与沟通、社会参与分级均为2; 或日常生活活动分级为2,且精神状态、感知觉与沟通、社会参与中至少有1项的分级为3

注1:处于昏迷状态者,直接评定为重度失能。

注2:有以下情况之一者,在原有能力级别上提高一个级别:①有认知障碍/痴呆;②有精神疾病;③近30天内发生过2次及以上跌倒、噎食、自杀、走失。

老年人能力评估是基础性评估,只提供能力分级。当"精神状态"中的认知功能评估为受损时,宜使用表2-27进行专项评估。对有精神疾病的老年人,宜进一步进行专科评估。

二、老年人能力评估方法

(一)评估员

评估员应佩戴资格证,在指定地点对老年人进行评估,每次评估应由两名评估员同时进行。评估员通过询问被测者或主要照顾者,按照老年人能力评估表(表2-25)进行逐项评估,并填写每个二级指标的评分。

(二)评估依据

评估员根据各个一级指标的分级标准,确定各一级指标的分级,填写在老年人能力评估表(表2-25)中。

(三)评估判断

评估员根据4个一级指标的分级,使用"老年人能力等级结果判定卡"(表2-26),最终确定老年人能力等级,填写在"老年人能力评估表"的"老年人能力评估报告"中,进行确认并签名。

(四)动态评估

老年人能力评估应为动态评估,在接受服务前进行初始评估;接受服务后,若无特殊变化,每六个月定期评估一次;出现特殊情况导致能力发生变化时,应及时评估,老年人能力变化信息由提供服务的社会组织或其他知情人员提供。评估双方对评估结果有疑问时,提交评估机构进行裁定。

表 2-25 老年人能力评估表

1. 基本信息

老年人姓名_____   评估编号_____   评估基准日期:□□□□年□□月□□日

评估原因	1.第一次评估 2.常规评估 3.状况变化后重新评估 4.其他_____ □		
信息提供者		与老年人的关系	
老年人性别	1.男 2.女 □	出生日期	□□□□年□□月□□日
身份证号		社保卡号	
老年人电话		联系人姓名	联系人电话
民族	1.汉族 2.少数民族_____ □	宗教信仰	0.无 1.有_____ □
文化程度	1.文盲及半文盲 2.小学 3.初中 4.高中/技校/中专 5.大学专科及以上 6.不详 □		
职业	1.国家机关/党群组织/企业/事业单位负责人 2.专业技术人员 3.办事人员和有关人员 4.商业、服务业人员 5.农、林、牧、渔、水利业生产人员 6.生产、运输设备操作人员及有关人员 7.军人 8.不便分类的其他从业人员 □		

续表

婚姻状况	1.未婚 2.已婚 3.丧偶 4.离婚 5.未说明的婚姻状况 □		
医疗费用 支付方式	1.城镇职工基本医疗保险 2.城镇居民基本医疗保险 3.新型农村合作医疗 4.贫困救助 5.商业医疗保险 6.全公费 7.全自费 8.其他_____ □/□/□		
居住状况	1.独居 2.与配偶/伴侣居住 3.与子女居住 4.与父母居住 5.与兄弟姐妹居住 6.与其他亲属居住 7.与非亲属关系的人居住 8.养老机构 □		
经济来源	1.退休金/养老金 2.子女补贴 3.亲友资助 4.其他补贴 □/□/□/□		
疾病 诊断	痴呆	0.无 1.轻度 2.中度 3.重度 □	
	精神疾病	0.无 1.精神分裂症 2.双相情感障碍 3.偏执性精神障碍 4.分裂情感性障碍 5.癫痫所致精神障碍 6.精神发育迟滞伴发精神障碍 □	
	其他		
近30天内 意外事件	跌倒	0.无 1.发生过1次 2.发生过2次 3.发生过3次及以上 □	
	走失	0.无 1.发生过1次 2.发生过2次 3.发生过3次及以上 □	
	噎食	0.无 1.发生过1次 2.发生过2次 3.发生过3次及以上 □	
	自杀	0.无 1.发生过1次 2.发生过2次 3.发生过3次及以上 □	
	其他		

2. 日常生活活动

2.1 进食： 用餐具将食物由容器送到 口中、咀嚼、吞咽等过程	□分	10分,可独立进食(在合理的时间内独立食用准备好的食物)
		5分,需部分帮助(进食过程中需要一定帮助,如协助把持餐具)
		0分,需极大帮助或完全依赖他人,或有留置胃管
2.2 洗澡	□分	5分,准备好洗澡水后,可自己独立完成洗澡过程
		0分,在洗澡过程中需他人帮助
2.3 修饰： 洗脸、刷牙、梳头、刮脸等	□分	5分,可自己独立完成
		0分,需他人帮助
2.4 穿衣： 穿脱衣服、系扣、拉拉链、 穿脱鞋袜、系鞋带	□分	10分,可独立完成
		5分,需部分帮助(能自己穿脱,但需他人帮助整理衣物、系鞋带、拉拉链)
		0分,需极大帮助或完全依赖他人
2.5 大便控制	□分	10分,可控制大便
		5分,偶尔失控(每周<1次),或需要他人提示
		0分,完全失控
2.6 小便控制	□分	10分,可控制小便
		5分,偶尔失控(每天<1次,但每周>1次),或需要他人提示
		0分,完全失控,或留置导尿管
2.7 如厕： 去厕所、解开衣裤、擦净、 整理衣裤、冲水	□分	10分,可独立完成
		5分,需部分帮助(需他人搀扶去厕所,需他人帮忙冲水或整理衣裤等)
		0分,需极大帮助或完全依赖他人

NOTE

2.8 床椅转移	□分	15分,可独立完成
		10分,需部分帮助(需他人搀扶或使用手杖)
		5分,需极大帮助(较大程度上依赖他人搀扶和帮助)
		0分,完全依赖他人
2.9 平地行走	□分	15分,可独立在平地上行走45 m
		10分,需部分帮助(因肢体残疾、平衡能力差、过度虚弱、视力差等问题,在一定程度上需他人搀扶或使用手杖、助行器等辅助用具)
		5分,需极大帮助(因肢体残疾、平衡能力差、过度虚弱、视力差等问题,在较大程度上依赖他人搀扶,或坐在轮椅上自行移动)
		0分,完全依赖他人
2.10 上下楼梯	□分	10分,可独立上下楼梯(连续上下10~15个台阶)
		5分,需部分帮助(需扶着楼梯、他人搀扶,或使用手杖等)
		0分,需极大帮助或完全依赖他人
日常生活活动 总分	□分	分级:□级 0(能力完好):总分100分 1(轻度受损):总分61~99分 2(中度受损):总分41~60分 3(重度受损):总分≤40分

3. 精神状态

3.1 认知功能	测验	"我说三样东西,请重复一遍,并记住,一会儿会问您:苹果、手表、国旗"
		画钟测验:"请在这儿画一个圆形时钟,在时钟上标出10点45分"
		回忆词语:"现在请您告诉我,刚才我要您记住的三样东西是什么?" 答:_____、_____、_____(不必按顺序)
	□分	0分,画钟正确(画出一个闭锁圆,指针位置准确),且能回忆出2~3个词
		1分,画钟错误(画的圆不闭锁,或指针位置不准确),或只回忆出0~1个词
		2分,已确诊为认知障碍,如老年性痴呆
3.2 攻击行为	□分	0分,无身体攻击行为(如打/踢/推/咬/抓/摔东西)和语言攻击行为(如骂人、语言威胁、尖叫)
		1分,每月有几次身体攻击行为,或每周有几次语言攻击行为
		2分,每周有几次身体攻击行为,或每日有语言攻击行为
3.3 抑郁症状	□分	0分,无
		1分,情绪低落、不爱说话、不爱梳洗、不爱活动
		2分,有自杀念头或自杀行为
精神状态总分	□分	分级:□级 0(能力完好):总分为0分 1(轻度受损):总分为1分 2(中度受损):总分2~3分 3(重度受损):总分4~6分

4. 感知觉与沟通

4.1 意识水平	□分	0分,神志清醒,对周围环境警觉
		1分,嗜睡,表现为睡眠状态过度延长。当呼唤或推动患者的肢体时可唤醒,并能进行正确的交谈或执行指令,停止刺激后又继续入睡
		2分,昏睡,一般的外界刺激不能使其觉醒,给予较强烈的刺激时可有短时的意识清醒,醒后可简短回答提问,当刺激减弱后又很快进入睡眠状态
		3分,昏迷,处于浅昏迷时对疼痛刺激有回避和痛苦表情;处于深昏迷时对刺激无反应(若评定为昏迷,直接评定为重度失能,可不进行以下项目的评估)
4.2视力: 若平日戴老花镜或近视镜,应在佩戴眼镜的情况下评估	□分	0分,能看清书报上的标准字体
		1分,能看清楚大字体,但看不清书报上的标准字体
		2分,视力有限,看不清报纸大标题,但能辨认物体
		3分,辨认物体有困难,但眼睛能跟随物体移动,只能看到光、颜色和形状
		4分,没有视力,眼睛不能跟随物体移动
4.3听力: 若平时佩戴助听器,应在佩戴助听器的情况下评估	□分	0分,可正常交谈,能听到电视、电话、门铃的声音
		1分,在轻声说话或说话距离超过2 m时听不清
		2分,正常交流有些困难,需在安静的环境或大声说话才能听到
		3分,讲话者大声说话或说话很慢,才能部分听见
		4分,完全听不见
4.4 沟通交流:包括语言、非语言沟通	□分	0分,无困难,能与他人正常沟通和交流
		1分,能够表达自己的需要及理解别人的话,但需要增加时间或给予帮助
		2分,表达需要或理解有困难,需频繁重复或简化口头表达
		3分,不能表达需要或理解他人的话

分级:□级

0(能力完好):意识为清醒,且视力和听力评定为0或1,沟通评定为0

1(轻度受损):意识为清醒,但视力或听力中至少1项评定为2,或沟通评定为1

2(中度受损):意识为清醒,但视力或听力中至少1项评定为3,或沟通评定为2;或意识为嗜睡,视力或听力评定为3及以下,沟通评定为2及以下

3(重度受损):意识为清醒或嗜睡,视力或听力中至少1项评定为4,或沟通评定为3;或意识为昏睡或昏迷

5. 社会参与

5.1 生活能力	□分	0分,除个人生活(如饮食、洗漱、穿戴、排二便)自理外,能料理家务(如做饭、洗衣)或当家管理事务
		1分,除个人生活自理外,能做家务,但欠好,家务安排欠条理
		2分,个人生活能自理;只有在他人帮助下才能做些家务,但质量不好
		3分,个人基本生活事务(如饮食、排二便)能自理,在督促下可洗漱
		4分,个人基本生活事务(如饮食、排二便)需要部分帮助或完全依赖他人
5.2 工作能力	□分	0分,原来熟练的脑力工作或体力技巧性工作可照常进行
		1分,原来熟练的脑力工作或体力技巧性工作能力有所下降
		2分,原来熟练的脑力工作或体力技巧性工作明显不如以往,部分遗忘
		3分,对熟练工作只有一些片段保留,技能全部遗忘
		4分,对以往的知识或技能全部遗忘

5.3 时间/空间定向	□分	0分,时间观念(年、月、日、时)清楚;可单独出远门,能很快掌握新环境的方位
		1分,时间观念有些下降,年、月、日清楚,但有时相差几天;可单独来往于近街,知道现住地的名称和方位,但不知回家路线
		2分,时间观念较差,年、月、日不清楚,可知上半年或下半年;只能单独在家附近行动,对现住地只知名称,不知道方位
		3分,时间观念很差,年、月、日不清楚,可知上午或下午;只能在左邻右舍间串门,对现住地不知名称和方位
		4分,无时间观念,不能单独外出
5.4 人物定向	□分	0分,知道周围人们的关系,知道祖孙、叔伯、姑姨、侄子、侄女等称谓的意义;可分辨陌生人的大致年龄和身份,可用适当称呼
		1分,只知家中亲密近亲的关系,不会分辨陌生人的大致年龄,不能称呼陌生人
		2分,只能称呼家中人,或只能照样称呼,不知其关系,不辨辈分
		3分,只认识常同住的亲人,可称呼子女或孙子女,可辨熟人和陌生人
		4分,只认识保护人,不辨熟人和陌生人
5.5 社会交往能力	□分	0分,参与社会活动,在社会环境中有一定的适应能力,待人接物恰当
		1分,能适应单纯环境,主动接触人,初见面时难让人发现智力问题,不能理解隐喻语
		2分,脱离社会,可被动接触,不会主动待人,谈话中很多不适词句,容易上当受骗
		3分,勉强可与人交往,谈吐内容不清楚,表情不恰当
		4分,难以与人接触
社会参与总分	□分	分级:□级 0(能力完好):总分0~2分 1(轻度受损):总分3~7分 2(中度受损):总分8~13分 3(重度受损):总分14~20分

6. 老年人能力评估报告

一级指标分级	日常生活活动:□	精神状态:□
	感知觉与沟通:□	社会参与:□
老年人能力 等级标准	0(能力完好):日常生活活动、精神状态、感知觉与沟通分级均为0,社会参与的分级为0或1 1(轻度失能):日常生活活动分级为0,但精神状态、感知觉与沟通中至少1项分级为1或2,或社会参与的分级为2;或日常生活活动分级为1,精神状态、感知觉与沟通、社会参与中至少有1项的分级为0或1 2(中度失能):日常生活活动分级为1,但精神状态、感知觉与沟通、社会参与均为2,或有1项为3;或日常生活活动分级为2,且精神状态、感知觉与沟通、社会参与中有1~2项的分级为1或2 3(重度失能):日常生活活动的分级为3;或日常生活活动、精神状态、感知觉与沟通、社会参与分级均为2;或日常生活活动分级为2,且精神状态、感知觉与沟通、社会参与中至少有1项分级为3	

特殊情况说明	1.有认知症/痴呆、精神疾病者,在原有能力级别上提高一个等级 2.近30天内发生过2次及以上跌倒、噎食、自杀、走失者,在原有能力级别上提高一个等级 3.处于昏迷状态者,直接评定为重度失能 □
老年人能力等级	0.能力完好 1.轻度失能 2.中度失能 3.重度失能 □
评估员签名_____、_____	日期_____年_____月_____日
信息提供者签名_____	日期_____年_____月_____日

表2-26 老年人能力等级结果判定卡

能力等级	日常生活活动	精神状态				感知觉与沟通				社会参与			
		0	1	2	3	0	1	2	3	0	1	2	3
0 能力完好	0	▨				▨				▨	▨		
	1												
	2												
	3												
1 轻度失能	0	▨	▨	▨	▨	▨	▨	▨	▨	▨	▨		
	1	▨	▨			▨	▨			▨	▨		
	2												
	3												
2 中度失能	0												
	1	▨		▨	▨	▨		▨	▨			▨	▨
	2	▨		▨		▨		▨	▨			▨	▨
	3												
3 重度失能	0												
	1												
	2	▨				▨				▨			
	3	▨	▨	▨	▨	▨	▨	▨	▨	▨	▨	▨	▨

注:老年人能力等级结果判定卡使用时,可根据日常生活活动能力进行初步定位,锁定目标阴影区域,然后根据其他3项能力在判定卡上阴影区域定位,查找相应的能力等级。以下为几种特殊情况:①当日常生活活动为0,精神状态、感知觉与沟通有1项为1及以上,或者社会参与为2或以上,则判定为轻度失能。②当日常生活活动为1时,精神状态、感知觉与沟通、社会参与有1项为0或1时,判定为轻度失能;精神状态、感知觉与沟通、社会参与均为2及以上或1项为3,则判定为中度失能。③当日常生活活动为2时,精神状态、感知觉与沟通、社会参与全部为2以上或某1项为3,判定为重度失能,否则为中度失能。

表2-27 简易智能状态速检表

注意:测评时直接询问老年人或让老年人做。在每个项目的横线上填写老年人的实际回答,并在相应评分上画"√"。

项　　目	对	错或未做
请回答下列问题:		
1.今年的年份?_____	1	0
2.现在是什么季节?_____	1	0
3.今天是几号?_____	1	0
4.今天是星期几?_____	1	0

NOTE

项 目	对	错或未做
5. 现在是几月份？_____	1	0
6. 现在我们在哪个省、市？_____	1	0
7. 您住在什么区(县)？_____	1	0
8. 您住在什么街道？_____	1	0
9. 我们现在是几楼？_____	1	0
10. 这儿是什么地方？_____	1	0
11. 现在我要说三样东西的名称,在我讲完之后,请您重复说一遍,请您记住这三样东西,过一会儿要再问您这三样东西的名称:"皮球""国旗""树木"。请您把这三样东西重复一遍		
11.1 皮球	1	0
11.2 国旗	1	0
11.3 树木	1	0
12. 现请您从 100 减去 7,然后从所得的数再减去 7,如此一直计算下去,把每一个答案都告诉我,直到我说"停"为止(注意:该测验同时检查注意力,测评时不要向老年人重复上一题的答案,也不能用笔算。计分时,如果某题算错了,则该题计为 0;但如果下一题答案是对的,则下一题仍计 1)		
12.1 100－7_____(93)	1	0
12.2 －7_____(86)	1	0
12.3 －7_____(79)	1	0
12.4 －7_____(72)	1	0
12.5 －7_____(65)	1	0
13. 现在请您告诉我,刚才我要您记住的三样东西是什么(不用按顺序回忆)？		
13.1 皮球	1	0
13.2 国旗	1	0
13.3 树木	1	0
14. (主试者:拿出手表、铅笔)请问这是什么？		
14.1 手表	1	0
14.2 铅笔	1	0
15. 现在我要说一句话,请您清楚地重复一遍,这句话是:"四十四只石狮子"		
老年人重复的话_____	1	0
16. (主试者:把写有"请闭上您的眼睛"大字的卡片交给老年人)请您照着这张卡片上所写的去做		
闭眼睛	1	0
17. (主试者:给老年人一张空白纸)下面我跟您说几个动作,等我说完后,请您按照我说的顺序一一去做:用右手拿这张纸,再用双手把纸对折,然后把纸放在您的大腿上 (注意:把所有指令说完再让老年人做;不要重复说明,也不要示范;要求按次序做)		
17.1 用右手拿纸	1	0
17.2 把纸对折	1	0
17.3 放在大腿上	1	0
18. 请您说一句完整的有意义的句子(注意事项:句子必须有主语、动词)		
老年人说的句子_____	1	0

续表

项　　目	对	错或未做
19.（主试者:把卡片交给老年人）这是一张图,请您在这张纸上照样把它画出来 （注意:画出的图形应是两个五边形的图案,交叉处形成一个四边形）		
请照样画图	1	0

　　老年人能力评估是从老年人生活自理的表象方面做出的评估,用于确定养老服务的等级,当从医疗、护理、康复等专业领域进行分级时,相关专业人员应进行进一步的专科评估。

知识链接

　　香港的养老服务评估是在 2002 年实行"安老服务统一评估机制"下,由认可的评估员(简称"评估员")采用一套国际间认可的"长者健康及家居护理评估"工具,评估长者在护理方面的需要,并为他们配对合适的长期护理服务,包括长者日间护理中心/单位、改善家居及社区照顾服务、综合家居照顾服务(体弱个案)、护理安老院及护养院。

课后思考

1. 名词解释

能力。

2. 问答题

老年人能力评估标准包括哪些内容?

3. 案例分析题

老年女性,63 岁。近一个月来出现腹痛、腹泻,每天排便 4～5 次,粪便呈糊状,有黏液、脓血,同时伴有食欲减退、恶心、呕吐,查体:可见口腔黏膜溃疡,关节红肿,左下腹轻压痛。请为该老年人设计评估方案。

(吴惠珍)

项目小结

　　老年人由于机体生理功能的衰退、某些慢性病的影响和感官功能缺损,对老年人的健康评估要包括躯体健康评估、心理健康评估、社会健康评估、老年人生活质量评估、老年人能力评估等多方面,进行全面、准确、客观的评估,要求护理人员用科学的评估方法、科学的评估思维、合理运用评估工具进行科学的量化评估,及时确认老年人的健康问题,实施科学的护理计划、护理措施、评价程序,达到促进老年人全面康复的目的。

【重点】
老年人能力评估重点是日常生活活动能力的评估,因为日常生活活动能力关系着老年人是否能自理以及是否需要帮助。

项目三 老年人日常生活照护

学习目标

1. 了解老年人环境照护。
2. 掌握老年人活动照护。
3. 掌握老年人休息与睡眠照护。
4. 掌握老年人的饮食照护。
5. 熟悉老年人排泄照护。
6. 熟悉老年人皮肤清洁和梳洗照护。

项目导言

随着我国人口老龄化的持续发展和老年人口的日益高龄化,老年人的日常生活照护问题变得越来越突出。老年人的日常生活照护包括环境照护、活动、休息与睡眠、饮食、排泄、皮肤清洁和梳洗等各方面的照护。老年人在身体健康时往往对这些日常生活问题不予重视,而随着年龄增长各系统各器官出现功能性退化和器质性改变,受多种病症侵袭,生活能力和健康水平日益下降,自理能力逐渐丧失,带来许多困扰和不便,需要家人和(或)专职照护者帮助解决。因此,本项目的学习重点要求照护者必须具备一定的护理知识和照料能力,了解老年人的身心特点,指导和鼓励老年人改正不良的生活方式和行为习惯,保持合理的膳食结构,进行适当的健身活动,促进老年人身心健康,预防某些老年病的发生,减少各种应激因素对老年人的影响,提高老年人的生活质量,让老年人能健康、快乐地安度晚年。

任务一 环 境 照 护

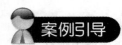**案例引导**

张某,男,74岁,因夜间起夜时卫生间灯光较暗,地面有水而滑倒致头皮血肿入院。

请问:1. 如何针对该患者制订环境照护计划?

     2. 该患者环境照护重点有哪些方面?

老年人身体各方面的功能随着年龄的增长而逐渐衰退,尤其是感官系统功能的减退,老年人对周围环境信息的接受和判断能力下降,直接影响着老年人的安全,使意外事故的发生率远高于其他成年人。护理人员应根据老年人的个体状况,了解其精神状态、生活习惯、睡眠、活动、居住环境等,从中发现可能存在的安全隐患,并采取相应的护理措施加以预防。大多数老年人晚年生活的主要场所为家庭,其次是社区。

NOTE

一、老年人的照护环境

（一）老年人的日常生活环境

老年人的日常生活环境应从健康、安全、便利、无障碍化四个方面考虑，以促进生活质量的提高。

1. 老年人居室环境设置原则 由于老年人在居室内活动的时间较多，老年人居室环境在设置上应注意方便、安全和舒适，并尽可能增加老年人接触社会、接触自然的机会。

2. 老年人居室环境设施要求 ①房屋的出入口和走廊：老年人的房屋一般以楼房的 1～3 层或平房为宜，居室选择以朝阳、天然采光、自然通风、隔音效果好为佳。楼梯处应光线明亮，地面防滑，两侧安装扶手，台阶终止处要涂上醒目的标记。必要时可设置适合轮椅行进的坡道。各室之间要保持平坦，无障碍物，为方便老年人行走和轮椅通过，室内应避免出现门槛。有高度差的地方，高度不超过 2 cm 并宜用小斜坡加以过渡。房屋的照明设备应能调节，以适应老年人的不同需求，走廊、楼梯及拐角暗处要保持一定亮度，防止老年人因视力障碍而跌倒。门最好采用推拉式，装修时下部轨道应嵌入地面以避免高度差；平开门应注意在把手一侧墙面留出约 50 cm 的空间，以方便坐轮椅的老年人侧身开启门扇。

【小贴士】
老年人一般视力不好，房间的灯光不宜太暗，光线应柔和自然，而在走廊、卫生间和厨房的局部、楼梯、床头等处都要尽可能地安排一些灯光。对老年人来说，安全、方便是日常生活的重要原则，因此在进门的地方要有灯源开关，光源一定不能太复杂，明暗对比强烈或颜色过于明艳的灯也不适合老年人。

②室内环境：室温对人体的生理平衡有重要影响。因此，老年人的居室要特别注意室温恒定，避免忽高忽低，一般室温应以 22～24 ℃较为适宜。室内保持一定的湿度，有助于维持呼吸道的正常功能。一般湿度以 50%～60%为宜。保证阳光充足、分布均匀，日照时间不少于 3 h。每日通风 2～3 次，室内保持空气清新。室内家具最好沿房间墙面周边放置，避免突出的家具挡道。如使用轮椅，应注意在床前留出足够的供轮椅旋转和护理人员操作的空间。老年人房间宜选用温暖的色彩，整体颜色不宜太暗，因老年人视觉退化，室内光亮度应比其他年龄段的使用者高一些。如起居室可选择高雅、明快或沉着、稳重色调，并考虑整体色调的调和，努力营造出一个明亮、开朗、舒适的环境，以使老年人的心情放松，身心舒缓。③卧室：卧室是老年人休息睡眠、恢复体能的主要场所，因此，卧室的色彩可使用清新的黄绿色系、淡雅的米黄色系等。床最好摆放在靠近窗户的位置，以保证阳光充足。床应高矮适中，便于老年人上下，以 400～450 mm 为宜，宽敞、结实，必要时配床栏。在床铺选择上要注意软硬适中，以便保持对身体均匀的支撑。被褥柔软舒适，床单清洁干燥，平整无褶皱。床旁备好床头柜、床头灯及呼叫器等设备，便于老年人卧床时使用。④卫生间：应以整洁、明亮作为色彩设计的基调，如采用乳白色、浅黄色等为背景色。老年人的卫生间最好靠近卧室或设在卧室内，以缩短如厕的距离。考虑老年人的生活习惯并适应其生理变化，卫生间无台阶，照明设施好，室内通风，室温适当、恒定。居室到厕所沿途墙壁安装扶手和照明脚灯。厕所改造成滑动门，方便开闭。宜安装坐便器，高度 450 mm 左右，为方便老年人起身，坐便器前方有较大前倾的空间，也给护理人员在坐便器的一侧或者前方留 50 cm 的空间。另外，坐便器旁安有扶手和呼叫器，排便环境要隐蔽。老年人往往行动迟缓，患有骨质疏松，跌倒后容易造成骨折。因此，浴盆安装应较低，浴盆旁边有扶手。浴室湿滑，要注意防滑。水汽会造成浴室地面湿滑，浴室的地面一定要选择防滑材料，地面最好使用防滑地板、凹凸条纹状的地砖及防滑马赛克等材料。此外，浴盆内外侧、浴室门口铺橡胶防滑垫，以免老年人滑倒。有资料显示，每年约有 10%的老年人在洗澡时因久站导致头晕跌倒而发生意外，最好在淋浴区沿墙放置坐浴凳。沐浴时浴室温度应保持在 24～26 ℃，并设有排风扇以免影响老年人的呼吸。冬天卫生间应当有安全的保暖装置，以免老年人着凉感冒。洗漱间的物品摆放不宜过多，不要经常更换

位置,注意物品摆放应合理,方便老年人取用。洗脸池上方的镜子应向下倾斜以便于老年人自己洗漱。⑤厨房:地面应注意防滑,水池与操作台的高度应适合老年人的身高。灶台开关应尽可能便于操作,用按钮即可点燃者较好。

(二)老年人的社区环境

社区环境是指老年人所在社区的地理、交通、人口、服务等环境。社区是老年人的主要生活和活动场所,老年人需要长期在此得到与护理密切相关的预防、保健、治疗、康复等照顾。所以,社区也是老年人的主要护理场所之一。

1. 加强老年人的安全教育 随着年龄的增长、慢性疾病的侵袭,老年人身体各器官功能衰退,调节能力逐步下降,常伴有一种或多种日常生活自理能力下降,如行动不稳、动作不协调等,易发生跌倒等危险。全科医生与社区护理人员应根据老年人的需求,做好他们的安全教育。护理人员应该利用老年人喜欢的宣教方式进行安全指导,如讲课、家庭指导、发放宣传小册子等,重点对老年人用药安全、防跌倒、饮食、活动等内容进行指导。加强老年人自我防护意识,严格控制高危环节,纠正老年人生活中容易导致安全问题的不良生活习惯,改善社区和居家环境,安装防护设施。同时做好老年人照顾者安全知识的培训,预防各种不安全事件的发生,以确保社区及家庭老年人的安全。社区定期组织人防志愿者进入社区居民家中,普及居家安全知识,为老年居民进行现场指导,讲解易燃、易爆物品和电器、燃气等设备使用须知,提高老年人的消防安全意识。

2. 营造安全的社区环境 许多社区在老年人的居住安全方面存在较大漏洞,特别是在老年住户居多的住宅楼中,老年人的安全问题显得更为突出。在老年社区,应考虑到弥补老年人减退和丧失的机能,住宅区的道路系统、交通组织应以保护老年人的行动为基础。社区内宜采用人车分流或部分分流的道路交通结构,增加社区安全感。道路宽畅并设置路灯,有台阶的地方设置明显的标识,以防老年人视力减退引起的跌倒;或将台阶改为坡道,以方便使用轮椅的老年人。同时利用黑板报、宣传栏、发放宣传资料等方法,大力营造敬老助老、帮扶解困的良好氛围。合理安排适合老年人的公共服务项目,如老年活动中心、老年大学、娱乐活动室、健身中心、图书室等,组织开展老年休闲娱乐和体育健身活动,以满足老年人精神文化生活方面的需求。确保有足够面积的室外活动场所,保证老年人户外活动的需要。适当布置一些开阔平坦、无障碍物的绿地、喷泉、凉亭、长廊、小公园等建筑物,并配以桌椅、灯具等,为老年人或残疾人散步、晨练、休息提供场所。同时组建中老年健身舞、太极拳、扇子舞、象棋等兴趣小组。另外,还应考虑室外环境的卫生性,老年人活动的区域应有良好的通风、日照条件,防止噪声和空气污染,以提高他们的生活满意度和幸福感。

3. 建立良好的邻里关系 邻居对于我们,是家庭生活与社会生活之间的重要纽带。"远亲不如近邻"这句古话足以说明邻里关系的重要性。不少老年人因为不善于处理邻里关系,给身体健康、心理健康和居住安全都带来了负面影响。目前,有关独居老年人猝死家中或者老年人在家中发生凶案的情况屡见报道。老年人由于身体较弱,或身染疾病,常常会成为犯罪分子袭击的目标。如果老年住户居多的社区里,邻里之间不团结,相互之间生分,很容易导致老年人面临意外事件时得不到救助。因此,社区里的老年人应该组织起来,共同守望社区安全。比如,发现有陌生人进入社区,老年人应该提高警惕,可以三三两两地跟在陌生人身后注意其动向。邻居之间应互帮互助,如果邻居不在家,遇到家门未关,或下水道漫溢、火情、偷盗等危急情况时,就会有人迅速地拨打社区或派出所电话,以便及时解除险情。此外,老年住户之间应该多沟通,加强了解,互留电话,还可以约定将敲打墙壁、水暖气管等作为紧急时刻的求救手段。同时,老年人还可以跟年轻邻居交朋友,让年轻人多了解自己,这样既能让自己增加朝气,也能让自己在危急时刻多个帮手。所以,建立良好的邻里关系才是老年人最安全的生活保障。

二、老年人家具的选择

老年人的家具配置讲究简单、实用,并且要尽量靠墙摆放,不要经常更换位置。老年人的腿脚多有不便,一些有棱角的家具尽可能不用,以免碰伤老年人。对老年人来说,宽敞的空间可让他们行走更加方便,因此老年人房间的家具造型不宜复杂,也不宜多,以简洁实用为主,给老年人留出足够多的活动空间。

(一)安全、舒适、简单

随着年龄的增长,人的记忆力和身体灵活性都会下降,因此,在为老年人选择家具时,就要充分考虑到这个情况。家具不要经常更换位置,给他们一个简单又熟悉的生活环境。同时,人到老年身体的协调能力开始下降,因此在选择家具造型时,要尽量选择那些无尖角、圆滑的家具,以减少磕碰、擦伤等意外情况的发生,在心理上给老年人以安全感。

1. 沙发 老年人在选购沙发时座位不能过低,否则坐下去和站立时就会感到困难。有腰痛病的老年人,应选购带靠枕的沙发,坐卧时感到舒服,有助于消除疲劳。同样,供老年人使用的沙发也不宜选择过于柔软的。人一坐上去,就深陷里面,往往令他们起立时感觉吃力,不适宜老年人使用。老年人的家具摆放有讲究。人在睡眠时身体的方向和地球的南北极方向一致则有益于健康。因此,老年人卧床的摆放,宜和南北极方向一致。床、躺椅、沙发等一些供老年人长时间休息、坐卧的家具,也不要放在正对门窗的位置,以防老年人在休息时受风寒。另外,最好在老年人的居室中铺地毯,以防老年人因腿脚不便摔倒或突然晕倒时摔伤。

2. 椅凳 老年人使用的椅凳,最好能带靠背,以托住人体脊柱,保持全身肌肉用力平衡,减轻劳累。椅凳的靠背板和椅面的宽度也要适中,否则久坐后由于血液循环受阻而使足部温度下降,对身体健康不利。

3. 桌子 老年人用的桌子,既不宜过高,又不能太低。过高的桌子容易导致老年人的肌肉疲劳,脊柱侧弯,视力下降等。长期伏案的老年人,还会因为颈椎骨唇样增生,而患颈椎肥大等疾病。过低的桌子则会使老年人感到书写不适,肩部疲劳、胸闷、起坐吃力等。

4. 床具 老年人的床不宜过高,以免上下床不方便。弹簧床等软床对老年人不合适,对于患有腰肌劳损、骨质增生的老年人尤其不利,这常常会使他们的症状加剧。不少老年人喜欢席梦思、钢丝床等,认为这些床柔软舒适,可减少疲劳。其实不然,这些床透气性差,长期睡卧,还会使人脊柱呈弧形,劳损症状加重,腰部发生疼痛。为了预防和治疗腰部疼痛,最好选择木板床。床以硬床垫或硬床板加厚褥子为好。使用时,可在铺板上加一层厚一些的棉垫,使之松软,这样不仅可使老年人躺得更加舒服,而且可使脊柱保持正直的状态。

(二)家具材料以轻便、环保为主

材料是家具设计的载体和依托,是家具造型的基础,它制约家具的内在结构和外在形态,体现出不同的质感与效果。老年人家具在材料的选择上,应遵循轻便性、环保性的原则。轻便性主要是针对家具的重量,尤其是座具,轻便可以方便老年人挪动。这可以通过采用简单的造型和选择一些密度较小的材料来实现。此外,还应该注意材料的方便实用性,使家具用起来"得心应手",突出其功能性。如床上用品要选择保暖性好的,床单、被罩应选购全棉等天然材料制作的。

环保性则主要关注老年人的身体健康。对于家具材料而言,木材、竹、藤、天然乳胶等材料比人工合成的材料更具环保性,应该是老年人家具材料的首选。竹、藤等材料,它们在性能、视觉和心理上都能符合现代人的环保健康意识,而且所制造的家具一般都比较轻,尤为适合老年人使用。

(三)家具色彩以淡雅、自然为宜

色彩能够直接对人的心理产生影响,同时也可以营造出不同的舒适感,甚至影响室内的相对湿度。因此,在为老年人选择家具时,也要留意色彩的处理。低纯度、低明度、调和统一和清新淡雅的颜色更能给老年人营造宁静、舒适、典雅的生活氛围。抛开纷繁复杂的颜色搭配,调和统一的色彩反而能够使人产生愉快、舒适的感觉。因此,在老年人家具的色彩选择上,不同色相、不同明度、不同纯度的色彩需要按照一定的秩序排列,取得色彩力度上的均衡。而那些天然材料本身具有的自然色,以其原始、朴实、柔和的特点,使老年人收获更平和的心境,有益于老年人的身心健康。

NOTE

【重点】
老年人的居室环境设施非常重要,主要是保证安全、无障碍化。

知识链接

据原卫生部《老年人跌倒干预技术指南》调查数据显示,跌倒是伤害死亡的第4位原因,在65岁以上的老年人中为首位。老年人因跌倒导致的死亡率随年龄的增加而急剧上升。跌倒导致老年人伤残并伴有死亡,严重影响了老年人的身心健康。对跌倒的老年人进行调查后发现,跌倒多发生在秋冬季节,一半以上发生在家里和小区内,危险主要集中在卫生间和卧室。主要原因:一是卫生间缺少扶手等支撑物;二是卫生间地面光滑;三是卧室走道没有安装夜灯或双控照明开关,起夜时开灯不方便。

课后思考

1. 名词解释
社区环境。
2. 问答题
(1) 老年人居室环境设置原则是什么?
(2) 老年人居室环境设施要求是什么?
(3) 如何打造老年人的社区环境?
3. 案例分析题
王大爷,78岁,丧偶,子女均在外地工作,不喜欢与人交往。卫生间未安装扶手等支撑物,卫生间内的照明灯坏掉后也一直无人更换。一日洗完澡后,大爷没有及时拖干地面,导致夜间如厕时,跌倒引起骨折。请根据王大爷的自身情况制订环境照护计划。

(杨 茜)

任务二 活动照护

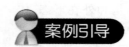

张某,女,78岁,因髋关节骨性关节炎造成膝关节疼痛,生活不能自理,平日几乎没有运动,患肢疼痛逐渐加重,走路不稳,呆板的生活已使她变得情绪焦躁、抑郁。
请问:1. 如何制订该老年人的活动照护计划?
2. 对该老年人活动照护的重点有哪些方面?

一、老年人活动的意义

老年人活动是指适合老年人参加的活动,包括娱乐、体育、休闲等活动。活动是维持和增进老年人身体健康的重要法宝,活跃的生活方式是成年期心理积极发展和成功老龄化的重要内容。人到老年,尤其是经历退休转折点后,选择参与适当活动对维持老年人生理和心理生活功能具有重要作用。事实上,积极的生活方式,尤其是积极参加社会性活动,是成功老龄化的重要支柱内容。

(一)活动能改善老年人的生理健康状况

老年人参加适当的体育活动能促进身体的新陈代谢,改善老年人血液黏度,延缓各系统各器官衰老的进程,能延长老年人的寿命,提高老年人的健康水平,加速病后身体机能的恢复等。

1. 神经系统 可通过肌肉活动的刺激,协调大脑皮质兴奋和抑制过程,提高细胞的供氧能力。特别是对脑力工作者,活动可以促进智能的发挥,有助于休息和睡眠,同时解除大脑疲劳。

2. 心血管系统 活动可促进血液循环,使血流速度加快、心输出量增加、心肌收缩能力增强,改善心肌缺氧状况,促进冠状动脉侧支循环,增加血管弹性。另外,活动可以降低血胆固醇含量,促进脂肪代谢,加强肌肉发育。因此活动可预防和延缓老年人心血管疾病的发生和发展。

3. 呼吸系统 老年人肺活量减少,呼吸功能减退,易患肺部疾病。活动可提高胸廓活动度,改善肺功能,使更多的氧进入机体与组织交换,保证脏器和组织的需氧量。

4. 消化系统 活动可促进胃肠蠕动,消化液分泌增强,有利于消化和吸收,促进机体新陈代谢,改善肝、肾功能。

5. 肌肉骨骼系统 活动可使老年人骨质密度增加,韧性及弹性增加,延缓骨质疏松,加固关节,增加关节灵活性,预防和减少老年性关节炎的发生。运动又可使肌肉纤维变粗,坚韧有力,增加肌肉活动耐力和灵活性。

6. 其他 活动可以增强机体的免疫功能,提高对疾病的抵抗能力。对于患糖尿病的老年人来说,活动是维持正常血糖的必要条件。另外,活动还可以调动积极的情绪,提高工作和学习的效率。总之,活动对机体各个系统的功能都有促进作用,有利于智能和体能的维持和促进,并能预防心身疾病的发生。

(二)活动能改善老年人的心理健康状况

长期缺乏活动会影响老年人的心理状态,甚至出现焦虑、抑郁、愤怒等不良情绪。活动不仅能让老年人精神饱满、精力充沛,也能让老年人心情愉悦、身心轻松,从而使老年人在现实面前保持乐观情绪,消除因年龄逐年增大而引起的抑郁和焦虑心理。老年人长期不活动会影响老年人发挥其自身价值,致使其封闭保守、孤独寂寞。由于缺乏兴奋刺激,导致感知和认知能力削弱,甚至发展至病态心理如顽固不化、失智,严重影响老年人的心理健康状况。通过参加活动,刺激大脑供血,增加了人际交往,可保持或促进身心健康;锻炼中得到的乐趣是人们坚持锻炼的重要原因。另外参加体育锻炼,可以提高老年人的生理机能,增强体质,减少疾病,延缓衰老,提高老年人生命质量。还可以消除老年人心理孤独感,改善他们的精神状态。老年人参加体育锻炼,能够扩大接触面,增加与他人沟通的频率,减少负面情绪发生,保持积极乐观的心理状态。

(三)活动能体现老年人的社会价值及自身价值

老年人参加体育运动,表现出积极进取的精神状态、老有所为的精神锐气、朝气蓬勃的精神面貌,这对于民族振兴和国家富强都具有重大意义。发展老年体育是移风易俗、改造社会的有效途径。老年体育活动形式生动活泼,内容丰富多彩,在老年人之间流行的交际舞、健美操、太极拳、健身球等体育运动形式,使老年人充满生机活力,精神面貌焕然一新,对改变社会风尚起着积极推动作用。同时,发展老年体育是促进体育社会化的有效手段。老年体育的广泛开展,可以增加体育人口,带动更多人参与体育活动,扩大体育运动的社会化程度。

二、老年人活动的特点

(一)影响老年人活动的因素

1. 心血管系统 ①最快心率下降:研究发现,当老年人做最大限度的活动时,其最快心率要比成年人低。一般来说,老年人的最快心率约为 170 次/分,这是因为老年人的心室壁弹性比成年人弱,导致心室的再充填所需时间延长。②心输出量下降:老年人的动脉弹性变差,使得其收缩压上升,后负荷增加。外周静脉滞留量增加,外周血管阻力增加,也会引起部分老年人出现舒张压升高。所以,当老年人增加其活动量时,血管扩张能力下降,引起回心血量减少,造成心输出量减少。

2. 肌肉骨骼系统 肌细胞因为老化而减少,加上肌张力下降,使得老年人的骨骼支撑力下降,活动时容易跌倒。老化对骨骼系统的张力、弹性都有负面的影响,这是造成老年人活动量减少的主要原因之一。

3. 神经系统　老年人神经系统的改变多种多样,但是对其活动的影响程度却因人而异。老化可造成脑组织血流减少、大脑萎缩、运动纤维丧失、神经树突数量减少、神经传导速度变慢,导致对事情的反应时间或反射时间延长,这些会从老年人的姿势、平衡状态、运动协调、步态中看出。除此之外,老年人因为前庭器官过分敏感,会导致对姿势改变的耐受力下降及平衡感缺失,故老年人应注意活动的安全性。

4. 其他　老年人常患有慢性病,使其对于活动的耐受力下降。如帕金森病对神经系统的侵犯可造成步态的迟缓及身体平衡感的丧失;骨质疏松症会造成活动受限,而且容易跌倒造成骨折等损伤。此外,老年人还可能因为所服用药物的作用或副作用、疼痛、孤独、抑郁、自我满意度低等原因而不愿意活动。不仅如此,由于科学技术的发展,现代人活动的机会越来越少,比如:由于时间和空间的限制,看电视观赏比赛比参与运动更普遍;以往靠步行去的地方,现在可以以车代步;电梯的使用减少了爬楼梯的机会等。因此,适当安排一些体育活动是维持良好身体状况的必要途径。

(二)适合老年人活动的种类和强度

1. 老年人的活动种类　老年人的活动种类可分为四种:日常生活活动、家务活动、职业活动、娱乐活动。对于老年人来说,日常生活活动和家务活动是生活的基本,职业活动是属于发展自己潜能的有益活动,娱乐活动则可以促进老年人的身心健康。老年人要选择合适的活动项目,比如步行、慢跑、游泳、跳舞、打太极拳、打乒乓球、打门球、打保龄球、练体操及气功等。

2. 老年人的锻炼强度　活动强度要求足够而又安全,这对心血管疾病、呼吸系统疾病和其他慢性疾病老年人尤为重要。一般可通过测量心率来掌握运动量,运动后最宜心率(次/分)=170-年龄。身体健壮者,运动后最宜心率(次/分)=180-年龄。观察活动强度是否适合的方法:①运动后的心率达到最宜心率。②运动结束后:在 3 min 内心率恢复到运动前水平,表明运动量较小,应加大运动量;在 3~5 min 之内恢复到运动前水平表明运动适宜;而在 10 min 以上才能恢复者,则表明活动强度太大,应适当减少。

(三)老年人活动的原则

1. 安全　在活动或锻炼过程中,一定要注意自我感觉。老年人由于身体机能下降,参加任何活动都容易产生疲劳,不容易恢复,因此,在活动前要做充分准备,活动后做好整理活动,在活动过程中,应严格控制活动时间与重复次数,并要掌握适当的运动间隙与合理的休息,要避免活动量过大而发生意外,如骨折、脑血管意外,或因心脏缺血缺氧而促发心脏病。当出现不适感觉时,应立即停止活动;出现严重不适感觉时,应及时就医。

2. 全面　尽量选择多种运动项目和能活动全身的项目,使身体各关节、肌肉群和身体各部位都得到锻炼。

3. 适度　老年人可根据自己的年龄、体质状况、场地条件选择运动项目。

4. 循序渐进、持之以恒　老年人要根据自身的状况,选择适宜的项目,注意持之以恒,坚持锻炼。同时,老年人运动量不能过大,运动强度应由小到大、逐渐增加,并长期坚持。另外,老年人不宜参加对抗性较强或带有竞赛性的紧张运动,应避免进行快速、旋转、前仰、低头、深弯腰等运动,也应避免夏季在烈日或冬季在严寒条件下锻炼。

5. 活动时间和地点的选择　①运动时间:以早晨日出前为好,此时空气中阴离子较多,空气新鲜,利于身体健康。一般而言,老年人运动以每天 1~2 次,每次 30 min 为宜,每日运动的总时间不超过 2 h,每周 3~5 次。饭后不宜立即运动,因为运动可减少对消化系统的血液供应及兴奋交感神经而抑制消化功能,从而影响消化吸收,甚至导致消化系统疾病。②活动场地与气候:最好选择在室外空气新鲜、环境清净、地面平坦的地方,如公园、树林、海滨、湖畔等地,在安静环境中锻炼能集中精力,提高锻炼效果。另外,场地要宽敞,设施要齐全。注意气候变化,注意防寒、防暑,大风、大雾天气及身体不适时应暂停锻炼。③学会自我判断:运动时全身有热感或微微出汗,运动后感到轻松或稍有疲劳,食欲增进,睡眠良好,精神振作,表示强度适当,效果良好;运动时身体不发热或无出汗,脉搏次数不增或增加不多,表示应增加活动强度;运动后感到很疲乏、头晕、胸闷、气促、心悸、食欲减退、睡眠不良,表示应减低运动强度。

6. 全面体格检查 活动前应进行全面身体检查,了解自己的健康状况,做到心中有数,为选择运动项目和运动量提供依据。

7. 运动中保健 运动中若出现气短、头晕、胸闷等不适感觉,应立即终止锻炼,并严密观察。必要时经过医生检查后再决定是否继续运动或调整运动计划。年老体弱、患有多种慢性病或平时有气喘、心慌、胸闷或全身不适者,应请医生检查,并根据医嘱进行运动,以免发生意外。下列情况应暂停锻炼:患有急性疾病、出现心绞痛或呼吸困难、精神受刺激、情绪激动或悲伤之时。

8. 运动后保健 运动锻炼后,指导老年人做一些缓和放松动作,使人体由紧张状态逐渐过渡到安静状态,而不宜立即静卧休息。因为人体在做一些强度较大的运动时,由于其精神状态和肌肉都处于高度的紧张状态,运动后可通过整理活动如步行、慢跑、自我按摩肌肉等过程,使呼吸、心率逐步平稳,达到肌肉放松的状态。

三、老年人活动的照护

老年人运动过程中应避免运动伤害,应以"安全第一"为总的指导思想。运动健身开始前和进行过程中要定期进行医学检查和功能评定,运动前要做好准备活动,运动后做好调整,运动时间和强度的增加要缓慢进行。老年人应掌握自己的活动限度,有规律地锻炼,患病时应立即终止锻炼。运动中出现头晕头痛、胸闷胸痛等异常感觉时应立即终止运动,休息观察或进一步检查,避免运动加重病情。总之,运动健身对老年人保持健康非常重要,但运动时不得不考虑相关安全风险。

(一)活动过程中不良意外事件的照护

1. 心律不齐 运动刺激可能引起心律不齐,一般运动中和运动后短时间内出现轻度心律不齐可认为是正常反应;如果在运动中出现严重的胸闷、气喘、心绞痛或心率反而减慢、心律失常等应立即停止运动,并及时就医。

2. 胸闷、胸痛 胸前区发闷、发胀、发痛,一般提示心肌缺血或因冷空气刺激支气管所致。普通人发生后停止运动休息观察,除特别严重者,一般不必担心,运动锻炼对此症一般可有治疗作用。老年人运动中发生胸闷、胸痛应立即停止运动,运动前即有此症状则不准进行运动,休息观察不减轻则应尽快到医院检查。老年人发生胸闷、胸痛应怀疑可能发生心血管意外。

3. 跌倒 老年人在活动过程中,变换体位时,动作不宜过快,以免发生直立性低血压;在行走时,速度也不宜过快,迈步前一定要先站稳。

4. 呼吸困难 老年人活动时,若 5 min 内出现呼吸困难,排除其他原因,可考虑为运动强度过大引起,应避免运动强度过大引起呼吸困难。

5. 头晕、头痛 运动引发头晕、头痛可能因为脑血管痉挛,或动脉硬化导致脑部缺血,运动量过大也有可能引起老年人头晕、头痛。运动中发生头晕、头痛应立即停止运动并观察,休息后不减轻者应就医检查;伴随一侧肢体麻木或出现恶心呕吐者更应引起重视。

(二)患病老年人的活动照护

1. 糖尿病老年人 选择运动强度为运动心率在 130 次/分左右的运动,运动方式可以是跑步、游泳、打太极拳或有节奏的全身运动等。每次总时间 60 min,分 3 次完成,每周 3 次。每次运动在饭后 50 min 进行,不要在饭前运动,以防低血糖。上述运动能使肌肉对血糖吸收率增大 15 倍,改善耐糖量,增加胰岛素敏感性,增强其分泌作用,达到有效辅助治疗的目的。要点是不要空腹运动。

2. 高脂血症老年人 选择运动强度为运动心率在 130 次/分左右的运动,每次 20 min,每周

NOTE

6次,或每次 60 min,每周 3 次。运动方式可以是跑步或骑自行车等。上述运动加速内外源性中性脂肪的代谢,加大对胆固醇的氧化和清除,所以能降低血脂水平。要点是运动时间一定要保证。

3. 高血压老年人 选择运动强度为运动心率在 120 次/分左右的运动。每次 60 min,每周 3 次。运动方式最好选择有节奏的较轻松的运动,如快步走和交际舞、太极拳等,上述运动增强迷走神经作用,降低血管肾上腺素水平,增强血管扩张能力,减少外周阻力,达到降压作用。要点是运动的内容一定要轻松,避免对抗竞争型的运动。实施前最好做心血管功能方面的检查。

【小贴士】
老年人活动应把握以下原则:积极自觉,毅力有恒;个别对待,自我监控;适宜负荷;全面锻炼,安全第一;循序渐进,持之以恒。

4. 高尿酸血症老年人 选择运动强度为运动心率在 110 次/分的运动。每次运动 30 min,每周 3 次,隔日 1 次。要点是运动强度一定要保持运动心率在 110 次/分左右。运动方式以全身有节奏放松的运动为好。可使血清酸值减低,尿酸清除率增加,达到辅助治疗高尿酸血症的目的。

5. 失智老年人 人们常期望失智老年人在一个固定的范围内活动,因而对其采取了许多限制方法,其实这种活动范围的限制,只能加重病情。护理人员应该增强失智老年人的活动能力,增加他们与社会的接触机会,可以延缓病情的发展。

6. 制动状态的患病老年人 制动状态很容易导致肌力下降、肌肉萎缩等,因此应尽可能减小制动的范围,在不影响治疗的同时,尽可能地做肢体的被动运动或按摩等,争取早期解除制动状态。

【重点】
老年人活动过程中不良意外事件的照护非常重要,主要包括:心律不齐、胸闷、胸痛、跌倒、呼吸困难、头晕、头痛。

知识链接

据研究,北京公园群众性健身兴起于 20 世纪 50 年代末期。随着市民物质文化生活水平的提高,特别是老年人口的增加,晨练已经成为一种标志性的人文现象。各公园拥有相对稳定的老年人晨练群体,集体育健身与娱乐休闲于一体,成为富有特色的晨练文化。抽样统计表明,天坛公园每天健身的人数保持在 500 人左右。踢毽、舞扇、抖空竹、太极拳、木兰扇、柔力球、韵律操等演示和延续了北京的古老民俗。景山公园晨练中有老年人练蹴鞠,该运动起源于春秋战国时期,被认为是现代足球的起源。晨练还吸引了不少国内外游客,国内游客驻足观摩学习,并且时常有外国友人加入到才艺表演的老年群体中。

课后思考

1. 名词解释
老年人活动。
2. 问答题
(1) 老年人活动的重要性有哪些?
(2) 简述老年人活动的原则。
3. 案例分析题
王大爷,60 岁,以前是一名忙碌的单位领导,今年退休后一直在家,感觉自己无所事事,请根据老年人的情况制订活动策划方案。

(杨 茜)

任务三 休息与睡眠照护

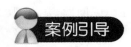

张某,65岁,退休在家,睡眠一直欠佳,退休后失眠加重,整天精神萎靡,无精打采,记忆力减退,心情也不好,常与老伴及子女争吵,同时伴头晕心悸、胃纳欠佳。最近女儿下岗在家,张某更是情绪低落,整天唉声叹气。

请问:1. 该老年人存在什么问题?

2. 如何对其进行照护?

一、老年人的睡眠问题

(一)老年人休息的特点

老年人休息要注意质量,有效的休息应满足三个基本条件:充足的睡眠、心理的放松、生理的舒适。另外,还应注意劳逸结合。

(二)老年人睡眠的特点

健康的睡眠,是指能完全解除身心疲劳并能使身心恢复到次日所需能量的睡眠。成人的睡眠时间是每天 7～8 h。老年人相对青年时期而言,由于身体生理、病理等原因睡眠质量会有所下降。缺乏睡眠,人的生活质量就会降低,身体免疫力下降,容易患心脏病、高血压和糖尿病等,甚至可导致早期死亡。

1. 睡眠时间减少 老年人的睡眠时间一般比青壮年人少,主要是因为老年人大脑皮质功能减弱,新陈代谢减慢,体力活动减少,所需睡眠时间也随之减少,一般老年人每天睡眠时间约 6 h。70 多岁的老年人每晚需要睡觉的时间比 20 多岁的年轻人少 30～60 min。

2. 入睡时间延长 老年人入睡前的觉醒期有所延长,由青壮年期的 5～15 min 延长为 10～25 min。

3. 容易被唤醒 睡眠中的醒来次数增加,青壮年人在睡眠中可醒来一两次,而老年人醒来的次数可超过五次。

4. 睡眠程度浅 老年人的睡眠程度浅,易唤醒,男性老年人深睡眠的消失要较女性老年人早。

5. 睡眠效率低 睡眠效率(睡眠中睡着时间占总卧床时间的百分比)随年龄增长而下降。青年人的睡眠效率一般达 95%,而老年人为 80%～85%。

6. 睡眠昼夜重新分布 老年人白天易打瞌睡。由于老年人深睡眠大为减少,睡眠中醒来次数增多,夜间睡着时间约为 6 h,睡眠效率下降,致使精力恢复不佳,势必要以白天打盹来弥补。

总的来说,老年人晚上睡眠特点是深睡减少、浅睡增加、觉醒增加和睡眠片断化,而白天出现以微睡为主要表现的打盹。

(三)影响老年人睡眠质量的因素

1. 生理因素 ①年龄因素:通常人类睡眠的需要量与其年龄成反比。年龄越大,对睡眠的需要量越少。到老年期,一般每天只需 6～7 h 即可,随着增龄,老年人睡眠的质和量逐渐下降,但对睡眠的需求并没有因此而减少,只是睡眠的生理节律发生了变化,睡眠能力降低。虽然卧床时间延长,但觉醒次数增多、时间延长,白天经常打盹,以补充晚上睡眠不足,总的睡眠时间不变。②性别:大多数研究表明老年女性的睡眠质量普遍低于老年男性。③不良行为习惯:睡前打扫卧室卫生、睡前不洗澡、睡前担心难以入睡、睡前想事情等。④其他生理因素:如过度疲劳、夜间上厕所、咳嗽、打鼾、做噩梦等也会影响老年人的睡眠质量。

2. 各种疾病的影响 ①躯体疾病:躯体疾病是影响老年人睡眠质量的重要原因,原因包括疾病自身的困扰、老年人对疾病的担忧以及老年人患病期间运动量减少。常见影响睡眠的疾病有慢性支气管炎、肺气肿、支气管哮喘、心力衰竭、糖尿病、冠心病等。②精神疾病:各种精神疾病均可导致睡眠障碍,常见抑郁症、焦虑症等。有报道指出,抑郁症患者约80%存在睡眠问题,常表现为入睡困难、不能维持睡眠、早醒、醒后难以重新入睡和醒后心境恶劣等。焦虑症导致的睡眠障碍主要表现为入睡困难、夜间觉醒次数增多、多梦、睡眠时间缩短。研究表明,老年人的睡眠质量与抑郁和焦虑均呈正相关关系。

3. 睡眠环境改变 睡眠环境的改变是影响老年人睡眠质量的主要因素之一。由于老年人入睡潜伏期长、深睡眠减少,所以老年人睡眠对环境的要求较高。特别是住院的老年人,病房的声音、温度、湿度及光线等的改变,均可影响患病老年人的睡眠质量。

4. 心理社会因素 老年人的睡眠质量受多种心理社会因素的影响。生活中的事件,诸如退休、丧偶、社会角色改变、慢性病折磨、经济拮据、生活困难、睡眠卫生不良、咖啡、浓茶、吸烟、饮酒、过饱、过饥等会给老年人造成心理上的压力,直接导致老年人情绪不良,进而引起包括睡眠障碍在内的各种适应性障碍。研究表明,孤独感较强的老年人睡眠质量较差;文化程度低的老年人比文化程度高的老年人睡眠质量差。

5. 药源性睡眠障碍 ①困倦:扑尔敏、苯海拉明、洛赛克,这几种药物容易导致老年人困倦。②反跳性失眠:安眠药、抗精神病药戒断症状,因为这些镇静催眠药的长期应用使机体对药物产生了耐受性,停药很难。一旦撤药,精神就会极度不安,引起一系列精神和躯体症状,如兴奋、不安、失眠、肌肉抽搐等。③睡眠异常行为:噩梦、夜惊、梦游。

6. 其他因素 睡前抽烟,喝酒、浓茶、咖啡、可乐等刺激性液体以及睡前长时间看情节恐怖的电视、书籍等都可以导致睡眠质量的下降。

二、老年人的睡眠照护

(一) 舒适的环境

调节卧室内的光线和温湿度,温度18~22 ℃,湿度50%~60%。保证起居室温湿度适宜、无异味、光线柔和。保持被褥的干净整洁,被褥厚薄适宜,衣物松紧适宜。保证周围环境安静,避免大声喧嚣。

(二) 良好的习惯

提倡早睡早起、午睡的习惯,午睡时间控制在1 h以内。入睡前不宜饮用咖啡、大量水、酒等,提醒其睡前应如厕。指导老年人睡前喝热牛奶、吃香蕉、热水泡足、按摩等以促进睡眠。另外,告知老年人情绪会影响睡眠质量,因此,睡前注意调整情绪。鼓励老年人规律锻炼,指导其参加力所能及的日常生活活动和体力劳动。对有入睡困难的老年人,尽量采用非药物手段帮助入睡。

(三) 合理用药

咖啡、浓茶、酒等刺激性的液体和某些药物,如安眠药、兴奋剂、激素(如甲状腺素)、茶碱、喹诺酮类抗生素、中枢性抗高血压药都会影响睡眠,老年人应避免使用。约60%的失眠患者需要长期或偶尔服用安眠药。目前用于治疗失眠的药物有以下几类。①苯二氮䓬类:目前应用最多的安眠药物(约占70%),此类药物又分短效、中效和长效3种制剂,其代表分别为三唑仑(半衰期3.5 h)、艾司唑仑(舒乐安定)和阿普唑仑、地西泮(安定)和硝西泮(硝基安定)。短效制剂易成瘾、撤药易反跳(与用药剂量及时间无关),只宜短期应用于入睡困难者;长效制剂抑制呼吸较强,白天残留作用(疲乏、昏睡、共济失调、记忆力下降、注意力不集中)较明显;故应用中效制剂更安全。一般来说,入睡困难者适用短效制剂,维持睡眠困难或早醒者适用长效制剂。老年人服用长效苯二氮䓬类镇静催眠药容易在体内蓄积,导致镇静作用增强,并且有潜在的精神运动性损害,增加摔倒和髋关节骨折发生风险,尤其是在高剂量和长时间使用该类药物时风险更大。另外,当老年人大剂量服用长效苯二氮䓬类镇静催眠药时,谵妄发生风险明显增加。研究证实,苯二氮䓬类镇静催眠药在持续使用几周以后,睡眠的潜伏期和时间便可能会退回到治疗前水平,容易产生耐受性,停用药物以后,有14%～20%的患者还可能出现反弹现象。因此,老年人失眠后应遵医嘱使用镇静催眠药,以维护身体健康。②非苯二氮䓬类:也常用于治疗失眠,如唑吡坦和佐匹克隆,这些药物在使用时,虽不会导致跌倒的危险性增加、日间镇静、耐受性、反跳、呼吸抑制、睡眠呼吸障碍恶化等副作用,但长期使用佐匹克隆会导致依赖以及焦虑、失眠等停药反应。③为了减少安眠药应用,也可将抗抑郁剂如阿米替林、多虑平用于治疗心理、生理性失眠者。④此外使用褪黑素也能适当提高老年人的睡眠质量,该药被称为"生理催眠剂",能缩短入睡时间,增加总的睡眠时间,且没有明显的副作用。总之,一般失眠可先采用改善环境、放松疗法等物理方法帮助催眠,顽固性失眠的老年人根据医嘱给予适量的镇静催眠药,用药后应严密观察药物的不良反应,如肝肾损害、跌倒倾向,注意有无药物依赖性,以免导致严重后果。

(四)心理护理

老年人常存在焦虑、抑郁、恐惧、紧张等不良情绪,护理人员应耐心地开导、安慰老年人,理解老年人的痛苦,多与老年人交谈。针对性地告知老年人避免把精力、注意力都集中到睡眠上。对失眠引起的症状要采取顺其自然的态度,不害怕,不对抗,把注意力放到行动上以减少失眠对患者的负面影响。护理人员应指导家庭成员主动参与改善老年人睡眠的工作,帮助老年人妥善处理各种引起不良心理刺激的事件。

(五)几种特殊睡眠障碍的护理措施

1. 发作性睡眠 为一种不可抗拒的睡眠发作,大多病因未明。除正常睡眠外,可在任何时间或场所(如行走、谈话、进食和劳动中)入睡,不可自制。每次持续数分钟至数小时,可一日数发。临床表现:①猝倒症:突发四肢无力,不能维持正常姿势而猝然倒地,意识清楚,历时短暂,常发生于大笑、恐惧或焦虑之后。②睡眠瘫痪症:入睡时或刚睡醒后四肢不能活动,但睁眼、呼吸甚至说话如常,历时数分钟至数小时,可有濒死感。③入睡幻觉:入睡前可有与梦境相似的视、听幻觉,伴有恐惧感。主要护理措施:①按医嘱用药。②养成良好的生活习惯,特别是午休对减轻嗜睡症状很有帮助。③发作性睡眠可引起心理及精神改变,必要的心理治疗及避免对患者取笑、歧视十分有必要。症状较重者,建议在有效治疗前不要开车或从事危险性较高的职业。④发作时自我保护,预防受伤(留意发作前兆,及时求助,停止危险动作,躺或坐下)。另外在洗澡、游泳时要注意避免因猝倒发作而呛水,引起意外。

2. 睡眠呼吸暂停综合征(sleep apnea syndrome, SAS) SAS是指在连续7 h睡眠中发生30次以上的呼吸暂停,每次气流中止10 s以上(含10 s),或平均每小时睡眠呼吸暂停低通气次数(呼吸紊乱指数)超过5次,而引起慢性低氧血症及高碳酸血症的临床综合征。可分为中枢型、阻塞型及混合型。睡眠呼吸暂停综合征的高危险人群,包括肥胖、呼吸道结构狭窄、年纪大肌肉松

【小贴士】

　　SAS在全球发病率为4%～6%,在我国某些地区的发病率甚至高于世界水平,增加了中风和心肌梗死老年人的死亡率。

弛、扁桃腺增生、下颚短小,或长期抽烟导致呼吸道水肿的人,此类患者睡觉时会喉咙阻塞以致吸不到空气。主要护理措施:①老年人尤其是肥胖者易出现SAS,故应增加活动、控制饮食和体重,以达到减肥的目的;②养成侧卧睡眠习惯,以避免气道狭窄加重;③睡前避免饮酒和服用镇静安眠药;④积极治疗有关疾病,如肥胖症、扁桃体肥大、黏液性水肿、甲状腺肿大等;⑤根据患者情况指导选用合适的医疗器械装置,如鼻扩张器适用于鼻前庭塌陷者,可改善通气;⑥根据患者的情况指导选用合适的药物,包括呼吸刺激剂以及增加上气道开放的药物;⑦病情重者可选择手术治

疗,包括腭垂腭咽成形术、气管切开造口术、舌骨悬吊术和下颌骨成形术等。

3. 梦游症 梦游症俗称"迷症",是指在睡眠中突然爬起来进行活动,而后又睡下,醒后对睡眠期间的活动一无所知。梦游症不是发生在梦中,而是发生在睡眠的第 3~4 期深睡阶段,此阶段集中于前半夜。故梦游症通常发生在入睡后的前 2~3 h。主要护理措施:①合理安排作息时间:培养良好的睡眠习惯,日常生活规律,避免过度疲劳和高度的紧张状态,注意早睡早起,锻炼身体,使睡眠节律调整到最佳状态。②注意睡眠环境的控制:睡前关好门窗,收藏好各种危险物品,以免梦游发作时外出走失,或引起伤害自己及他人的事件,减少夜间起床的机会(睡前排尿、少饮水)。③注意保护性医疗制度:不在老年人面前谈论其病情的严重性及其梦游经过,以免增加老年人的紧张、焦虑及恐惧情绪。

4. 睡眠剥夺 睡眠剥夺是指长期缺乏持续、自然、周期性的睡眠。它是睡眠紊乱最常见的形式。主要护理措施:①减少噪音。②精心安排治疗过程:努力减少对老年人睡眠的干扰,如在老年人醒着时给药,同时进行治疗和测量生命体征。③避免夜间排尿干扰睡眠:限制夜间液体摄入量,并在上床前排尿。午后限制进食含咖啡因的饮料。④和老年人制订白天活动时间表:如果白天睡眠过多,超过 1 h,限制白天睡眠次数和时间。和老年人及其家人评估其平常的睡眠规律,包括睡眠时间、个人卫生、睡前习惯,并且尽可能坚持这一规律。⑤健康教育:向老年人和相关人员解释睡眠、休息紊乱的诱因和避免方法,如避免饮酒;起居有常;睡前放松,如饮草药茶、热水浴;保持卧室空气清新;如果有噪声,戴上耳塞;睡前不要剧烈运动。

【重点】
影响老年人睡眠质量的因素包括生理因素、各种疾病的影响、心理社会因素、睡眠环境改变、药源性睡眠障碍、其他因素等。

知识链接

科学睡眠简介:一定要睡午觉,因为"3=2"。正午只要闭眼真正睡着 3 min,等于睡 2 h,不过要对好正午的时间。午时为 11—13 点,正午为 12 点。

夜晚睡眠的奥秘("5=6"):夜晚则要在正子时睡着,"5 min 等于 6 h"。子时为晚23—1 点,正子时为 12 点。"睡眠是养生的第一大补",战国时名医文挚对齐威王说:我的养生之道把睡眠放在头等位置,人和动物只有睡眠才生长,睡眠帮助脾胃消化食物,所以睡眠是养生的第一大补,人一个晚上不睡觉,其损失一百天也难以弥补。晚 21 点到凌晨 5 点为有效睡眠时间。人随着地球旋转到背向太阳的一面。阴主静,夜晚是人睡眠的良辰,此时休息,才会有良好的身体和精神状态。这和睡觉多的婴儿长得胖、长得快,而爱闹觉的孩子发育不良是一样的道理。

课后思考

1. 名词解释

睡眠呼吸暂停综合征。

2. 问答题

(1) 老年人睡眠有何特点?

(2) 影响老年人睡眠的因素有哪些?

(3) 改善老年人睡眠质量的具体措施有哪些?

3. 案例分析题

李大妈,68 岁,半月前因丈夫突发脑卒中死亡,一直处于丧偶的痛苦而无法自拔,心情低落,食欲差。常常半夜醒来,醒后难以入睡。请根据李大妈目前现状制订相应的睡眠照护计划。

(杨 茜)

任务四 饮食照护

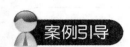 案例引导

张老先生,70 岁,入住养老机构 5 年。近期出现身体消瘦,总出现饥饿现象,护理人员第一时间带张老先生到老人院内的医疗部门就诊,经系统检查后诊断为 2 型糖尿病,给予降糖药治疗,同时给予患者关于糖尿病饮食指导的健康教育。

请问:张老先生平时饮食的注意事项包括哪些?

一、老年人的营养需求

由于年龄的增长,老年人身体各个器官的功能都存在一定程度的退化,尤其是牙齿的脱落导致对食物的咀嚼有明显的影响,因此对于饮食的制作和摄入过程要更加严格。加之老年人可能使用过多的药物,部分药物的副作用会直接影响食物的吸收利用,如抗生素、洋地黄和抗惊厥药物等。2008 年,国家发布了《中国居民膳食指南(2007)》,2016 年进行了修订,针对我国老年人的生理特点和营养需求,制订了老年人的合理膳食和饮食制度。可见,老年人作为特殊人群,其饮食与营养是其日常生活护理中的一个重要问题。

(一)能量

老年人由于基础代谢率明显下降,细胞代谢水平逐年降低,脂肪组织增加,肌肉活动减少,整个代谢速度逐渐减慢,而使老年人每日所需的能量低于青年人。适宜的能量摄入是老年期饮食的特点,不仅可以满足老年人的生理要求,亦能防止肥胖。一天之内,老年人的能量消耗比青年人低,能量需要也随之下降。体重可以作为能量摄入是否合理的一个敏感指标。应根据个体的体重情况,适当调整能量供给,尽量将体重维持在标准的范围内。建议每日老年人摄入的能量应该维持在 1600～2000 kcal。

(二)蛋白质

在人体衰老的过程中,体内蛋白质合成代谢缓慢,分解代谢多于合成,血清中各种氨基酸比值低于青年人。主要是因为老年人消化功能减弱,酶的作用衰弱,导致蛋白质在吸收过程中不充分;再加之肾功能衰退,会影响氨基酸的再吸收。如果此时蛋白质供给不足,会引起营养不良的问题。因此,老年人膳食中应适当增加优质蛋白质食物,如豆制品、乳类、瘦肉类和蛋类等。这些食物的氨基酸比值接近人体的需要,建议中老年人每日每千克体重给予 1.0～1.2 g 蛋白质,并应占总能量的 12%～14%,且优质蛋白质食物应每日不低于 40 g。

(三)脂肪

脂肪能促进维生素 A、维生素 D、维生素 E 等脂溶性维生素的吸收和利用,是食物中产生能量最高的一种营养素。它能维持细胞膜和脑神经的功能,脂肪中的不饱和脂肪酸对人体有特殊生理意义。食物中脂肪能增加饱腹感,改善食物口味,增强食欲。脂肪摄入量过多或过少对于老年人来说均无益。摄入过多不易消化,导致肥胖、血脂升高,对心血管、肝脏不利,高脂肪食物还是导致癌症的危险因素。脂肪摄入过少影响脂溶性维生素的吸收和饮食平衡分配。建议老年人脂肪摄入量占总能量的 25%～30%为宜,尽量摄入含胆固醇较少而不饱和脂肪酸较多的食物,如海鱼,减少摄入含胆固醇高的蛋黄,动物脑、肝脏、肾脏等食物,老年人每日摄入的胆固醇量不超过 300 mg。

(四)糖类

与蛋白质和脂肪相比较,糖类在人体中的储备量少,仅占人体重量的 2%左右。老年人由于

体力活动减少,消耗量少,糖类摄入不宜过多,例如要控制糖果、甜点心的摄入量,否则易使人发胖及易患内源性高甘油三酯血症、糖尿病和高血压。老年人内分泌功能下降,胰腺分泌胰岛素减少,细胞间的葡萄糖代谢改变,导致糖类代谢率降低,胰岛素对血糖的调节作用减弱,因而易发生血糖上升。建议中老年人膳食中糖类供给量应占总能量的 50%～60%。

（五）矿物质

老年人的膳食中须保证钙、钾和必需微量元素铁、铬、硒等的供给量。钙为人体中含量最多的矿物质。机体内血液的凝固、体内许多酶的激活以及维持神经、肌肉的正常功能需要钙的参与,同时钙的主要功能是构成骨骼和牙齿。根据中国营养学会制订的中国居民膳食营养素参考摄入量标准,老年人钙每天参考摄入量为 1000 mg。奶制品是钙的最好来源,不但含量丰富而且吸收率高。含钙量高的食物还有豆制品、蔬菜、干果类、海产品等。

【小贴士】

老年人常见的降血糖的食物有南瓜、苦瓜、冬瓜等,但是不要过量,禁食白糖、红糖、葡萄糖及糖制甜食,如糖果、糕点、果酱、蜜饯、冰激凌、甜饮料等。少食土豆、山药、芋头、藕、洋葱、胡萝卜、猪油、羊油、奶油、黄油、花生、核桃、葵花籽、蛋黄、动物肝肾和脑。宜食的食物有粗杂粮如荞麦、燕麦片、玉米面、大豆及豆制品和蔬菜。

钠离子是细胞外液的重要成分,维持体内晶体渗透压,但不宜摄入过多,因摄入过多可引起高血压或加重肾脏的负担。建议老年人群的食盐用量降低到 5 g/d。

钾离子主要存在于细胞内,维持细胞膜内外的离子平衡,并在调节酸碱平衡中起重要作用。肉类食品是含钾和钠较多的食物,豆类和蔬菜是富含钾的食物。

锌是体内许多金属酶的组成成分或酶的激活剂,目前已知有 200 多种含锌酶。锌缺乏对中老年人的中枢神经系统活动和免疫功能产生影响,表现为食欲下降、认知行为能力改变、皮肤改变和免疫功能障碍。我国老年人膳食锌的推荐摄入量为每天 15 mg。

硒存在于人体的所有细胞中,肾脏中含有硒的量最高,硒主要与维生素 E 一起参与谷胱甘肽过氧化酶的功能,预防自由基攻击细胞膜的脂肪,防止发生脂质过氧化,对延缓衰老、预防癌症和心血管疾病等慢性病有好处。老年人包括成年人硒的安全摄入量为 50～200 μg/d,肝、肾、海产品及肉类是硒的良好来源。

缺铁性贫血是我国及世界范围最常见的营养缺乏病之一。大多数食物中铁的吸收率在 10% 以下,老年人铁的良好来源为动物肝脏和全血、瘦肉类、鱼类、某些蔬菜(如芥菜、芥蓝、雪里蕻、菠菜和莴苣叶等)。

（六）维生素

1. 维生素 E 维生素 E 具有抗损伤和抗氧化的作用,摄入维生素 E 可减少细胞中脂褐素的形成,并可以改变皮肤弹性。维生素 E 在人体内主要功能是作为抗氧化物预防多不饱和脂肪酸发生氧化作用生成自由基,防止自由基对人体的损害。对延缓衰老、预防心脑血管疾病和癌症有益,每日摄入维生素 E 的推荐量为 14 mg。

2. 维生素 B_1 维生素 B_1 的功能是作为辅酶参与细胞中糖类的代谢,对维持神经系统的传导功能和心脏的功能十分重要。老年人维生素 B_1 推荐的供给量标准为男性 1.4 mg/d,女性 1.3 mg/d。

3. 维生素 B_2 维生素 B_2 的主要功能是参与体内生物氧化与能量合成,并参与蛋白质、脂肪和糖类的代谢,还作为辅酶参与体内的抗氧化防御系统,以及参与药物代谢,提高机体对环境应激的适应能力。老年人维生素 B_2 的推荐量男性为 1.4 mg/d,女性为 1.2 mg/d。

4. 维生素 B_6 维生素 B_6 主要参与氨基酸和脂肪的代谢,老年人维生素 B_6 的适宜摄入量为 1.5 mg/d。另外,维生素 B_{12} 是抗恶性贫血的维生素,老年人的适宜摄入量为 2.4 μg/d。

5. 维生素 C 维生素 C 可以防止老年血管硬化,促进胆固醇排出体外,增强机体抵抗力,主要来源于新鲜的蔬菜和水果,尤其在菜花、青椒、鲜枣、红果、桂圆和草莓中含量丰富。

6. 维生素 D 维生素 D 等也都应该足量供给。老年人的饮食最重要的是要注意营养的平衡。因为老年人的代偿能力相对较差,任何一种营养物质都应适量,既不能过多,也不能太少。

维生素在维持健康、调节功能和延缓衰老的整个过程中起着至关重要的作用,因此应鼓励老年人多选择蔬菜和水果等富含有大量维生素的食物,增加各种维生素的摄入,同时此类食物仍有较好的通便功能。

二、老年人的配餐

(一)老年人的饮食原则

老年人由于各个系统和器官发生退行性的改变,外加日常运动量的减少,机体需要的能量也随之减少,在给老年人配餐时需要注意饮食的数量和种类由多变少,质量由低变高。因此,在给老年人配餐时要注意四个饮食原则,即平衡膳食,饮食易于消化吸收,食物温度适宜和良好的饮食习惯。

1. 平衡膳食 平衡膳食是指选择多种食物,经过适当搭配做出的膳食,能满足人们对能量及各种营养素的需求,称为平衡膳食。老年人容易患有很多慢性疾病,这些慢性疾病往往都与营养不良有一定的关系。因此,应该保持营养的平衡,适当限制能量的摄入,保证足够的优质蛋白质、低脂肪、低糖、低盐、高维生素和适量的含钙、铁的食物。

2. 饮食易于消化吸收 因老年人的消化功能随着年龄的增长逐渐减弱,牙齿松动和脱落导致对食物的咀嚼能力进一步下降,因此在给老年人烹饪时要注意食物应该柔软、细腻,既要给牙齿咀嚼的机会,也要便于消化吸收。

3. 食物温度适宜 老年人的消化道对于食物的温度是极其敏感的,不能过热或过冷,因此饮食宜偏热,两餐之间或入睡前可以增加热饮料或者牛奶,可以缓解疲劳,增加消化道舒适感。

4. 良好的饮食习惯 老年人饮食更要注意少吃多餐,避免暴饮暴食或过饥过饱,膳食内容不宜改变过快,照顾到个人的喜好。老年人由于肝脏中储存糖原的能力较差,因此对于低血糖的耐受能力较差,容易有饥饿感。因此在两餐之间可以适当地增加点心等易消化的食物。晚餐吃得不宜过饱,因为夜间的热能消耗比较少,如果多吃富含能量而又难以消化的食物,如碳水化合物、蛋白质或者脂肪等,会影响到老年人的睡眠质量。

(二)老年人饮食注意事项

(1)食物原料要荤素搭配,注意食物的质量、颜色、味道;营养素要齐全;供给优质蛋白质、低脂肪、低糖、低盐、高维生素和适量含钙、铁的食物;提倡米、面和杂粮混食,宜选用全麦谷类;副食注意控制盐和腌制食物的摄入,如腊肉、咸菜和腐乳。

(2)烹制的食物要容易咀嚼和消化吸收。蔬菜要切细,肉类最好制成肉馅或将肉的纤维横向切断;尽量使用清蒸或炖煮、红烧的方法;尽量少吃油炸、烧烤、煎炒的比较硬、不易消化的食物。

(3)为吞咽困难的老年人烹制食品时,应将食物去骨、剔刺、切细、煮软;食物制成黏稠度高的状态,如稠米粥、糊状饭菜等。

(4)由于老年人的味觉、嗅觉低下,所以喜好味道浓厚的食物,特别是盐和糖,而盐和糖食用过多对健康不利,用量要注意适宜;如果老年人在进餐时味道太淡而影响食欲,烹调中可用醋、姜、蒜等调料改变食物的味道。

(5)食物应该清淡少盐,健康的老年人每日摄取盐的量应在 6 g 以内,以减少高血压或心脏病的发生。

(6)食物中必须有较丰富的膳食纤维。膳食纤维有促进胃蠕动的作用,可以防止粪便在肠道内的滞留,以预防便秘和肠道肿瘤的发生,蔬菜、水果和粗粮中含有较丰富的膳食纤维。

三、进食照护

(一)进食评估

为了保证老年人合理和有效的进食,首先要进行进食评估,其中营养状况的评估对护理人员而言是相当重要的,营养不良常会对老年人造成极大的影响,若能尽早发现营养不均衡的问题,就可以避免一些严重且复杂的损伤。在评估的过程中,可能会将一些营养不良的临床表征误认为是老化的正常现象,而丧失进一步处置的时机,护理人员应避免此状况的发生。

1. 营养状况评估的注意事项 营养评估可以有很多种方法,除了客观的身体营养评估之外,应先注意下列几项会影响营养状况的因素。①饮食习惯及型态:是否定时定量;外食或家中自备;是否有不当的饮食习惯。文化习俗对饮食的影响及在饮食上的特征也应在评估范围内。②营养不均衡的危险因素:原有的慢性疾病或健康问题需配合饮食控制,经济能力不足以提供适当的营养等。③进食的环境:进食环境的适当与否常会影响进食的动机及意愿,就像到餐厅吃饭常讲究气氛,甚至该餐厅气氛好坏的重要性胜过餐点的可口与否,气氛也就是给人的感觉,例如紧张急促的气氛、轻松愉快的感觉。对老年人而言其方便性更显得重要,如桌面太大太高都不利于食物的取用。此外,餐具的选择应恰当。这些周边的环境及设备均直接影响进食的结果。

2. 临床营养评估的方法 评估老年人营养状态有助于发现潜在性的营养问题及处理现存的营养问题,而临床上需要较方便快速的方法,常用的有下列几种:①身体检查:测量身高、体重、手臂直径等。除此还可利用身体评估的技巧发现问题,如腹部的评估可从触、叩诊中得知是否有腹胀或粪便填塞的问题,许多营养素在缺乏的状况下常会在身体的某些部位表现出异常现象,例如叶酸或维生素 B_{12} 缺乏常会以舌炎为露出信息,甚至产生心智功能上的障碍或忧郁的现象;伤口的不易愈合可能与锌不足有关;骨质疏松则可能与维生素 D 及钙的缺乏有关;贫血在老年人中相当常见,但并非所有的贫血均为缺铁性贫血或摄取不足所导致,可能还需进一步评估是否有其他问题,如胃肠道出血所引起的贫血。②生化检查:血红蛋白、钙、铁、血清白蛋白等检查。③其他评估法:可用 24 h 回忆法、食物日志、实际观察法等来评估营养状态,利用进食情况做营养评估时应特别小心,避免从一天的进食量或者一餐的进食量来评估微量元素的不足与否,这样容易造成评估结果与实际情况有所差距,应加长评估时间以提高其准确性。

(二)进食照护

1. 老年人进食前的护理 ①饮食教育:由于饮食习惯不同、缺乏营养知识,老年人可能对于养老机构的某些饮食不理解,难以接受。护理员应根据老年人所需的饮食种类对老年人进行解释和指导,说明意义,明确可选用和不宜选用的食物及进餐次数等,取得老年人的配合。饮食指导时应尽量符合老年人的饮食习惯,根据具体情况指导和帮助老年人摄取合理的饮食,尽量用一些老年人容易接受的食物代替限制的食物,使用替代的调味品或佐料,以使老年人适应饮食习惯的改变。良好的饮食教育能使老年人理解并愿意遵循饮食计划。②进食环境准备:舒适的进食环境可使老年人心情愉快,促进食欲。老年人进食的环境应以清洁、整齐、空气新鲜、气氛轻松愉快为原则。进食前暂停非紧急的治疗及护理工作。病室内如有危重或呻吟的患者,应以屏风遮挡。整理床单位,收拾床旁桌椅及床上下不需要的物品,去除不良气味,避免不良视觉现象,如饭前半小时开窗通风、移去便器等。对于老人院内不能如厕的老年人,饭前半小时给予便器排尿或排便,使用后应及时撤除,开窗通风,防止病室内残留不良气味影响食欲。多人共同进餐可促进老年人食欲。可以鼓励老年人在餐厅集体进餐,与其他老年人共同进餐。③老年人准备:进食前老年人感觉舒适会有利于进食。因此,在进食前,护理员应协助老年人做好相应的准备工作。减轻或去除各种不舒适因素,如:疼痛者给予适当的镇痛措施;高热者给予降温;敷料包扎固定过紧、过松者给予适当调节;因固定的特定姿势引起疲劳时,应帮助老年人更换体位或给予相应部位按摩。减少老年人的不良心理状态,对于焦虑、抑郁者给予心理指导;条件许可时,可允许家人陪伴老年人进餐。协助老年人洗手及清洁口腔,对病情严重的老年人给予口腔护理,以促进食欲。协助老年人采取舒适的进餐姿势,如老年人身体许可,可协助老年人下床进食;不便下床者,可安排坐位或者半坐位,并于床上摆放小桌进餐;卧床的老年人可安排侧卧位或仰卧位并给予适当支托。征得老年人同意后将餐巾围于老年人胸前,以保持衣服和被单的清洁,并使老年人做好进食准备。

2. 老年人进食中的护理 ①及时分发食物:护理员洗净双手,衣帽整洁。根据饮食单上的饮食要求协助配餐员及时将热饭、热菜准确无误地分发给每位老年人。②鼓励并协助老年人进食:老年人进食期间应巡视,同时协助老年人进食。检查饮食的实施情况,并适时给予督促,随时征求老年人对饮食制作的意见,并及时向营养师反映。进食期间,护理员可及时地、有针对性地解答老年人在饮食方面的问题,逐渐纠正其不良饮食习惯。鼓励卧床老年人自行进食,并将食物、餐具等放在老年人易于取到的位置,必要时护理员给予帮助。对不能自行进食的老年人,应根据老年人的进食习惯(如进食的次序与方法等)耐心喂食,每次喂食的量及速度可按照老年人的情况和要求而定,不要催促老年人,以便于其咀嚼和吞咽。进食的温度要适宜,防止烫伤。饭和菜、固体和液体食物应轮流喂食。进流质饮食者,可用吸管吸吮。对双目失明或者眼睛被遮盖的老年人,除遵守上述喂食要求外,应告诉老年人喂食的内容以增加其进食的兴趣。若老年人要求自己进食,可按时钟平面图放置食物,并告知方向、食物名称,利于老年人按照顺序摄取,如 6 点钟方向放饭,12 点钟放汤,3 点钟及 9 点钟放菜等。对于禁食或限量饮食者,应告知老年人原因,以取得配合。对于需要增加饮水量者,应向老年人解释大量饮水的目的及重要性。督促老年人在白天饮入一天总水量的 3/4,以免夜间饮水多,增加排尿次数而影响睡眠。老年人一次无法大量饮水时,可少量多次饮水,并注意改变液体种类,以保证液体摄入量。对限制饮水量者,护理员应向老年人及家属说明限水的目的及饮水量,以取得合作。若老年人口干,可用湿棉球湿润口唇或滴水湿润口腔黏膜。口渴严重时若病情允许可采用含冰块、酸梅等方法刺激唾液分泌而止渴。

3. 老年人进食后的护理 ①及时撤去餐具,清理食物残渣,整理床单位,督促和协助老年人饭后洗手、漱口或为老年人做口腔护理,以保持餐后的清洁和舒适。②对暂需禁食或延迟进食的老年人做好交接班。

知识链接

老年人合理进食方法:①选择食物多样化:主副食搭配,粗粮细粮兼顾,不偏食,不择食。②烹调要合理:少食煎、炸食品,多用煮、炖、蒸、熬的方法。③食物要清淡:油腻食品不易吸收和消化,而且进食过多容易引起心血管疾病。④进食有节制:吸烟和饮酒要有节制。如果不能戒掉烟酒,就有意识控制,尽量少吸和少喝。⑤少食多餐:减少每次进食的量,增加进食次数,有利于吸收和消化。⑥科学饮水:老年人血黏度高,肾脏排泄功能下降,应增加每天的进水量(每天 1500 mL 以上)。⑦食物不可过咸,很多人平时只注意糖的摄入量,尤其是北方人都"口重",其实食用过多的盐也会造成高血压等疾病。⑧盛怒之下不进食:进食要保持心平气和,才能有利于消化吸收。⑨不食用过热或过凉的食物:老年人食用过热或过凉的食品,影响消化道黏膜,并且对胃的刺激较大。⑩饭后注意运动:饭后不可立刻运动,饭后也不要立刻就休息。应在饭后 30 min 以后,散散步或做一些简单的运动。

课后思考

1.名词解释

平衡膳食。

【重点】
在给老年人配餐时要注意四个饮食原则,即平衡膳食,饮食易于消化吸收、食物温度适宜和良好的饮食习惯。老年人进食评估主要从饮食习惯及型态、营养不均衡的危险因素以及进食的环境三个方面进行评估,同时对老年人实施进餐护理时,要注意老年人进餐前、进餐中和进餐后的护理。

2. 问答题

(1) 给老年人配餐的注意事项有哪些?

(2) 促进老年人食欲的措施有哪些?

3. 案例分析题

孙老先生,68 岁,因左眼白内障而入院接受手术治疗,手术后第 3 天突然出现无法行走、肌肉无力、意识混乱的情形,怀疑是脑血管意外引起,会诊神经内科急做 CT 检查,均无任何发现,最后在给予维生素 B_{12} 后情况改善,请为该老年人制订饮食照护方案。

(王 岚)

任务五 排泄照护

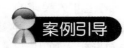

张奶奶,68 岁,患有冠心病、高血压,每天遵医嘱服药。老伴两年前去世,张奶奶的子女均在外地生活,为了让子女放心,张奶奶主动要求入住养老院。几天前在养老院内不小心滑倒,造成了股骨骨折,出院后需卧床养病。由于不适应卧位排便,张奶奶出现了便秘情况,总是两三天也没有一次大便,对此,养老院护理员很是苦恼。

请问:如何从缓解便秘和协助排便两方面为张奶奶制订一份照护计划?

一、如厕的照护

随着年龄的增长,生理功能的老化与渐进性的退化及慢性病的伴随,有关排泄系统的健康问题在老年人中是相当常见的,主要累及的是消化系统和泌尿系统方面的问题。各器官的老化现象会使老年人的排尿和排便性质与习惯改变、便秘和腹泻、发生尿潴留或尿失禁状况、饮食和饮水习惯发生变化,从而使老年人更容易产生各种排泄问题,需要给予特殊的照护。

在协助老年人如厕前,首先应该评估老年人的年龄、临床诊断、意识状态、生命体征、合作程度、心理状况、生活自理能力、膀胱充盈度、会阴部皮肤黏膜情况、排便情况及清洁度,根据老年人目前的全身情况给予如厕的照护。

对老年人来说,卫生间是各种突发状况高发的地方,想要安全如厕,要注意以下事项。

(一)老年人如厕居家环境要求

老年人的如厕环境要注意安全,要选择坐式马桶,并安装扶手。多数老年人关节不好,常会造成下蹲困难,因此坐式马桶更安全,可以减少腿部压力,避免出现摔跤和心血管疾病等意外事件。对于有明显肢体障碍的老年人,家人还可以考虑在马桶周围安装把手,方便老年人起坐。卫生间应该配有防滑垫,卫生间的摆设尽量简单,地面减少牵绊和阻挡,洗完澡要及时将卫生间的地板擦干,以免老年人如厕时滑倒。卫生间的设计可以采取干湿分离,最好使用防滑拖鞋。老年人如厕时厕所门不要紧锁,若老年人如厕时发生意外,此时门锁紧闭,需要长时间才能破门而入,耽误救援的最佳时间,因此,老年人如厕尽量不要插门或者上锁。

(二)老年人如厕行动要慢

蹲起动作要慢。晨起排便时,老年人动作一定要慢,慢慢蹲下去、站起来。因为清晨老年人的心率相对较快,血压也较高,心脏排血量增加,血液黏度增加,此时心血管疾病发病率是其他时段的 3~4 倍。排便后起身慢一点,缓缓站起。尤其一些直立性低血压患者,蹲坐时,由于下肢弯曲会影响下肢静脉的回流,使回心血量减少,突然站起易引起大脑的短暂性供血不足,而导致眼前发黑,甚至晕倒。

（三）排便不要过度用力

老年人用力排便时,会导致腹压、血压升高,此时心脏的负担也会加大。因此,排便不要太用力,如果有便秘症状,应多吃富含纤维的果蔬,或在医生指导下,如厕前使用润肠药物。

（四）应该养成定时排便的习惯

即使没有便意也应该坚持上厕所练习排便,利用生物反馈的方法,定时有意识地诱导排便。

（五）憋尿后不要排空太快

老年人最好不要憋尿,如果憋得太久,排尿时也要放缓速度。尤其在夜间,老年人易发生排尿晕厥,多是由于夜间睡眠时心跳较慢,加上膀胱回缩、腹压突然下降,致使回心血量减少,从而造成大脑短暂性缺血而晕倒。

二、卧床者的排泄照护

（一）卧床者的排尿照护

1. 操作准备 ①老年人准备:老年人了解床上排尿的目的、过程和意义,告知老年人应该如何配合。②护理员准备:工作服干净整洁,清洗双手。③用物准备:尿壶或便盆(图 3-1)、一次性护理垫、卫生纸。必要时准备温水、水盆和毛巾。④环境准备:环境清洁宽敞,温湿度适宜。关闭门窗,必要时用屏风遮挡。

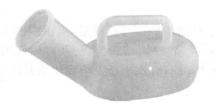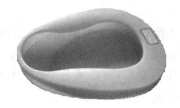

图 3-1 尿壶和便盆

2. 操作步骤 具体见表 3-1。

表 3-1 协助卧床者排尿的操作步骤

操作步骤	要点与说明
1. 协助老年人取仰卧位,掀开下身被折向远侧,协助其脱下裤子至膝部	
2. 叮嘱老年人配合屈膝抬高臀部,同时一手托起老年人的臀部,另一手将一次性护理垫垫于老年人臀下	• 为了保暖和保护老年人隐私,护理员可用浴巾盖住老年人的会阴及大腿
3. 叮嘱女性老年人屈膝,双腿呈八字分开,护理员放稳便盆,臀部紧贴便盆,盖好盖被。老年男性面向护理员取侧卧位,双膝并拢,将阴茎插入尿壶接尿口,用手握住尿壶把手固定,盖好被子	
4. 操作后处理 (1) 老年人排尿后,护理员撤下尿壶或便盆。用卫生纸擦干老年人会阴部,必要时,护理员为老年人清洗或擦拭会阴部。 (2) 撤去一次性护理垫,协助老年人穿好裤子,整理床单位,必要时协助老年人洗手。 (3) 开窗通风,观察、倾倒尿液,冲洗尿壶、便盆,晾干备用	• 老年人排泄完毕,可呼叫护理员进入卫生间,老年人难以擦净臀部时,可帮助其擦净

3. 注意事项 ①如果老年女性也使用尿壶时,应注意确定贴紧会阴部,以免漏尿打湿床单位。②接尿时避免长时间暴露身体,导致受凉。③尿壶、便盆及时倾倒并清洗消毒,减少异味及

尿渍附着。④耐心对待老年人的排泄要求，尊重老年人的排泄习惯。

（二）卧床者的排便照护

1. 操作准备 ①老年人准备：老年人了解床上排便的目的、过程和意义，告知老年人应该如何配合。②护理员准备：工作服干净整洁，清洗双手，必要时戴口罩。③用物准备：便盆（图 3-1）、一次性护理垫、卫生纸。必要时准备温水、水盆和毛巾。④环境准备：环境清洁宽敞，温湿度适宜。关闭门窗，必要时用屏风遮挡。

2. 操作步骤 同女性卧床老年人排尿步骤。

3. 注意事项 ①使用便盆前检查便盆是否洁净完好。②避免长时间暴露身体，导致老年人受凉。③便盆及时倾倒并清洗消毒，避免污渍附着。④为老年人放置便盆时不可硬塞，避免损伤皮肤。⑤只帮助老年人做自己力所不能及的事情。⑥排泄时不催促老年人。⑦有传染病的老年人排泄物应该遵循消毒隔离的原则进行处理。

三、便秘的照护

（一）定义与病因

便秘是指每周排便次数比原来排便次数减少 1/3～1/2，且质地干硬，排便费力，排便习惯会因性别、年龄、种族、活动度与饮食习惯而异。便秘是一种伴随许多胃肠系统疾病（如直肠与结肠癌）的症状，最常见的原因有饮食习惯（摄取纤维性食物不足）、缺乏运动、缺乏充裕时间排便、生活压力、情绪紧张、外出旅游环境不适应、习惯性使用轻泻药、饮水量减少或体液流失过多及药物副作用等。

由于老年人的胃肠系统的消化功能会随着年龄的增加而日益减退，当咀嚼能力变差时，会使纤维性食物摄取减少；各种消化液分泌减少，胃肠蠕动减慢，结肠、直肠及肛门肌肉松弛，使粪便推挤到直肠的作用变差，因而使老年人更易产生便秘问题，这也是发生粪便填塞的主要病因。

（二）便秘的照护

便秘的照护重在建立合理的饮食和生活习惯，主要措施如下。

1. 养成定时排便的习惯 让老年人懂得保持大便通畅的重要性，制订时间表，安排足够时间排便，避免他人干扰，防止意识性地抑制便意，有便意时不要忽视。

2. 调整饮食结构 多饮水，晨起、餐前可以饮用温开水促进肠蠕动，温开水中可以加入少许蜂蜜，刺激排便反射，保证每天 2000～2500 mL 的饮水量。多食用富含丰富维生素的食物（如麦麸或糙米，蔬菜类有芹菜、菠菜、韭菜，含果胶丰富的水果如芒果、香蕉等）。

3. 鼓励适当运动 改变静止的生活方式，每天有 30～60 min 的活动或锻炼，在促进肠蠕动的同时，也改善了情绪。

4. 腹部环形按摩 在清晨和晚间排尿后取卧位，用双手示指、中指和无名指相叠，沿结肠走向，自右下腹向上到右上腹，横行至左上腹，再向下至左下腹，沿耻骨上回到右下腹做腹部按摩，促进肠蠕动。轻重速度以自觉舒适为宜，开始每次 10 圈，以后逐渐增加，在按摩同时可做肛门收缩运动。

5. 协助排便 严重的老年人可以给予开塞露、甘油栓等粪便软化剂，必要时遵医嘱给予灌肠。如果发生粪便嵌塞时，早期可使用栓剂、口服缓泻剂来润肠通便，必要时用油类保留灌肠，无效时人工取粪。人工取粪操作时动作轻柔，切忌暴力硬挖。

四、腹泻的照护

（一）定义与病因

腹泻是指粪便稀薄，每日排便在 3 次以上，呈持续或反复出现。腹泻分为急性与慢性两种，病程超过 2 个月称为慢性腹泻。本病一年四季皆可发生，老年人由于机能衰退，患病常易发生腹泻。引起老年人发生腹泻的原因较多,发病机理相当复杂,其发病基础是胃肠道的分泌、消化、吸收和运动等功能障碍,且互为影响。老年人发生腹泻的原因如下。

1. 胃病所致 常见的有胃酸过少或缺乏,如慢性萎缩性胃炎、胃黏膜萎缩、晚期胃癌均可发生腹泻,胃大部切除术、胃空肠吻合术后,胃内容物进入肠腔过快亦可发生腹泻。

2. 肠道感染 常见的有肠道病毒感染、细菌感染(如沙门菌感染、细菌性痢疾等),以及真菌感染、肠道寄生虫感染等。

3. 肠道非感染性炎症 常见的有炎症性肠病,如慢性非特异性溃疡性结肠炎、克罗恩病、急性出血性坏死性肠炎和结肠息肉并发结肠炎等。

4. 肿瘤 肠道肿瘤,如结肠癌、直肠癌、小肠恶性淋巴瘤等最为常见。

5. 食物中毒 葡萄球菌肠毒素引起的食物中毒、河豚中毒、毒蕈中毒等可致急性腹泻。

6. 肠道功能紊乱 常见的有肠道激惹综合征、情绪性腹泻等。

7. 其他因素 如化学品中毒(酒精、汞、砷、磷等中毒)、肠道变态反应(食物过敏,如食乳品、鱼、虾、蟹后引起的腹泻)、消化不良、营养不良等。

（二）腹泻的照护

(1) 评估老年人腹泻的原因,采取针对性的护理措施。

(2) 膳食调理:清淡的流质或半流质食物,避免摄入油腻、辛辣、高纤维食物。严重腹泻时可暂时禁食。鼓励老年人饮水,以免脱水。

(3) 腹泻严重时,口服补液盐或遵医嘱静脉补充水、电解质。

(4) 每次便后用温水洗净肛门周围及臀部皮肤,保持皮肤清洁干燥。必要时,肛门周围涂软膏加以保护。

(5) 注意观察,预防压疮。

(6) 密切观察病情,记录排便的性质、次数等,必要时留取标本送检。

五、尿潴留的照护

（一）定义与病因

当一个人体内有尿液无法由尿道排出,而滞留在体内时,临床上则称之为尿潴留(urine retention)。其主要症状有排尿困难、疼痛,尿柱减少,排尿中断或排尿不完全。临床上导致尿潴留的原因有很多,女性主要为尿失禁,男性有神经性膀胱、尿路结石、良性前列腺肿瘤或前列腺癌。由于男性自50岁后前列腺就随着年龄渐进性肥大,肥大的前列腺使膀胱排空能力下降,尿余量增加,导致尿潴留成为中年男性不可避免的泌尿系统问题之一。

（二）尿潴留的照护

(1) 及时报告发现老年人有尿潴留的情况,要及时报告护士和医生,并确定尿潴留的原因。

(2) 体位舒适:如果有的老年人不习惯取卧位排尿,在病情允许情况下协助老年人习惯排尿姿势,可以将床头支起或协助老年人坐起排尿。

(3) 按摩、热敷下腹部:护理员用热水袋热敷下腹部或轻轻按摩下腹部,以便解除肌肉紧张,促进排尿。

(4) 利用条件反射诱导排尿:让老年人听流水声或用温水冲洗会阴。

(5) 积极配合医生和护士的各种操作,如导尿法、留置导尿法等。

六、尿失禁的照护

（一）定义与病因

由于膀胱神经病变或膀胱颈、泌尿生殖膈肌肉松弛而引起失禁问题,称之为尿失禁。美国国立卫生研究院对尿失禁所做的定义特征为"尿液不自主地由尿道口流出,并造成当事人的困扰"。

主要原因更多是由各种疾病引起的感染而导致。根据美国卫生保健部门统计，每年花费在处理此问题的相关费用达 10 亿美元以上。近年有关尿失禁的专业知识与临床上对尿失禁的照护是研究与讨论的热门主题。

（二）尿失禁的类型

由于造成尿失禁的症状因导致原因的不同而不同，而导致尿失禁的原因往往多而复杂；在症状分类上，最大的困扰是常具有一种以上的相关症状。若依影响时间的持续情形分类，尿失禁可分成暂时性与永久性尿失禁。暂时性尿失禁是一种可以复原的暂时性的健康问题，主要原因包括意识障碍、直肠压迫和药物副作用等。而依据造成的原因，则可归纳为解剖性、生理性、病理性与心因性尿失禁，主要因素包括多产、感染、萎缩性阴道炎、急性精神错乱、活动限制、粪便嵌塞、药物副作用及其他医疗相关疾病。根据美国国立卫生研究院与北美护理诊断学会对尿失禁所做的分类，尿失禁分为压力型尿失禁、急迫型尿失禁、混合型尿失禁、溢满型尿失禁、功能型尿失禁、反射型尿失禁与完全型尿失禁 7 种；其中，急迫型尿失禁和混合型尿失禁在一般老年人中比较常见。

（三）尿失禁的症状、病因和处理

1. 压力型尿失禁 ①病因：包括神经性和非神经性。神经性主要为脊髓损伤致括约肌功能不全。非神经性包括多产、绝经期女性激素缺乏、骨盆底肌松弛、尿道萎缩、尿道内括约肌功能不全。②症状：腹压突然增加如跳跃、跑步、咳嗽、打喷嚏、开怀大笑时，尿液会不由自主地从尿道口漏出。③处理：药物治疗（如拟交感神经药物，增加膀胱颈及尿道张力）、行为治疗、生物反馈、阴道滞留治疗与电刺激治疗。

> 【小贴士】
> 尿失禁虽然可能侵犯所有年龄层，但主要发生在老年人中，被认为是当今老年人群最常见的失能隐疾之一，也是绝经期妇女最大的困扰。

2. 急迫型尿失禁 ①病因：包括神经性和非神经性。神经性主要因中风、脊髓上神经元受损、多发性脊柱侧弯所致。非神经性包括不稳定膀胱或膀胱逼尿肌不稳定及非病理性，如心因性或老化。②症状：尿感产生时，来不及到厕所，尿就由尿道口漏出。③处理：药物治疗（如抗胆碱素，减少膀胱收缩）、行为治疗、凯格式运动、生物反馈与电刺激治疗。

3. 混合型尿失禁 ①病因：发生在身体虚弱的老年人身上。②症状：同时出现压力型及急迫型尿失禁的部分症状。③处理：药物治疗、行为治疗、凯格式运动、生物反馈、阴道滞留治疗与电刺激治疗。

4. 溢满型尿失禁 ①病因：主要原因为逼尿肌收缩不全，见于下脊髓损伤、神经病变、骨盆后根神经切除、前列腺肿大、突发型逼尿肌衰竭。②症状：膀胱过度膨胀而导致尿液不自主漏出；临床症状有尿频、不定时尿漏、持续尿漏，或同时出现压力型及急迫型尿失禁的部分症状。③处理：药物治疗、行为治疗和生物反馈。

5. 功能型尿失禁 ①病因：身体虚弱、行动不便、被约束、行动受限制、精神抑郁或行为失智。②症状：因环境、心理或认知功能障碍等因素所产生的尿失禁。③处理：行为治疗、便盆使用、防漏衣物使用和定时导尿。

6. 反射型尿失禁 ①病因：上运动神经受损、神经性膀胱、脑卒中、下脊髓神经受损、糖尿病。②症状：膀胱胀满时，无法感受到膀胱胀满的感觉，也没有排尿冲动，但固定间隔时间，膀胱会出现不自主、无法抑制的收缩或引发交感神经反应而排出小便，或以手刺激耻骨上方、大腿内侧或肛门时，可以引发排尿发射冲动。③处理：药物治疗、排尿刺激或间歇性导尿。

7. 完全型尿失禁 ①病因：由于脊髓受损、糖尿病神经病变或系统性疾病引起的神经性膀胱。②症状：膀胱胀满时，无法感受到膀胱胀满，也没尿意感冲动，而尿液不自觉地持续流出。③处理：使用尿套、引流袋或定时检查并更换防漏衣物。

（四）尿失禁的照护

1. 皮肤护理 指导老年人及其照护者及时更换尿失禁护理用具，如失禁尿垫、纸尿裤等，注意会阴部的清洁卫生,每日用温水擦洗,保持会阴部皮肤清洁干燥;卧床老年人注意经常变换体位、减轻局部受压、加强营养摄入等,同时要注意预防压疮等皮肤问题的发生。

2. 饮水 向老年人解释饮水的重要性,因尿液对排尿反射有刺激的作用,因此保持每日摄入的液体量在 2000～2500 mL,适当调整饮水时间和量,睡前限制饮水,以减少夜间尿量。避免摄入有利尿作用的咖啡、浓茶、可乐、酒类等。

3. 饮食 指导老年人平衡饮食,保证足够热量和蛋白质供给,摄入足够的纤维素,同时要注意保持大便的通畅,防止便秘的发生。

4. 康复活动 鼓励老年人坚持做盆底肌肉训练与膀胱训练,减轻肌肉松弛,促进尿失禁的康复。

5. 其他 老年人的卧室尽量安排在靠近厕所的位置,夜间应有适宜的照明灯,对于有认知障碍的老年人,厕所一定要标记清楚。必要时指导老年人按照医嘱使用药物。

【重点】
老年人排泄常见问题(便秘、腹泻、尿失禁)的定义、病因和照护。

知识链接

盆底肌肉训练可分别在不同体位时进行。站立:双脚分开与肩同宽,尽量收缩盆底肌肉并保持 10 s,然后放松 10 s,重复收缩与放松 15 次。坐位:双脚平放于地面,双膝微微分开,与肩同宽,双手放于大腿上,身体微微前倾,尽量收缩盆底肌肉并保持 10 s,然后放松 10 s,重复收缩与放松 15 次。仰卧位:双膝微屈约 45°,尽量收缩盆底肌肉并保持 10 s,然后放松 10 s,重复收缩与放松 15 次。

课后思考

1. 名词解释
便秘、腹泻、尿潴留、尿失禁。

2. 问答题
便秘、腹泻、尿潴留和尿失禁的主要照护措施。

3. 案例分析题
陈老先生,80 岁,167 cm,50 kg,外观瘦弱,皮肤弹性差,装有活动性全口义齿,为退伍军人,住在养老机构,常因便秘困扰,为解决便秘所带来的不适,常备有泻药自行服用。请分析:陈老先生有哪些现存及潜在性的问题? 应提供何种方法协助他?

(王 岚)

任务六 皮肤清洁和梳洗照护

案例引导

李大爷,68 岁,半年前因脑血管意外导致左侧肢体偏瘫,生活状态半自理,神志清楚,体质虚弱,子女因工作原因无暇照顾,将李大爷送入养老机构。

请问:在日常生活照顾中,如何保持李大爷的清洁卫生?

一、穿脱衣的照护

衣服的穿脱对于老年人是非常重要的,即使是自理能力有损的老年人,也要尽量鼓励与指导

NOTE

其参与衣服的穿脱过程,以尽可能最大限度地保持和发挥其残存功能。因此服装的设计上要注意便于穿脱,如拉链上应留有指环,便于老年人拉动;上衣的设计应多以前开襟为主;减少纽扣的使用,尽量使用橡皮筋代替,或可选用魔术贴取代纽扣;如要坚持使用,也要注意纽扣不宜过小,以方便老年人自行系扣。对于行动不便的老年人穿脱衣裤直接影响到老年人的舒适度。因此,要采用正确的操作方法来满足老年人的需求。

（一）准备工作

1. 护理员准备 穿清洁工作服,洗净、擦干并温暖双手。

2. 物品准备 清洁的衣裤。

3. 环境准备 关闭门窗,调节室温至 22~26 ℃。

（二）操作程序

老年人穿脱衣裤的操作程序见表 3-2。

表 3-2　老年人穿脱衣裤的操作程序

部　位	操　作　步　骤
协助老年人穿开襟上衣	向老年人解释→掀开盖被→一手扶住老年人肩部→另一手扶住髋部→协助老年人翻身侧卧(当老年人一侧肢体不灵活时,应卧于健侧,患侧在上)→从老年人身下拉出衣服→穿好另一侧衣袖(健侧)→整理、拉平衣服→扣好纽扣
协助老年人穿套头上衣	向老年人解释→辨清衣服前后面→护理员的手臂从衣服袖口处穿入→握住老年人手腕→将衣袖轻轻向老年人手臂上拉套(遇老年人一侧肢体不灵活时,先穿患侧,后穿健侧)→同法穿好另一侧衣袖→将衣领开口套入老年人头部→整理拉平衣服
协助老年人脱上衣	1. 脱开襟上衣:向老年人解释→掀开盖被→解开上衣纽扣→协助老年人脱去一侧衣袖(当老年人有一侧肢体不灵活时,先脱健侧,后脱患侧)→其余部分平整地掖于老年人身下→从身体另一侧拉出衣服→脱下另一侧衣袖→整理用物 2. 脱套头上衣:向老年人解释→将衣服向上拉至胸部→协助老年人手臂上举→脱出一侧衣袖(先脱健侧,再脱头部,最后脱患侧)→再脱另一侧衣袖→整理用物
协助老年人穿脱裤子	1. 协助老年人穿裤子的方法:向老年人解释→护理员左手臂从裤管口向上套入→轻握老年人脚踝→右手将裤管向老年人大腿方向提拉→同法穿好另一裤管→向上提拉裤腰至臀部→协助老年人侧卧→将裤腰拉至腰部→平卧→系好裤扣、裤带(老年人裤子选择带松紧带的为好) 2. 协助老年人脱裤子的方法:向老年人解释→协助老年人松开裤带、裤扣→一手托起腰骶部→另一手将裤腰向下退至臀部以下→双手分别拉住两裤管口向下将裤子完全脱下

（三）注意事项

(1) 态度认真,动作轻稳。

(2) 注意室温,以 22~26 ℃为宜,以防老年人受凉。

(3) 操作过程中经常询问老年人有无不适。

(4) 给老年人穿脱衣裤时,要选择柔软、透气性好的合体衣裤。

(5) 尽量为老年人选择开襟上衣和带松紧带的裤子。

二、洗手的方法

正确的洗手方法是养成老年人个人卫生习惯的重要内容之一,能有效地防止部分疾病的传播。因此,应指导老年人应用正确的洗手方法清洁双手。

（一）准备工作

1. 护理员准备 衣帽整洁,修剪指甲,取下手表、饰物,卷袖过肘。

2. 环境准备 清洁、宽敞。

3. 用物准备 流动水洗手设施、清洁剂、干手物品,必要时备护手霜或直接备速干手消毒剂。

（二）操作步骤

应用七步洗手法洗净双手(图 3-2),具体操作步骤见表 3-3。

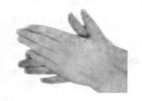 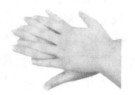 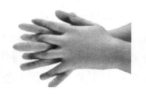 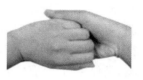

(a) 掌心相对,手指并拢相互揉搓　　(b) 掌心对手背沿指缝相互揉搓,交换进行　　(c) 掌心相对,双手交叉指缝相互揉搓　　(d) 弯曲手指使关节在另一掌心旋转揉搓,交换进行

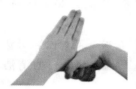 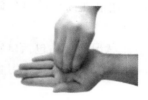 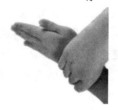

(e) 一手握另一手大拇指旋转揉搓,交换进行　　(f) 五个手指尖并拢在另一个掌心中旋转揉搓,交换进行　　(g) 握住手腕回旋摩擦,交换进行

图 3-2　七步洗手法步骤

表 3-3　洗手的步骤

操作步骤	要点与说明
1. 准备　打开水龙头,调节合适水流和水温	• 水龙头最好是感应式或用肘、脚踏、膝控制的开关
2. 湿手　在流动水下,使双手充分淋湿	• 水流不可过大以防溅湿工作服 • 水温适当,太热或太冷会使皮肤干燥
3. 涂剂　关上水龙头并取清洁剂均匀涂抹至整个手掌、手背、手指和指缝	
4. 洗手　认真揉搓双手至少15 s,具体揉搓步骤如图3-2所示	• 注意清洗双手所有皮肤,包括指背、指尖和指缝 • 必要时增加手腕的清洗,要求握住手腕 • 旋转揉搓手腕部及腕上 10 cm,交换进行
5. 冲净　打开水龙头,在流动水下彻底冲净双手	• 流动水可避免污水沾污双手 • 冲净双手时注意指尖向下
6. 干手　关闭水龙头,以擦手纸或毛巾擦干双手或在干手机下烘干双手;必要时取护手霜护肤	• 毛巾应保持清洁干燥,一用一消毒

（三）注意事项

（1）当手部有肉眼可见的污物时,应用清洁剂和流动水洗手;当手部没有肉眼可见的污物时,可用速干手消毒剂消毒双手代替洗手,揉搓方法与洗手方法相同。

（2）洗手方法正确,手的各个部位都需洗到、冲净,尤其要认真清洗指背、指尖、指缝和指关节等易污染部位;冲净双手时注意指尖向下。

（3）注意调节合适的水温、水流,避免污染周围环境。

三、口腔及义齿的照护

牙齿缺失是老年人常见的口腔疾病之一,不仅会影响咀嚼功能的正常发挥,久而久之还会引起消化系统的一系列问题,造成营养不良和吸收障碍,进而对健康造成不良影响。可摘义齿适用范围广,有磨除牙体组织少、摘戴方便、在口外易于清洁、价格较低廉等优点,目前仍然是广大老年牙齿缺失患者的首选牙齿修复方法。世界卫生组织(WHO)规定老年人口腔健康标准是65岁以上老年人牙齿缺失在10颗以下,龋齿和充填在12颗以内;80岁老年人至少应有20颗功能牙(即能够咀嚼食物而不松动的牙)。建立这一标准的目的是通过延长牙齿的寿命来保证人的长寿和提高生命质量。但由于老年人口腔卫生状况普遍较差,且随着年龄增长,生活自理能力逐渐减弱,再加上佩戴可摘义齿后会使口腔卫生状况进一步恶化,因此,对于佩戴可摘义齿的老年人而言,如何保持口腔卫生,进而维护口腔健康显得十分重要。口腔护理是基础护理技术操作的一项,是保持口腔清洁、预防疾病发生的重要手段之一。老年人对于口腔和义齿的照护主要包括以下几点。

（一）评估

口腔评估的目的是确定老年人现存或潜在的口腔卫生问题,以制订照护计划并提供适当的照护,从而预防或减少口腔疾病的发生。

1. 口腔卫生及清洁状况 口腔卫生状况的评估包括口唇、口腔黏膜、牙龈、牙齿、舌、腭、唾液及口腔气味等。还需评估老年人的口腔清洁状况和日常习惯,如刷牙、漱口或清洁义齿的方法、次数及清洁程度等。

2. 自理能力 评估老年人口腔清洁过程中的自理程度。对于半自理的老年人,应该鼓励其发挥自身潜能,减少对他人的依赖,不断增强自我照顾能力。

3. 对口腔卫生保健知识的了解程度 评估老年人对保持口腔卫生重要性的认识程度及预防口腔疾病等相关知识的了解程度,如刷牙方法、口腔清洁用具的选用、牙线使用方法、义齿的护理以及其他影响口腔卫生的因素等。

在为老年人进行口腔护理前,应对老年人的口腔卫生及清洁状况、自理能力及对口腔卫生保健知识的了解程度进行全面评估。可以采用口腔护理评估表(表3-4),将口腔卫生状况分为好、一般和差,分别记为1、2和3分。总分为各个项目之和,分值范围为12～36分。分值越高,表明口腔卫生状况越差,越需加强口腔卫生护理。

表 3-4 口腔护理评估表

部位 \ 描述 \ 分值	1分	2分	3分
唇	滑润,质软,无裂口	干燥,有少量痂皮,有裂口,有出血倾向	干燥,有大量痂皮,有裂口,有分泌物,易出血
黏膜	湿润,完整	干燥,完整	干燥,黏膜破损或有溃疡面
牙龈	无出血及萎缩	轻微萎缩,出血	有萎缩,容易出血、肿胀
牙/义齿	无龋齿,义齿合适	无龋齿,义齿不合适	有许多空洞,有裂缝,义齿不合适,齿间流脓液
牙垢/牙石	无牙垢或有少许牙石	有少量至中量牙垢或中量牙石	大量牙垢或牙石
舌	湿润,少量舌苔	干燥,有中量舌苔	干燥,有大量舌苔或覆盖黄色舌苔
腭	湿润,无或有少量碎屑	干燥,有少量或有中量碎屑	干燥,有大量碎屑
唾液	中量,透明	少量或过多量	半透明或黏稠
气味	无味或有味	有难闻气味	有刺鼻气味
损伤	无	唇有损伤	口腔内有损伤

续表

分值 描述 部位	1分	2分	3分
自理能力	完全自理	部分依赖	完全依赖
健康知识	大部分知识来自于实践,刷牙有效,使用牙线清洁牙齿	有些错误观念,刷牙有效,未使用牙线清洁牙齿	有许多错误观念,很少清洁口腔,刷牙无效,未使用牙线清洁牙齿

(二)口腔的清洁照护

1. 正确选择和使用口腔清洁用具 牙刷是清洁口腔的必备工具,选择牙刷时应尽量选用刷头较小且表面平滑、刷柄扁平而直、刷毛质地柔软且疏密适宜的牙刷。刷头较小的牙刷在口腔内运用灵活,可满足适度扭转和分区洗刷的实际需要,保证刷牙时可触及牙齿各个部位。尼龙软毛软硬度和弹性适中,耐磨性强,对牙齿的清洁和按摩作用较佳,不会损伤牙龈。不可使用已磨损的牙刷或硬毛牙刷,因为其清洁效果欠佳,容易导致牙齿磨损及牙龈损伤。牙刷在使用间隔应保持清洁和干燥,至少每隔三个月更换一次。应选用无腐蚀性的牙膏,以免损伤牙龈。含氟牙膏具有抑菌和保护牙齿的作用,推荐老年人使用。药物牙膏可抑制细菌生长,具有预防龋齿、治疗牙周病或牙齿过敏的作用,可根据需要选择使用。

2. 采用正确的刷牙方法 刷牙可清除食物残渣,有效减少牙齿表面与牙龈边缘的牙菌斑,同时具有按摩牙龈的作用,有助于减少口腔环境中的致病因素,并增强组织抗病能力。刷牙通常于晨起或就寝前进行,建议餐后也刷牙。成人刷牙的主要方法推荐水平颤动拂刷法,该法是一种有效清除牙龈沟内牙菌斑的刷牙方法。水平颤动主要是去除牙颈部及牙龈沟内的牙菌斑,拂刷主要是清除唇(颊)舌(腭)面的牙菌斑。具体操作如下。

将刷头置于牙颈部,刷毛指向牙根方向(上颌牙向上,下颌牙向下),刷毛与牙长轴大约成45°,轻微加压,使刷毛部分进入牙龈沟内,部分置于牙龈上。从后牙颊侧以2～3颗牙为一组开始刷牙,用短距离水平颤动的动作在同一部位数次往返,然后将牙刷向牙冠方向转动,拂刷唇(颊)面。刷完第一个部位后,将牙刷移至下一组2～3颗牙的位置重新放置,注意与前一个部位保持有重叠的区域,继续刷下一个部位,按顺序刷完上下牙齿的唇(颊)面。用同样的方法刷后牙的舌(腭)面。刷上前牙舌(腭)面时,将刷头竖放在牙面上,使前部刷毛接触牙龈缘,自上而下颤动。刷下前牙舌(腭)面时,自下而上颤动。刷咬合面时,刷毛指向咬合面,稍用力前后来回刷。

3. 正确使用牙线 若刷牙不能彻底清除牙齿周围的牙菌斑和碎屑,可使用牙线清除牙齿间隙食物残渣,去除齿间牙菌斑,预防牙周病。建议每日使用牙线剔牙两次,餐后立即进行效果更佳。具体操作方法如下。

从牙线盒里拉取出一段约25 cm长的牙线,将线头两端分别在两手的食指第一节上绕2～3圈,两食指间的距离约5 cm。用大拇指或中指支撑着将牙线拉直,引导牙线沿牙齿侧面缓和地滑进牙缝内,同时带出食物嵌渣。将牙线贴紧牙齿的邻接牙面并使其成"C"形,以增加接触面积,然后上下左右缓和地刮动,清洁牙齿的表面、侧面以及牙龈深处的牙缝。刮完牙齿的一边邻面后,再刮同一牙缝的另一边,直至牙缝中的食物嵌渣、牙菌斑及软牙垢随牙线的移动被带出为止。换一截干净的牙线,用同样的方法,逐个将全口牙齿的邻面刮净,并漱去刮下的食物嵌渣、牙菌斑及软牙垢。

(三)义齿的清洁照护

老年人作为种植义齿的特殊群体,具有体质特殊、理解和接受能力较弱等特点,要求护士技术娴熟,且有良好的沟通技能。取下义齿后将其在流水中用普通牙刷清洗干净,再浸泡于冷水杯中,切忌浸泡于热水或酒精等有机溶剂中,以免造成义齿基托树脂老化,影响使用寿命。义齿磨光面要轻轻刷洗,组织面由于较粗糙不易清洁,要用硬毛牙刷仔细彻底清洗。对于口腔无病变、外伤者,要嘱其经常使用义齿以防余留牙移位或牙槽骨吸收、变形而导致义齿摘戴困难。但调查显示,我国每天不刷牙或只刷一遍牙的人仍占相当大的比例。且老年人自理能力减退,科学保健观念淡漠,认为年纪大了,不需要口腔保健。目前,广大老年人牙齿缺失后采用可摘义齿进行镶复仍是他们的首选方式之一,其具有适应证广、磨牙量少、摘戴方便、价格实惠等优点。而与其他牙齿缺失的修复方式比较,可摘义齿体积较大,戴入口腔后会影响牙齿的自洁功能,影响口内微生态环境,促进牙菌斑的聚集,改变牙菌斑中细菌的种类和数量。如果义齿上沉积的细菌没有被及时清洗掉,这些牙菌斑还会深入义齿材料的微孔隙内生长繁殖,排出细菌毒素,进而引起口腔黏膜炎症。另外义齿与基牙间易嵌塞食物而导致基牙牙颈部龋坏。以上因素导致佩戴可摘义齿老年人的口腔卫生状况较差。

四、头发照护

老年人由于皮脂腺萎缩,阳气日趋衰弱,尤其是头部,与外界环境接触最多,因而不少疾病都是由"头"发生的。故老年人应该特别注意保养头部,经常梳头有益于促进头部血液循环,增加头发的营养,促进头发生长,预防感染发生。

（一）评估

1. 头发与头皮状况 观察头发的分布、浓密程度、长度、颜色、韧性与脆性及清洁状况,注意观察头发有无光泽、发质是否粗糙及尾端有无分叉;观察头皮有无头皮屑抓痕、擦伤及皮疹等情况,并询问老年人头皮有无瘙痒。

2. 头发护理知识及自理能力 评估老年人对头发清洁护理相关知识的了解程度、老年人的自理能力等。

3. 老年人的病情及治疗情况 评估是否存在因患病或治疗方案而影响老年人头发清洁的因素。

（二）头发的清洁照护

老年人患病或身体衰弱会妨碍个体进行日常的头发清洁,导致头发清洁度降低。对于长期卧床、关节活动受限、肌肉张力降低的老年人,护理员应协助其完成头发的清洁和梳理。护理员在协助老年人进行头发照护时,应询问老年人的个人习惯,调整方法以适应老年人的需要。

1. 床上梳头 为老年人梳头前先评估老年人的年龄、病情、意识状态、自理能力、合作程度及梳洗习惯、头发及头皮状态。护理员也要做好准备,注意衣帽整洁,修剪指甲,洗手,戴口罩。将老年人头发从中间分成两股,护理员一手握住一股头发,另一手持梳子,由发根梳向发梢。注意梳头时尽量使用圆钝齿的梳子,以防损伤头皮;如发质较粗或烫成卷发,可选用齿间距较宽的梳子。如遇到长发或者头发打结不易梳理时,应沿发梢到发根方向进行梳理,注意避免过度牵拉,使老年人感到疼痛。

2. 床上洗头 身体状况较好的老年人,可在护理员陪伴下在浴室内采用淋浴方法洗头,一定要注意老年人的安全问题,防止跌倒;不能淋浴的老年人,可在协助下坐于床旁椅子上行床边洗头;卧床患者可行床上洗头。洗头时注意以确保老年人安全、舒适及不影响治疗为原则。对于长期卧床的老年人,每周洗头一次;有头虱的老年人,须经灭虱处理后再洗头发。

（1）床上洗头的方法 为老年人进行床上洗头首先要做好各项准备,主要包括以下几个方面。①老年人准备:了解洗头的目的、方法、注意事项及配合要点。②护理员准备:衣帽整洁、修剪指甲、洗手、戴口罩。③用物准备:橡胶单、浴巾、毛巾、别针、眼罩或纱布、耳塞或棉球、量杯、洗发液、梳子、马蹄形卷或马蹄形垫、水壶(内盛43～45 ℃热水或按照老年人习惯调制)、脸盆或污水桶、手消毒液,需要时可备电吹风。④环境准备:关好门窗,调节好室温。协助老年人床上洗头的操作步骤见表3-5。

表3-5 床上洗头的操作步骤

操作步骤	要点与说明
1.携用物至老年人床旁,核对老年人姓名和床号	
2.将衣领松开内折,将毛巾围于颈下,用别针固定	
3.铺橡胶单和浴巾于枕上	• 保护床单、枕头及被盖不被沾湿
4.协助老年人取仰卧位,上半身斜向床边,将枕头垫于老年人肩下。置马蹄形垫(图3-3)于老年人后颈下,使老年人颈部枕于马蹄形垫的突起处,头部置于水槽中。马蹄形垫下端置于脸盆或污水桶中	• 如没有马蹄形垫,可用马蹄形卷(图3-4)取代
5.用棉球或耳塞塞好双耳,用纱布或眼罩盖双眼	• 防止操作中水流入眼部和耳部
6.洗发 (1)松开头发,用温水充分湿润头发 (2)取适量洗发液于掌心,均匀涂遍头发,由发际至脑后部反复揉搓,同时用指腹轻轻按摩头皮 (3)一手抬起头部,另一手洗净脑后部头发 (4)温水冲洗头发,直至冲净	• 确保水温合适(38℃左右,或符合老年人的习惯) • 揉搓力适中,避免用指甲搔抓以防损伤头皮 • 按摩可促进头部血液循环 • 头发上若残留洗发液,会刺激头发和头皮,并使头发变得干燥
7.解下颈部毛巾,擦去头发水分。取下眼部的纱布或眼罩和耳内的棉球或耳塞。用毛巾包好头发,擦干面部	• 及时擦干头发,避免老年人着凉
8.操作后处理 (1)撤去洗发用物 (2)将枕头移向床头,协助老年人取舒适体位 (3)解下包头毛巾,用浴巾擦干头发,用梳子梳理整齐,必要时用电吹风吹干头发 (4)协助老年人取舒适卧位,整理床单位 (5)整理用物 (6)洗手	• 确保老年人舒适、整洁 • 减少致病菌传播

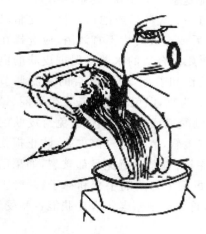

图3-3 马蹄形垫

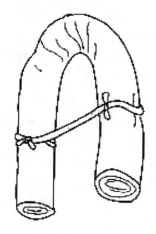

图3-4 马蹄形卷

(2)老年人洗头的注意事项 ①时间:早晚都不是最合理的洗头时间。早上洗完头,头发没有擦干就出门,头部的毛孔开放,很容易遭受风寒,还可能导致关节的疼痛,甚至肌肉的麻痹。而夜晚带着湿发入睡,会让湿气长期滞留于头皮,可能导致气滞血瘀、经络阻闭。老年人洗头不妨选在白天上午九十点钟或者下午两三点钟这样气温稳定的时间段,也可以在晚饭后的休息时间,但距离入睡时间不要太近。②水温:头部的血管和神经非常密集,所以老年人在洗头时头皮对水温的刺激也非常敏感。炎炎夏日里,如果老年人像年轻人那样用凉水洗头,一旦头部神经受不了刺激,可出现头痛、头晕,甚至可能引发中风。而水温太高则易损伤头发,也会使头皮所需的脂膜层被除去,并使头发因受热而变脆、易断。所以无论什么季节,洗头时的最佳水温以 38 ℃左右(即稍高于体温)为宜。③姿势:由于大部分老年人都有颈椎退行性病变,脑供血自然不足,后仰洗头时,会过度扭曲颈椎,引起椎动脉痉挛,从而引发动脉出血,导致中风。因此一旦老年人在后仰洗头时感觉头晕目眩,应该尽快将头抬起,保持正常体位;出现中风症状后,要缓缓改变体位,身体放平,特别是头部要放平,同时要监测血压,倘若出现呕吐症状,要将颈部稍稍后仰,偏向一侧,防止窒息发生。此时可服用一些抗血小板和活血化瘀的药物,如果不能缓解的话,就需要输液或住院治疗。对于老年人而言,采用身体前倾的传统的低头姿势更安全,因为低头是习惯性动作,不会过度刺激椎动脉。但高血压患者要避免过长时间低头,淋浴时站立的洗头姿势较合适。④频率:有的老年人每天都洗头,其实,天天洗头非但不能保护头发,还可能对头发造成伤害。因为洗头过勤会把皮脂腺分泌的油脂彻底洗掉,使头皮和头发失去天然的保护膜。老年人最好平均每周洗三次头,时间间隔不要太短也不要太长,冬天以每周两次为宜。

五、清洁身体的照护

皮肤是人体最大的器官,老年人经过长年的外界刺激,皮肤逐渐老化,生理功能和抵抗力减弱,皮肤疾病逐渐增多。因此做好老年人皮肤护理、保持皮肤清洁是老年人日常生活护理必不可少的内容。

(一)评估

皮肤状况可反映个体健康状态。护理员可通过视诊和触诊评估老年人的皮肤,仔细检查皮肤的色泽、温度、柔软性、厚度、弹性、完整性、感觉及清洁性,同时注意体位、环境、汗液量、皮脂腺分泌、水肿及色素沉着等因素的影响。

(二)清洁身体的照护

1. 采用合理的清洁方法 老年人在日常生活中要注意保持皮肤卫生,特别是褶皱部位,如腋下、肛门、外阴等。适当沐浴可清除污垢,保持毛孔通畅,有利于预防皮肤疾病。建议老年人根据自身习惯和地域特点选择合适的沐浴频率,一般北方可安排夏季每天 1 次,其余季节每周 1~2次温水洗浴,而南方则可夏秋两季每天 1 次,冬春两季每周 1~2 次淋浴或酌情安排。皮脂腺分泌旺盛、出汗较多的老年人,沐浴次数可适当增多;切记饱食后或空腹时均不宜沐浴,应选择在饭后 2 h 左右,以免影响食物的消化吸收或者引起低血糖、低血压。合适的水温可促进皮肤的血液循环、改善新陈代谢、延缓老化过程。但同时要注意避免烫伤和着凉,建议沐浴的室温调节在24~26 ℃,水温则以 40 ℃左右为宜;沐浴时间以 10~15 min 为宜,以免时间过长发生胸闷、晕厥等意外;洗浴时应注意避免应用碱性肥皂,宜选择弱酸性的硼酸皂或羊脂香皂,避免对皮肤的刺激,以保持皮肤的 pH 值在 5.5 左右;沐浴时使用的毛巾应该柔软,清洗时轻擦皮肤,防止损伤角质层;可在晚间热水泡脚后用磨石板去除过厚的角质层,再涂抹护脚霜,避免足部皲裂,如果已有手部、足部皲裂的老年人可在晚间沐浴结束后涂上护肤霜,再戴上棉质的手套和袜子,一晚上穿戴一两个小时,可有效改善皲裂情况;需使用药效化妆品时,首先应观察老年人皮肤能否耐受、是否过敏等。

2. 淋浴 身体状况良好的老年人可以淋浴,但需要护理员的协助,主要步骤见表 3-6。

表 3-6　协助老年人淋浴的操作步骤

操作步骤	要点与说明
1.备物　检查浴室是否清洁,浴室放置防滑垫。协助老年人准备洗浴用品和护肤用品。将用物放于浴室内易取处	• 防止致病菌传播 • 防止老年人在取用物时出现意外性跌倒

续表

操作步骤	要点与说明
2.解释 协助老年人入浴室。嘱老年人穿好浴衣和拖鞋。指导老年人调节冷、热水开关及使用浴室呼叫器。嘱咐老年人进、出浴室时扶好安全把手。浴室勿锁门	• 防止老年人跌倒 • 避免老年人受凉或意外性烫伤 • 防止老年人滑倒或跌倒 • 在确保安全的前提下,保护老年人隐私
3.沐浴 老年人沐浴时,护理员应在可以呼唤到的地方,并每隔 5 min 检查老年人的情况,并注意观察老年人在沐浴过程中的反应	• 必要时可在旁守护,防止老年人发生意外 • 确保老年人安全 • 当老年人使用呼叫器时,护理员应先敲门再进入浴室,以保护老年人隐私
4.操作后处理 (1)根据情况协助老年人穿好清洁衣裤和拖鞋。协助老年人回寝室,取舒适卧位 (2)清洁浴室,将用物放回原处。将"未用"标记牌挂于浴室门外 (3)洗手	• 保暖,防止受凉 • 促进老年人洗浴后身体放松 • 防止致病菌通过潮湿物品传播

沐浴后注意事项主要包括:①沐浴应在进食 1 h 后进行,以免影响消化功能。②向老年人解释呼叫器的使用方法,嘱老年人如果在沐浴过程中感到虚弱无力、眩晕,应立即呼叫帮助。③若遇老年人发生晕厥,应立即将老年人抬出、平卧并保暖,通知医生和护士配合处理。

六、全身擦浴法

全身擦浴法是指护理人员协助身体虚弱者进行全身擦浴,以保持清洁舒适的一种护理方法。对于术后为避免沾湿伤口、预防感染,或失能老年人,可采用床上擦浴的方法,主要的过程如下。

(一)评估

评估老年人的病情、意识状态、心理状态、合作程度及皮肤卫生状况。向老年人解释床上擦浴的目的、方法、注意事项及配合要点。

(二)床上擦浴的方法

1. 操作前准备 ①老年人准备:让老年人了解床上擦浴的目的、方法、注意事项及配合要点,根据需要协助老年人排便。②护理员准备:护理员衣帽整洁,修剪指甲,洗手。③用物准备:浴巾 2 条、毛巾 2 条、浴皂、小剪刀、梳子、浴毯、50%酒精、护肤用品(润肤剂、爽身粉)、脸盆 2 个、水桶 2 个(一个桶用于盛 50~52 ℃热水,并按年龄、季节和个人习惯增减水温;另一个桶用于接盛污水)、清洁衣裤和被服、手消毒液。另备便盆、便盆巾和屏风。④环境准备:调节室温在 24 ℃以上,关好门窗,拉上窗帘或使用屏风遮挡。

2. 操作步骤 具体见表 3-7。

表 3-7 全身擦浴法(床上擦浴)的操作步骤

操作步骤	要点与说明
1.备齐用物携至床旁,将用物放于易取、稳妥处。核对老年人并询问老年人有无特殊用物需求	• 便于操作
2.按需要给予便盆	• 温水擦洗时易引起老年人的排尿和排便反射
3.关闭门窗,屏风遮挡	• 防止室内空气对流,减少老年人机体能量散失,防止老年人受凉 • 保护老年人隐私,促进老年人身心舒适

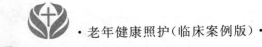

续表

操作步骤	要点与说明
4.协助老年人靠近护理员,取舒适卧位,保持身体平衡	• 确保老年人舒适,同时避免操作中护理员身体过度伸展,减少肌肉紧张和疲劳
5.根据病情平放床头及床尾支架,松开盖被,移至床尾。以浴毯遮盖老年人	• 移去盖被可防止洗浴时弄脏或浸湿盖被 • 浴毯用于保暖和保护老年人隐私
6.将脸盆和浴皂放于床旁桌上,倒入温水(约2/3)	• 温水可促进老年人身体舒适和肌肉放松,避免受凉
7.擦洗面部和颈部 (1)将一条浴巾铺于老年人枕上,另一条浴巾盖于老年人胸部。将毛巾叠成手套状,包于护士手上。将包好的毛巾放入水中,彻底浸湿 (2)先用温水擦洗老年人眼部,由内眦到外眦,再使用毛巾不同部位轻轻擦干眼部 (3)询问老年人面部擦洗是否使用浴皂。按顺序洗净、擦干前额、面颊、鼻翼、耳后、下颌直至颈部	• 避免擦浴时弄湿床单和盖被 • 将毛巾折叠可保持擦浴时毛巾的温度,避免毛巾边缘过凉刺激老年人皮肤 • 避免使用浴皂,以免引起眼部刺激症状 • 避免交叉感染 • 防止眼部分泌物进入鼻泪管 • 因面部皮肤比身体其他部位皮肤更容易暴露于外界,浴皂容易使面部皮肤干燥 • 注意擦净耳廓、耳后及皮肤褶皱处 • 除眼部外,其他部位一般采用清水或浴皂各擦洗一遍后,再以清水擦净及浴巾擦干的顺序擦洗
8.擦洗上肢和手 (1)为老年人脱去上衣,盖好浴毯。先脱近侧后脱远侧。如有肢体外伤或活动障碍,应先脱健侧,后脱患侧 (2)移去近侧上肢浴毯,将浴巾纵向铺于老年人上肢下面 (3)将毛巾涂好浴皂,擦洗老年人上肢,直至腋窝,而后用清水擦净,并用浴巾擦干 (4)将浴巾对折,放于老年人床边处,置脸盆于浴巾上。协助老年人将手浸于脸盆中,洗净并擦干,根据情况修剪指甲。操作后移至对侧,同法擦洗对侧上肢	• 充分暴露擦洗部位,便于擦浴 • 先脱健侧便于操作,避免患侧关节过度活动 • 从远心端向近心端擦洗 • 擦洗皮肤时,力量要足以刺激肌肉组织,以促进皮肤血液循环 • 注意洗净腋窝等皮肤褶皱处 • 碱性残留液可破坏皮肤正常菌群生长 • 皮肤过湿可致皮肤变软,易引起皮肤破损 • 浸泡可软化皮肤角质层,便于清除指甲下污垢
9.擦洗胸、腹部 (1)根据需要换水,测试水温 (2)将浴巾盖于老年人胸部,将浴毯向下折叠至老年人脐部。护理员一手掀起浴巾一边,用另一包有毛巾的手擦洗老年人胸部。擦洗女性乳房时应环形用力,注意擦净乳房下皮肤褶皱处。必要时,可将乳房抬起以擦洗褶皱处皮肤。彻底擦干胸部皮肤 (3)将浴巾纵向盖于老年人胸、腹部(可使用两条浴巾),将浴毯向下折叠至会阴部。护理员一手掀起浴巾一边,用另一包有毛巾的手擦洗老年人腹部一侧,同法擦洗腹部另一侧。彻底擦干腹部皮肤	 • 减少老年人身体不必要的暴露,保护老年人隐私 • 皮肤分泌物和污物易沉积于褶皱处。乳房下垂,皮肤摩擦后容易出现破损 • 擦洗过程中应保持浴巾盖于老年人胸部,保护老年人隐私并避免着凉 • 防止身体受凉,减少身体暴露 • 由于皮肤褶皱处潮湿、分泌物聚集,容易刺激皮肤,并导致皮肤破损,因此应注意洗净脐部和腹股沟处的皮肤褶皱 • 擦洗过程中应保持浴巾盖于老年人腹部,保护老年人隐私并避免着凉

操作步骤	要点与说明
10.擦洗背部 (1) 协助老年人取侧卧位,背向护理员。将浴巾纵向铺于老年人身下	• 暴露背部和臀部,便于擦洗
(2) 将浴毯盖于老年人肩部和腿部	• 保暖,减少身体不必要的暴露
(3) 一次擦洗后颈部、背部至臀部	• 由于臀部和肛门部位皮肤褶皱处常有粪便,易于滋生细菌,因此要注意擦净臀部和肛门部位皮肤褶皱
(4) 按摩背部	
(5) 协助老年人穿好清洁上衣。先穿对侧,后穿近侧;如有肢体外伤或活动障碍,应先穿患侧,后穿健侧	• 确保老年人温暖、舒适 • 先穿患侧,可减少肢体关节活动,便于操作
(6) 将浴毯盖于老年人胸、腹部。换水	• 换水可防止微生物从肛门传播到会阴部
11.擦洗腿部、足部及会阴部 (1) 协助老年人平卧	
(2) 将浴毯撤至床中线处,盖于远侧腿部,确保遮盖会阴部。将浴巾纵向铺于近侧腿部下面	• 减少身体不必要的暴露
(3) 依次擦洗踝部、小腿、膝关节、大腿,洗净后彻底擦干	• 由远心端向近心端擦洗可促进静脉回流
(4) 移盆于足下,盆下垫浴巾	
(5) 一手托起老年人小腿部,将足部轻轻置于盆内,浸泡后擦洗足部。根据情况修剪趾甲。彻底擦干足部。若足部过于干燥,可使用润肤剂	• 确保足部接触盆底,以保持稳定 • 浸泡可软化角质层 • 确保洗净趾间部位,因趾间比较潮湿,有分泌物存在
(6) 护理员移至床对侧。将浴毯盖于洗净腿,同法擦洗近侧腿部和足部。擦洗后,用浴毯盖好老年人。换水	• 润肤剂可保持皮肤湿润,软化皮肤
(7) 用浴巾盖好上肢和胸部,将浴毯盖好下肢,只暴露会阴部。洗净并擦干会阴部	• 保护老年人隐私
(8) 协助老年人穿好清洁裤子	
12.协助老年人取舒适体位,为老年人梳头	• 维护老年人个人形象
13.操作后处理 (1) 整理床单位,按需更换床单。整理用物,放回原处	• 为老年人提供清洁环境
(2) 洗手	• 减少致病菌传播

3. 注意事项 ①擦浴时应注意保暖,控制室温,随时调节水温,及时为老年人盖好浴毯。天冷时可在盖被内操作。②操作时动作敏捷、轻柔,减少翻动次数。通常于 15～30 min 完成擦浴。③擦浴过程中应注意观察老年人全身反应和皮肤情况,如出现寒战、面色苍白、脉速等征象,应立即停止擦浴,并给予适当处理。④擦浴时注意保护老年人隐私,尽可能减少暴露。⑤擦浴过程中,注意保护伤口和管路,避免伤口受压、管路打折或扭曲。

知识链接

【重点】
协助老年人穿脱衣裤、洗手、床上洗头、淋浴和全身擦浴法的操作程序。

治疗老年人皮肤瘙痒的食疗偏方

老生姜:新鲜老生姜 1 块捣烂如泥,以纱布包裹,涂擦患处。每次 10～20 min,每日 1～2 次,疗效显著。此方既能止痒,又能滋润皮肤。大枣雪梨膏:大枣(或金丝枣)10枚,雪梨膏 20 mL。将枣先泡半小时,入砂锅内加水煮至枣烂后加入雪梨膏后服用。此方可润肺护肤,健脾益气。猪蹄骨汤:取 2～3 个猪蹄的骨头,加水煮沸后再熬 5 min。每天临睡前用卫生棉或洁净的白布条蘸猪蹄骨汤在皮肤瘙痒处搽洗一遍,可治老年人顽固性皮肤瘙痒。一般连续搽洗 4 次,症状可减轻。重者可多搽几次。中药煎剂:苍耳子、艾叶各 30 g,苦参、地肤子、白鲜皮、露蜂房、土槿皮、苏叶、川椒各 20 g,每天 1 剂,加适量水煎煮后,滤取药液,趁热洗浴,早晚各 1 次,每次搓擦 15～20 min,连用 7 天为 1 个疗程。盐水或醋:每晚睡前,用面盆盛半盆清水,放适量食盐或米醋,加热至食盐溶解,用毛巾蘸水搓洗患处,一般 3～5 次可见效。如有反复,可继续搓洗。

课后思考

1. 名词解释

全身擦浴法。

2. 问答题

老年人头发照护的注意事项有哪些?

3. 案例分析

韩某,男,80 岁,自述近一月来皮肤发痒,挠之愈甚,挠出血方可减轻,夜间尤为严重,难以入睡。服用抗过敏药物,外用尿素软膏、肤轻松等无效。查体:血压 90～160 mmHg,饮食可,大便秘结,小便可,面色潮红,脉沉细。请分析如何缓解韩某皮肤发痒的问题并进行照护。

(王　岚)

项目小结

本项目主要介绍老年人日常生活照护知识和技能,主要包括环境照护、活动照护、休息与睡眠照护、饮食照护、排泄照护、皮肤清洁与梳洗照护六个任务,重点掌握活动照护、休息与睡眠照护、饮食照护以及老年人的营养需求和配餐照护时的注意事项,常见排泄问题如便秘、腹泻、尿潴留和尿失禁的照护,指导老年人做好皮肤清洁。

项目四　患病老年人的照护

学习目标

1. 了解消毒的主要方法及药物基本知识。
2. 熟悉消毒效果的监测。
3. 熟悉药物保管方法以及老年人合理用药原则。
4. 掌握紫外线消毒方法和化学消毒液的配制方法。
5. 掌握协助老年人口服给药方法及冷热照护技术。
6. 掌握压疮照护及氧气吸入技术。

 项目导言

　　老年人由于身体机能逐日减弱,机体免疫力和防御功能下降,容易发生各种疾病,如肺炎、尿路感染等感染性疾病。做好老年人居住环境及用物的消毒防护及对患病老年人进行有效的护理,可以减少其患病概率或控制病情发展,促进机体康复,提高老年人生活质量。患病老年人照护主要包括如下内容:加强对老年人的消毒防护,可以有效减少感染事件的发生;药物疗法是治疗疾病的主要手段,保证老年人正确口服药物,达到最佳效果及安全用药;利用冷热疗法及吸入氧气来改善患病老年人的不适,促进康复;保持老年人皮肤清洁,认真做好压疮的预防和护理。

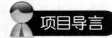

任务一　消毒防护

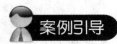 案例引导

　　李奶奶,68岁,因脑卒中并肺结核入住养老院近一周。

　　请问:1. 如何为李奶奶进行居室环境消毒?
　　　　　2. 如何为李奶奶的用物进行消毒?

一、概述

(一)基本概念

1. 清洁　清洁是指用清水、肥皂水或洗涤剂通过物理的方法去除物品表面的污垢(如尘埃、油脂和分泌物等)和有机物(包括有害微生物)。其目的是去除和减少微生物的数量,但不能杀灭微生物。清洁适用于养老机构的地面、墙壁、家具、衣物等物品的处理和消毒灭菌前的准备。

> **【小贴士】**
> 　　近年来,国内外屡有报道因为消毒防护不当,养老机构内发生传染病暴发,其暴发疫情具有感染途径多、感染病种复杂、感染范围大、后果严重等特点,严重威胁老年人健康。

NOTE

2. 消毒　消毒是指采用物理或化学方法将物品上除芽孢以外的所有微生物(包括细菌、病毒)数量减少到不致病的程度。根据有无已知的传染源可分预防性消毒和疫源性消毒,根据消毒的时间可分为随时消毒和终末消毒。

3. 灭菌　灭菌是清除或杀灭物体上的一切微生物,包括细菌芽孢。凡是需要进入老年人体内(血液、肌肉组织、体腔等)的物品必须经过灭菌处理。

(二)清洁、消毒的意义和原则

1. 清洁、消毒的意义　自然环境中广泛存在多种形态的微生物,其与机体相互作用,产生有益或有害的结果,当机体抵抗力下降时极易导致疾病,严重时甚至危及生命。在老年照护工作中正确应用清洁、消毒是预防感染的重要措施。清洁和消毒能有效防止疾病的发生和传播,保护易感人群(如老年人)免受到感染,增进其健康。

2. 清洁、消毒的原则　①根据引起感染的途径、传播的媒介、疾病微生物的种类,明确清洁和消毒的对象,有针对性地选择消毒剂和消毒方法。②根据消毒对象选择简单、有效、经济、不损坏物品的消毒方法。③微生物的数量及抵抗力、消毒剂类型、消毒温度等都会影响消毒效果。如污染的微生物数量越多,需要消毒的时间就越长,使用剂量越大;随着温度的升高,消毒作用增强;不同类型的病原微生物对消毒剂的抵抗力不同,进行消毒时必须区别对待。④保证清洁和消毒处理时的剂量,加强效果监测,保证消毒效果。

(三)消毒效果的监测

1. 消毒监测概述　消毒监测就是用一定的方法监测消毒效果如何,评价其消毒方法是否合理,消毒效果是否可靠的重要手段。既有利于保证消毒效果,促进老年人健康,又能指导护理员正确、合理地进行有效消毒。常用消毒监测的内容:①消毒力的监测:消毒过程中,对消毒液的浓度进行监测,或对紫外线灯的照射强度进行监测,由此可评价消毒方法是否有效可行。②消毒效果的监测:消毒后对物品、空气等进行细菌的监测,以评价消毒效果是否有效。

2. 消毒效果监测标准及采样方法　①物体表面的消毒效果监测:用 5 cm×5 cm 的灭菌规格板,放在被检物体表面,用浸有 0.03 mol/L 无菌磷酸盐缓冲液(PBS)或生理盐水采样液的棉拭子 1 支,在规格板内横竖往返各涂抹 5 次,并随之转动棉拭子,连续采样 4 个规格板面积(被采表面<100 cm²,取全部表面;被采表面≥100 cm² 取 100 cm²)。剪去手接触部分,将棉拭子直接涂抹物体表面采样。采样物体表面有消毒剂残留时,采样液应含相应中和剂。②空气消毒效果监测:检测之前房间要彻底清洁,用 0.05% 消毒液擦拭桌面和地面,紫外线照射房间 1 h,并备好培养皿,按规定时间放置于规定位置。布点方法如下:a. 室内面积≤30 m² 时,设一条对角线上取三点,即中心一点、两端距墙 1 m 处各取一点;b. 室内面积>30 m² 时,设东、西、南、北、中 5 点,其中东、西、南、北各点均距墙 1 m。采样方法如下:将直径 9 cm 的普通营养琼脂平板放在无菌小巾上,将小盖翻起口向上放在采样点暴露 5 min,5 min 后将大盖扣在小盖上连同小巾一起送检。③消毒液使用中的监测:用无菌吸管按无菌操作方法吸取 1 mL 被检消毒液,加入 9 mL 中和剂中混匀,采样后 4 h 内检测。使用中无菌消毒液,应无菌生长;使用中皮肤黏膜消毒液染菌量应≤10 cfu/mL,其他使用中消毒液染菌量应≤100 cfu/mL。

3. 空气、物品表面细菌菌落总数卫生标准　目前尚无老年人居室内的卫生标准,现暂参考医院普通病房内的卫生标准(表 4-1)。

表 4-1　空气、物品表面细菌菌落总数卫生标准

项目	空气(cfu/cm³)	物品表面(cfu/cm³)
居室	≤500	≤10

4. 监测老年人居室消毒效果的操作流程与步骤　具体见表 4-2。

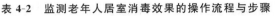

表 4-2 监测老年人居室消毒效果的操作流程与步骤

操 作 流 程	操 作 步 骤
工作准备	1. 护理人员准备：护理员着装整洁，洗手，戴口罩，必要时戴手套 2. 物品准备：①配制好消毒液备用；②准备适量试纸、脸盆 1 个、抹布 1 块、拖布 1 把(或紫外线灯及紫外线强度计)、培养皿数个 3. 安置老年人：①协助能走动的老年人离开房间；②卧床老年人戴口罩、闭眼，必要时遮挡面部并佩戴眼罩 4. 环境准备：环境清洁宽敞、干燥平坦，停止清洁工作，减少走动，避免尘埃飞扬
监测消毒用具	用试纸监测消毒液的浓度是否符合标准(或用紫外线强度计监测紫外线灯是否能够进行有效消毒)
实施消毒	按要求对老年人的房间进行消毒
空气采样	1. 检查培养皿是否在有效期内 2. 将培养皿按要求放在固定位置上 3. 此期间任何人不能走动 4. 5 min 后将培养皿盖盖上 5. 用无菌巾盖好
物品表面采样	将培养皿及物品表面所采样本及时送到检测部门进行检测
及时送检	1. 开窗通风 30 min 2. 搀扶老年人回房间
记录保存结果	将检测结果记录在固定记录本上或贴在记录本上，检测结果存留 2 年

二、环境的消毒防护

空气是疾病传播的主要媒介之一。对老年人密切接触的生活环境进行消毒防护，能有效降低致病微生物数，从而保证老年人的生活环境舒适干净，减少感染性疾病的发生，提高其晚年生活质量，减轻家庭和社会的负担。

(一)老年人环境的物理消毒方法

物理消毒方法是指利用物理方法消除或杀灭病原微生物。老年人居室环境消毒方法主要有如下三种。

1. 通风换气自然净化法 通风能在短时间内使室内的污浊气体被空气中的新鲜空气所替换，是一种自然减少微生物、净化空气及消除异味、增加新鲜空气和室内空气含氧量的有效方法。老年人居室每日早晚应各进行开窗通风换气一次，每次通风换气时间为 30 min。如老年人呕吐、进行灌肠等操作后，也应进行通风换气。通风效果与通风面积(门窗大小)、室内外温度差、通风时间、室外气流速度有关。通风时避免过堂风，并注意老年人的保暖。

2. 紫外线消毒法 紫外线消毒是指利用紫外线杀灭细菌，是一种普遍使用的消毒方法。具有使用方便、消毒效果明显、经济实用、不残留毒性等优点。最常用的紫外线消毒法是室外日照消毒，居室内紫外线消毒常用紫外线灯。

(1)紫外线消毒原理 紫外线照射到微生物时，便发生能量的传递和积累。一方面当细菌、病毒吸收一定剂量紫外线时，其去氧核糖核酸(DNA)及核糖核酸(RNA)即被破坏，从而使细菌、病毒丧失生存力及繁殖力；紫外线也可破坏菌体蛋白质中的氨基酸，使细菌、病毒中的蛋白质光解变性；紫外线也能降低菌体内氧化酶的活性，进而消灭细菌、病毒，达到消毒灭菌的效果。另一方面，紫外线产生的自由基可引起氧电离，产生具有极强杀菌作用的臭氧。

(2)紫外线消毒应用范围 紫外线消毒应用的范围较广，尤其对空气、物品表面灭菌十分有效。紫外线环境空气消毒常用于以下情况：老年人行动不方便，较少外出；居住在不通风、很少能触及阳光的居室；卫生间或者厨房不通风，常年接触不到阳光等环境的消毒；伴有传染病或呼吸道疾病的老年人的居室；抵抗力弱，容易感冒或者腹泻的老年人的居室；有皮肤病或喂养猫狗等动物的老年人的居室。

（3）紫外线消毒设备 紫外线因其光谱位于紫色可见光之外，故称紫外线。紫外线消毒常用可以发出紫外线的灯管，即紫外线灯。紫外线灯管是一种人工制造的低压汞石英灯管，管内注入压强 0.4～0.6 kPa 的氩气和水银数滴，管子两端用钨丝制成螺旋状电极。通电后，氩气先电离，然后冲击水银电离，放出紫外线。经 5～7 min 后受紫外线照射的空气，才能产生臭氧。因此消毒时间应从灯亮 5～7 min 后计时。常用的紫外线灯管有 15 W、20 W、30 W、40 W 四种，可采用悬吊式、移动式灯架照射，或紫外线消毒箱内照射。紫外线灯配用抛光铝板作为反向罩，可增强消毒效果。紫外线波长在 210～328 nm，其中 210～275 nm 波段消毒效果最佳。紫外线灯所发出的辐照强度，与被照消毒物的距离成反比。当辐照强度一定时，被照消毒物停留时间愈久，离灯管愈近，其杀菌效果愈好，反之愈差。

（4）紫外线灯的使用方式 用于物品消毒时，如选用 30 W 紫外线灯管，则有效照射距离为 25～60 cm，时间为 25～30 min（物品要摊开或挂起，扩大照射面）；用于空气消毒时，室内每 10 m² 安装 30 W 紫外线灯管 1 支，有效距离不超过 2 m，照射时间为 30～60 min，照射前清扫尘埃，照射时关闭门窗，停止人员走动，这样能够保证紫外线消毒效果。

（5）紫外线灯的使用注意事项 紫外线灯的使用要求既能保证老年人居室消毒效果，又可以保证老年人及护理员身体健康。使用注意事项：①紫外线灯消毒范围及消毒时间：紫外线灯主要用于空气和物品表面的消毒。紫外线对人的眼睛和皮肤有刺激作用，并且照射过程中产生的臭氧对人体不利，故紫外线灯不可作为照明设备使用。紫外线消毒能力较强，长时间消毒会造成资源浪费，所以消毒 30～60 min 即可。②消毒条件：为了保证紫外线消毒效果最佳，居室的适宜温度为 20～40 ℃，适宜湿度为 40%～60%。③消毒时间：紫外线灯是逐渐发出稳定的紫外线的，所以消毒时间应从灯亮 5～7 min 后开始计时。关灯后应间隔 3～4 min 才能再次开启。一次可连续使用 4 h，照射后应开窗通风，开窗通风 30 min 后，才可请老年人进入居室。④加强眼睛和皮肤的防护：紫外线可以杀灭细菌，有益于人类，但同时对人体也会造成极大伤害。进行紫外线消毒时，为了安全，老年人应离开房间。老年人不能移出房间时，不能接受垂直紫外线照射，注意眼睛、皮肤的保护，以免引起眼炎或皮肤红斑。紫外线灯应距离老年人至少 2 m，并将老年人身体遮盖住，特别是头部要用支架，支架外覆盖稍厚的棉布遮挡，可戴墨镜，或者用纱布遮盖双眼。⑤保持灯管清洁：紫外线灯管上的灰尘也会影响紫外线消毒效果，所以每周用 75% 酒精棉球轻轻擦拭 1～2 次以除去灰尘和污垢，每次使用后用棉布擦拭，以随时保持灯管清洁，且灯管要轻拿轻放。⑥定时检测紫外线强度：紫外线的杀菌力取决于紫外线输出量的大小，灯管的照射强度随使用时间的增加而减弱。紫外线灯管是有使用寿命的，使用过程中由于其照射强度逐渐减弱，消毒效果就会减弱。因此，为保证灯管照射强度，务必按要求使用及定时检测紫外线灯。将紫外线强度计或化学指示卡置于所检测紫外线灯的正中垂直距离 1 m 处，开灯照射 5 min 后判断结果：新紫外线灯管（30 W）不低于 100 μW/cm²；使用中的旧紫外线灯管在 50～70 μW/cm²，则需延长消毒时间；低于 50 μW/cm² 者需更换灯管；或记录使用时间，凡使用时间超过 1000 h，需更换灯管。⑦监测：定期进行空气细菌培养，以检查杀菌效果。

（6）紫外线消毒老年人居室环境 紫外线消毒老年人居室环境技能的操作流程与步骤见表 4-3。

表 4-3 紫外线消毒老年人居室环境技能的操作流程与步骤

操 作 流 程	操 作 步 骤
工作准备	1. 护理员向老年人讲解紫外线消毒的方法和注意事项，做好告知工作 2. 协助能活动的老年人离开房间（搀扶或用轮椅推出），到一个安全、温暖的地方，并有人看护，防止走失或摔倒 3. 为卧床老年人给予屏风挡护，并以床单盖护身体，头部要用支架，支架外覆盖稍厚的棉布遮挡头部，保证老年人正常呼吸，并告诉老年人闭上眼睛或用眼罩，对于躁动或不能进行有效沟通交流的老年人必要时可使用约束带约束肢体

续表

操 作 流 程	操 作 步 骤
携用物至床旁	1. 将紫外线车携至床旁,距床至少 2 m,远离头部 2. 打开灯管保护门 3. 轻轻将灯管抬平,松开即可,灯管可自动卡住保持不动
连接电源	将电源插头插向插座底部
打开开关消毒	1. 顺时针旋转时间控制旋钮,调节消毒时间 2. 向"开"字方向按下开关,对房间进行消毒 3. 关闭日光灯 4. 紫外线灯打开的过程中,要定时巡视房间情况,确保卧床老年人的安全
整理用物	1. 照射完成后,紫外线灯会自动熄灭,向"关"字方向按下按钮关闭紫外线灯 2. 打开日光灯 3. 拔掉电源插头,断开电源 4. 向下轻按灯管,将灯管放回保护门内,并扣好铁扣 5. 拉开窗帘,打开门窗(卧床老年人:拿去保护其所用的床单或棉布;对于能活动的老年人,查看老年人情况,开窗通风 30 min 后请室外老年人回房间) 6. 将紫外线车移走,放回原处,用清洁的棉布擦拭
记录登记	在紫外线登记本上登记并签字
注意事项	1. 紫外线对细胞有杀伤力,避免直接对皮肤及眼睛进行照射 2. 若老年人在消毒过程中,出现恶心、呕吐、心悸、气促、面色苍白、抽搐等症状,应及时停止消毒,并报告医护人员 3. 如老年人情绪躁动,暂不进行紫外线消毒。若必须消毒,则应注意安全,适当约束,专人看护 4. 开窗通风时,注意室内老年人的保暖,切勿着凉

3. 过滤除菌法 应用较广的过滤除菌法有层流净化与人工负离子空气消毒净化,常用于对环境要求特别高的老年人,如患白血病的老年人。

层流净化是借助初、中、高效级过滤,向室内输送洁净空气。不仅可以控制空气中生物粒子含量,同时也可控制非生物粒子含量,达到生物洁净、准生物洁净的标准。

人工负离子空气消毒净化是将直流高压电源的输出端与电晕线连接,当接通电源时,电晕线可产生大量的空气负离子,微生物在高能紫外线光子和活性自由基的作用下,菌体蛋白质和核酸被破坏而死亡。

(二)老年人环境的化学消毒方法

1. 化学消毒方法概述 消毒液是一种具有清除或杀灭微生物的液体,是由水和消毒剂混合配制而成的溶液,具有抑制细菌生长、繁殖的作用,适用于不能耐受热力消毒灭菌的物品,如周围环境、皮肤、黏膜、排泄物、金属锐器等。

(1)化学消毒液消毒的原理 消毒液使菌体蛋白质凝固变性,酶蛋白失去活性,抑制细菌代谢和生长,或破坏细菌细胞膜的结构,改变其通透性,使细胞破裂、溶解,达到消毒灭菌的作用。

(2)常用化学消毒剂 高效消毒剂,可杀灭一切微生物(包括芽孢和真菌孢子),如碘酊、过氧乙酸、戊二醛、高浓度的碘和含氯消毒剂;中效消毒剂,可杀灭细菌繁殖体、结核杆菌、病毒,不能杀灭芽孢,如酒精、氯己定、苯扎溴铵酊等;低效消毒剂,可杀灭细菌繁殖体、部分真菌和亲脂性病毒,不能杀灭结核杆菌、亲水性病毒或芽孢,如新洁尔灭等。

(3)化学消毒剂的使用原则 根据物品的性能及病原体的特性,选择合适的消毒剂。严格掌握消毒剂的有效浓度、消毒时间和使用方法。浸泡前将物品先洗净、擦干,再浸没在消毒液内。浸泡过的物品,使用前需用无菌蒸馏水或无菌生理盐水冲净。

(4)化学消毒剂使用方法 ①熏蒸法:加热或加入氧化剂,使消毒剂呈气体,在标准浓度和时间里达到消毒灭菌目的。适用于老年人室内物品及空气或精密贵重仪器和不能蒸、煮、浸泡的物品(血压计、听诊器以及患传染性疾病老年人用过的票证等)的消毒。常用消毒剂有纯乙酸、食醋、过氧乙酸、甲醛等。②喷雾法:用喷雾器均匀喷洒消毒液,用于空气和物品表面的消毒。③擦拭法:选用易溶于水、穿透性强、无显著刺激的消毒剂,擦拭物品表面,如桌椅、地面、墙壁、厕所等,在标准浓度和时间内达到消毒灭菌目的。④浸泡法:选用杀菌谱广、腐蚀性弱、水溶性消毒剂,将物品浸没于消毒剂内,在标准的浓度和时间内,达到消毒灭菌目的。被浸泡物品及消毒剂的性质不同,使用消毒剂的浓度及浸泡时间也不同。⑤环氧乙烷气体密闭消毒法:用于精密仪器、医疗器械、塑料制品等的消毒。

2. 老年人环境化学消毒方法 常用于老年人居室环境消毒的化学消毒剂有食醋、过氧乙酸、过氧化氢、臭氧和二氧化氯等,主要采用气雾或烟雾熏蒸以及气溶胶喷雾方法。

(1)食醋 老年人居室常应用食醋熏蒸消毒。食醋 5～10 mL/m³ 加热水 1～2 m³,闭门加热熏蒸到食醋蒸发完为止。因食醋含 5‰ 醋酸可改变细菌酸碱环境而有抑菌作用。

(2)臭氧 臭氧在常温下为强氧化剂,稳定性极差,易爆炸,主要靠强氧化作用杀菌,可杀灭细菌繁殖体和芽孢、病毒、真菌,并可破坏肉毒杆菌毒素。环境空气的消毒主要使用臭氧灭菌灯,灯内装有臭氧发生管,通电后将空气中的氧气转换成高纯度臭氧。使用过程中必须带老年人离开,待消毒结束后 20～30 min 方可进入。

(3)二氧化氯 二氧化氯为美国食品药品管理局和环保局经长期试验确定的安全广谱高效杀菌剂,无致癌、致畸性,且刺激气味小,因此世界卫生组织(WHO)将其列为 A1 级高效安全消毒剂。2500 mg/L 二氧化氯按 5 mL/m³ 喷雾消毒空气 30 min,对细菌杀灭率达到 92.39%。

(三)中药消毒方法

1. 中药熏蒸法 将中药加水煮沸,利用水蒸气将有效成分扩散,可使气味比较均匀地弥散到空气中发挥作用,并能湿润、净化空气。该法优点是方法简便,不需特殊设备,经济实用。

2. 药片药香点燃法 将艾叶、苍术、蛇床子、茵陈蒿、黄柏等中药粉碎,加助燃剂,加工成药片或药香点燃,达到消毒的作用。

3. 电热散香法 提取药物有效组分,浸渍空白电蚊片,晾干后用电蚊香加热器加热挥发来进行空气消毒。

4. 中药气雾剂 以板蓝根、苍术、薄荷、藿香等中药制成的板蓝根空气清新剂进行消毒。

5. 中药液喷雾法 中药经一定工艺提取有效成分制成药液,经喷雾器、雾化器而形成雾粒、气溶胶,粒子直径可达 20～60 μm,扩散作用更快更强。其不仅具有消毒作用,还能使尘埃沉降、湿化、清新空气等。

三、用物的消毒防护

(一)常用物品清洁消毒方法

1. 清洗法 老年人双手及身体的消毒采用清洗法。在外出归来、饭前、便后用肥皂水或洗手液将双手各个部位充分清洗,在流动水下冲洗干净。

2. 日光暴晒法 老年人的毛巾、墩布(抹布)、衣服、被单、床单、枕套等用肥皂水清洗过水后,拿到阳光下直接暴晒 6～8 h。床垫、褥子、毛毯、棉被、枕头,直接拿到阳光下暴晒。但要经常翻动,一般每隔 2 h 翻动一次,使物品的各个面都能直接与日光接触,暴晒后把毛巾、墩布(抹布)等放在通风干燥处备用。

3. 煮沸消毒法 煮沸消毒法适用于耐湿、耐高温的物品,如金属、玻璃和橡胶类等。老年人的餐具、必要时的衣服和被单等可进行煮沸消毒。先将物品刷洗干净,再将其全部浸没于水中,然后加热煮沸,水沸时开始计时。5～10 min 可杀灭细菌繁殖体,15 min 可将多数细菌芽孢杀灭,破伤风杆菌需煮沸 60 min 才可杀灭。

煮沸消毒法注意事项:①老年人搪瓷、不锈钢饭碗等餐具用洗涤剂清洗或刷洗,去掉油渍和污渍,再用清水彻底洗净。玻璃(水杯)类用洗涤剂清洗或刷洗后,用纱布包好。空腔导管预先注水。②根据物品性质决定放入水的时间及消毒时间。玻璃、金属及搪瓷类物品在水温不高时放入,消毒10～15 min。橡胶类物品用纱布包好,水沸后放入,消毒5～10 min。③在水中加入碳酸氢钠使之成1％～2％浓度时,沸点可达105 ℃,可增强杀菌和去污防锈作用。④在煮沸后不可再加入物品;带盖的物品必须要打开;物品放置要合理,各面要与水充分接触,大小相等的碗或容器不可重叠,使内面与水充分接触。⑤中途加入物品,应重新计算消毒时间。⑥水的沸点受气压影响,海拔高,水的沸点低,需延长消毒时间。海拔每增加300 m,消毒时间延长2 min。⑦盖紧锅盖,不可漏气。消毒后的物品及时从锅内取出,放在清洁的橱柜内。

4. 浸泡消毒法 老年人使用过的盆具、痰杯、便器可选择浸泡消毒法。①盆具先用肥皂或去污粉清除污垢,并用流动水冲洗。盆具中盛约2/3水,当水沸后持续煮沸5～15 min,然后用毛巾包绕双手将盆具端离火源,倒掉盆中水后,放在固定的盆架上备用。②将痰杯、便器、便池的污物倒掉、冲净,用去污粉或稀盐酸刷洗,冲水后,倒入0.5％漂白粉澄清液对其进行浸泡消毒。消毒时必须将痰杯和便器的盖子打开,物品要完全浸没在消毒液中。一般浸泡消毒30 min。

5. 擦拭消毒法 老年人的床、桌椅、轮椅等物品,可采用擦拭消毒法。①用蘸取消毒液的抹布将老年人使用过的床、桌椅、轮椅表面和老年人的日常用物进行擦拭,抹布用后消毒。扫床时床刷罩上湿布套,以避免灰尘的污染。床铺的清扫要做到一人一布套,用后将湿布套进行消毒。②先用蘸水的扫帚将地面的污物清扫干净,再用墩布蘸取消毒液擦拭地面。使用时注意消毒液的浓度要符合要求,同时注意地面不可过湿,以防老年人滑倒。如果地面有血迹、粪便、体液等污物时,应先用消毒液处理后再清洁。③配餐室、居室、洗手间、厕所应分别设置专用拖洗工具,标记明确,分开清洗和消毒,并及时悬挂晒干。

(二)用物消毒操作技能

1. 日光消毒 操作流程见表4-4。

表 4-4　日光消毒操作流程表

操 作 流 程	操 作 步 骤
工作准备	1. 物品:肥皂、清水、晾衣竿、椅子 2. 环境:阳光充足、空气清新 3. 护理员:衣帽整洁、洗手、戴口罩
操作程序	1. 将床垫、褥子、毛毯、棉被、枕头拿到阳光下(毛巾、墩布、衣服、被单、床单、枕套等,需用肥皂水或洗衣粉清洗过水甩干) 2. 直接暴晒6～8 h 3. 每隔2 h翻动物品一次 4. 物品的各个面直接被阳光照射 5. 清扫物品表面 6. 将物品放回原处
注意事项	1. 态度认真,动作轻稳 2. 需在户外的阳光下直接照射 3. 为保持清洁,上述物品应经常暴晒

2. 煮沸消毒 操作流程见表4-5。

表 4-5　煮沸消毒操作流程表

操 作 流 程	操 作 步 骤
工作准备	1. 物品:洗涤灵或去污粉、清水、煮锅、火源 2. 环境:空气清新、通风 3. 护理员:衣帽整洁、洗手、戴口罩

NOTE

操 作 流 程	操 作 步 骤
操作程序	1. 煮沸前:锅内放入适量软水或煮开的清水→用洗涤灵或去污粉在流动水下刷洗物品→清水冲净→将物品放入煮锅内 2. 煮沸时:物品完全浸没在水内→带盖的物品要打开盖子→相等大小的容器要隔开、不重叠→有轴节的要打开→锅盖盖严密→水沸后计时 10~15 min 3. 煮沸后:关掉火源→用清洁的器械把物品从煮锅内取出→放入适当的容器内
注意事项	1. 动作轻稳,保证安全 2. 水沸后不得再添加物品,若需添加应从第二次水沸后重新计时 3. 橡胶类和玻璃类物品事先用纱布包好,玻璃类在水温不高时放入煮锅内,避免炸裂;橡胶类在水沸后放入煮锅内,避免变软、变形

3. 浸泡消毒 操作流程见表 4-6。

表 4-6　浸泡消毒操作流程表

操 作 流 程	操 作 步 骤
工作准备	1. 物品:洗涤灵或去污粉、带盖的容器、消毒液、清水等 2. 环境:空气清新、干燥 3. 护理员:衣帽整洁、洗手、戴口罩
操作程序	1. 浸泡前:用洗涤灵或去污粉在流动水下刷洗物品→清水冲净→擦干→将物品放入带盖的容器内 2. 浸泡时:容器内倒入消毒液→物品完全被浸没(物品的各部位均与消毒液接触)→有管腔的物品要将药液注入腔内→有盖的容器和有轴节的器械必须打开→盖紧浸泡容器→计时 30 min 3. 浸泡后:用清洁的器械把物品从浸泡容器内取出→放入适当的容器内→日常生活用品浸泡后用清水冲净→确认无消毒液的痕迹后备用
注意事项	1. 凡是耐湿不耐热的器械、物品均可用此方法 2. 严格掌握消毒液的浓度和浸泡时间;性质不稳定的消毒液应现用现配,确保消毒液的浓度 3. 消毒液应避光、加盖、密闭保存

4. 擦拭消毒 操作流程见表 4-7。

表 4-7　擦拭消毒操作流程表

操 作 流 程	操 作 步 骤
工作准备	1. 物品:手套、水盆、消毒液、抹布、0.3%~3%漂白粉澄清液、床刷 2. 环境:空气清新、通风 3. 护理员:衣帽整洁、洗手、戴口罩
操作程序	向老年人解释后,护理员进行如下程序: 1. 擦拭床、桌椅:水盆内倒入适量的消毒液→戴手套→用抹布蘸取消毒液→拧干(以不滴水为宜)→擦拭床和桌椅各部位→更换抹布→擦拭另一套床和桌椅→脏水倒掉→清洗水盆和抹布→晒干物品→开窗通风 2. 清扫床铺:床刷罩上浸有消毒液的布套→布套呈潮湿状→自床头清扫到床尾→更换布套→清扫另一床铺→全部清扫完毕→所用布套集中消毒→整理物品→开窗通风
注意事项	1. 动作轻稳,避免灰尘相互污染 2. 应选用对人体无毒或毒性低、易溶于水、无显著气味和刺激性的消毒液 3. 注意保护皮肤,防止损伤

5. 指导老年人洗手 操作流程见表 4-8。

表 4-8　指导老年人洗手操作流程表

操作流程	操作步骤
操作准备	1. 备齐用物(洗手液、一次性纸巾或小毛巾) 2. 护理员衣帽整洁 3. 老年人愿意配合
操作程序	1. 洗手前帮助老年人修剪指甲,锉平甲缘,清除指甲下的污垢 2. 打开水龙头,使双手充分淋湿 3. 取适量洗手液,均匀涂抹至整个手掌、手背、手指和指缝 4. 第一步:掌心相对,手指并拢,相互搓擦 　第二步:手心对手背沿指缝相互搓擦,交换进行 　第三步:掌心相对,双手交叉沿指缝相互搓擦 　第四步:双手指相扣,互搓 　第五步:一手握另一手大拇指旋转搓擦,交换进行 　第六步:将五个手指尖并拢放在另一手掌心旋转搓擦,交换进行 　第七步:螺旋式擦洗手腕,交换进行 5. 双手在流动水下彻底清洗 6. 关闭水龙头(用避免手部再污染的方式) 7. 用一次性纸巾或小毛巾彻底擦干

6. 消毒液消毒房间的方法　①家具表面擦拭:选用干净的小毛巾,浸泡在 0.05% 含氯消毒液中,然后拧干,直接擦拭家具表面。不耐腐蚀的金属表面可采用 75% 酒精溶液擦拭,多孔材料表面可采用 0.1% 含氯消毒液喷雾。②用物浸泡:戴好手套将被消毒的物品洗净,特别注意将轴节部位清洗干净,擦干后浸没在消毒液内,注意打开物品的轴节和盖套,管腔内要灌满消毒液,浸泡30 min。③地面消毒:先将墩布洗净,控干,然后浸入 0.05% 含氯消毒液中,控干后拖地,耐腐蚀地面可用 0.1% 过氧乙酸拖地和 0.2%～0.4% 过氧乙酸喷洒。

(三)常用化学消毒剂

1. 康威达泡腾片　为氯制剂,多为每片 500 mg。常用浓度为 1000 mg/L,即 1000 mL 水加 2 片康威达泡腾片,充分溶解即含 1000 mg/L 有效氯。多用于床单位等物体表面、使用后的医疗用品等的消毒。含氯剂相对不稳定,稀释液夏天至少隔日更换,其他季节一周不少于两次。用时测试有效浓度,并记录。能腐蚀金属、漂白织物,浸泡后应及时冲干净。

2. 漂白粉　漂白粉溶液配制法:用含氯量 25% 漂白粉 10 g 加少许水搅拌成糊状,然后加水至 100 mL 即成 10% 溶液,放在暗处 24 h 加盖沉淀后轻轻倒出澄清液 10 mL,加水至 100 mL,即成 1% 澄清液。1%～3% 澄清液用于喷洒或擦拭浴室及厕所;0.5% 澄清液用于浸泡茶具、痰杯(盂)、便盆、污衣、便池等;干粉用于粪便消毒。干粉与稀便的比例是 1∶5,干粉与干便的比例为 2∶5,搅拌后放置 2 h,再倒入化粪池。漂白粉杀菌力强,但不持久,久放失效,应加盖密封、防潮保存。

3. 过氧化氢　过氧化氢适合不耐热的塑料制品、隐形眼镜、餐具、服装等的消毒。3% 过氧化氢浸泡 30 min 即可达到消毒效果。过氧化氢稀释液不稳定,应现配现用,配制时应与还原剂、碱、碘化物、高锰酸钾等相混合;对金属有腐蚀、对织物有漂白作用;使用浓溶液时,防止溅入眼内或皮肤黏膜,一旦溅入,即用清水冲洗。储存于通风阴凉处,用前应测定有效含量;被血液、脓液等污染的物品,需适当延长消毒时间。

4. 含氯消毒液　含氯消毒液适用于餐(茶)具、家具、环境等的消毒,其消毒浓度如下。物品消毒常用浓度为 0.05%(即 1000 mL 水中含 500 mg 有效氯),排泄物的消毒常用浓度为 0.1%(即 1000 mL 水中含 1 g 有效氯),隔离消毒常用浓度为 0.2%(即 1000 mL 水中含有 2 g 有效氯)。

5. 过氧乙酸　过氧乙酸消毒液适用于耐腐蚀物品、环境等的消毒灭菌。0.2%～1% 的过氧乙酸消毒液用于浸泡物品,0.2%～2% 的溶液用于环境喷洒。过氧乙酸不稳定,原液 3～4 天内

NOTE

用完,稀释液现配现用,原液浓度低于12%禁止使用。对金属有腐蚀、对织物有漂白作用,浸泡后应及时冲干净。用浓溶液时,防溅入眼内或皮肤黏膜,一旦溅入,立即用清水冲洗。

(四)化学消毒液使用操作

1. 操作要求 消毒液是有刺激性和腐蚀性的,在减少或消灭细菌的同时,也会腐蚀一些物品以及对人体造成伤害,并且使用于消毒地面时,地面会湿滑,容易造成老年人滑倒,所以要安全使用消毒液消毒。为了保证老年人及护理员的安全,消毒时应遵循以下操作要求:①消毒地面前,应安置老年人于床上或沙发上,并嘱其勿走动,防滑倒和摔倒。②在配制消毒液之前,备好所需塑料容器、含氯消毒片(液)、手套、口罩、量杯。③由于消毒液有刺激性和腐蚀性,所以配制时须戴好口罩、橡胶手套。④消毒液对金属有腐蚀作用,对织物有漂白作用,故不宜用于金属制品、有色衣服、油漆家具的消毒。⑤为保证消毒液的消毒效果,消毒液尽量现用现配,保存于密闭容器内,置于阴凉、干燥、通风处。⑥在配制消毒液时,需要用到量杯,即一个有刻度的容器,以保证所取液体的精确性。使用时,将量杯放在水平的平面上,操作者双眼视线与量杯刻度线平齐,将液体缓慢注入量杯中,当液体平面与所需刻度线平齐后即停止注入。

2. 化学消毒方法的操作 配制常用化学消毒液的操作流程见表4-9。

表4-9 配制常用化学消毒液的操作流程表

操作流程	操作步骤
工作准备	1. 护理员准备:着装整洁,洗手,戴口罩,必要时戴手套 2. 物品准备:清水、消毒剂(或消毒液原液)适量及塑料桶1个、量杯等 3. 安置老年人离开房间或远离消毒液,坐好或躺好 4. 环境准备:环境清洁宽敞、干燥平坦,停止清扫工作,减少走动,避免尘埃飞扬 5. 检查物品:①检查水桶有无裂痕、破损,大小是否合适;②检查消毒剂是否在有效期内
量取清水	按所配制浓度要求用量杯量取所需要量的清水并倒入塑料桶内
放消毒剂	按所配制浓度要求将所需消毒剂放入塑料桶内
搅拌均匀	搅拌液体,将消毒剂完全溶解于清水中,并混匀
标注	在桶盖上注明消毒液名称、浓度及配制时间
盖好桶盖	盖上桶盖备用

老年人房间消毒的操作流程见表4-10。

表4-10 老年人房间消毒的操作流程表

操作流程	操作步骤
工作准备	1. 护理员准备:着装整洁,洗手,戴口罩,必要时戴手套 2. 物品准备:用桶作为容器配制消毒液备用;准备脸盆1个、抹布1块、拖布1把等 3. 安置老年人:①能活动的老年人需在护理员的陪伴下离开房间(搀扶或用轮椅推出),安置在一个安全、温暖的地方,并有人看护,防止走失或摔倒;②活动不便者,为其戴口罩,并嘱其闭上眼睛或用眼罩 4. 环境准备:环境清洁宽敞、干燥平坦,停止清扫工作,减少走动,避免尘埃飞扬 5. 携用物至老年人床旁,关闭门窗
浸泡物品	1. 向脸盆内倒入适量配制好的消毒液 2. 将需浸泡消毒的物品,如餐(茶)具、老年人使用的物品(金属、有色针织物禁用)等放入消毒液中
擦拭物品	用抹布蘸取桶内消毒液对家具、墙面、窗台进行擦拭
消毒地面	用拖布蘸取桶内消毒液拖地
整理用物	将浸泡的物品取出,用清水刷洗干净后晾干,将剩余消毒液倒入水池

续表

操 作 流 程	操 作 步 骤
开窗通风	1. 开窗通风 30 min 2. 搀扶老年人回房间

四、终末消毒防护

(一)终末消毒概述

终末消毒处理是对出院、转科或死亡老年人及其所住病室、用物等进行的消毒处理。

1. 老年人的终末处理 老年人转科或出院前洗澡,换清洁衣服,个人用物须消毒后方能带出。老年人死亡,用消毒液进行尸体护理,并用浸透消毒液的无菌棉球填塞口、鼻、耳、阴道、肛门等孔道,更换敷料,尸体用尸单包裹好,送太平间。

2. 老年人床单位的终末处理 老年人尤其是患有传染病的老年人用过的物品应分类进行消毒。

(二)进行空气清洁消毒

1. 通风 要经常开窗通风,使空气流通,病菌排出室外。每次通风不应少于 30 min。

2. 熏蒸法 房间每平方米用食醋 5～10 mL,加水 1～2 倍,或福尔马林 40 mL 加水 60 mL,紧闭门窗至加热蒸发完为止。

(三)进行物品清洁消毒

1. 物品清洁 用肥皂及去污粉刷洗,清水冲净。

2. 日晒法 日光含有紫外线,照射 3～6 h 可达到消毒目的。

3. 煮沸法 煮沸能使细菌的蛋白质很快凝固变性,经过 15～20 min,能杀死一般病菌,消毒的时间要在水沸后开始计算,物品要全部浸没在水中。有条件的可用家用高压锅消毒,从控制阀开始冒出水蒸气时算起,消毒 20 min 能杀灭所有的病原微生物,适用于不怕湿热、耐高温的物品。

4. 浸泡法 将物品浸泡于 2%来苏、70%酒精或新洁尔灭溶液中 30 min。

5. 排出物处置 老年人的呕吐物、排泄物可洒一倍的石灰搅拌,2 h 后再倒入厕所;肺结核老年人的痰,可吐在纸盒或包在纸内烧掉。

6. 擦拭法 用 1%～3%的漂白粉上清液(即漂白粉沉淀后上面的液体)擦拭,使菌体内的酶失去活性而死亡。

(四)老年人房间终末消毒操作流程

具体见表 4-11。

表 4-11 老年人房间终末消毒操作流程表

内 容	操 作 步 骤
操作前准备	1. 护理员穿工作服,衣帽整齐,戴口罩、手套,必要时穿隔离衣 2. 物品准备齐全
操作过程	1. 消毒前准备:护理员撤去被服,打开各种柜门、抽屉、翻转床垫,关闭门窗 2. 消毒房间:护理员选用如熏蒸、紫外线照射等不同的方法首先进行房间空气、物体表面消毒,然后用消毒液擦拭家具、床具、地面等 3. 消毒后处理:打开门窗通风,铺好床单位,整理用物备用
注意事项	1. 操作过程中注意做好个人防护。穿工作服,戴好口罩、手套,必要时穿隔离衣 2. 根据消毒剂的说明按要求配比、使用消毒剂 3. 房间内的所用物品须经过终末消毒后方可进行清洁、处理

NOTE

【重点】
老年人居室环境消毒、用物及终末消毒为本任务重点,主要包括紫外线消毒法和化学消毒法的正确选择、操作技能与注意事项。

知识链接

最新空气消毒方法:①循环风紫外线消毒装置主要是由封闭式高强度低臭氧紫外线灯和通风、过滤系统组成。其克服了单纯紫外线消毒的缺陷,可在有人在场时进行空气消毒,且对环境全面消毒不留死角,只产生低浓度的臭氧。②电离循环风消毒装置是将封闭的电离辐射装置和通风、静电吸附系统结合。电离辐射辐射源分为钴-60的γ射线、电子加速器产生的高能电子束射线以及高能电子束打在重金属靶上产生的X射线。射线直接作用于微生物体引起细胞损伤而死亡或使生物体内产生自由基而致其死亡。

课后思考

1. 名词解释
消毒。

2. 问答题
常用消毒方法有哪些?

3. 案例分析题
李爷爷,肺结核好转出院,请分析如何为其居室进行终末消毒。

(颜丽霞)

任务二 用药照护

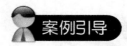案例引导

李大爷,60岁,患高血压3年,最近血压波动很大,去医院就医,完善相关检查后,医生嘱其规律服药,李大爷认为血压恢复正常就没有必要服药。

请问:1. 李大爷的血压波动为什么会比较大?
　　　2. 作为护理员,你如何指导老年人合理服药?

药物是作用于机体用以预防、治疗、诊断疾病及某些特殊用途的物质。用药照护是通过药物治疗维持老年人的正常生理功能和促进康复,是一项复杂且严谨的工作。

一、药物基本知识

(一)药物对机体的基本作用

1. 药物作用与药理效应　药物作用是指药物与机体细胞间的初始作用,是动因,是分子反应机制,有其特异性。药理效应是药物作用的结果,是机体反应的表现,对不同脏器有其选择性。因此,药理效应实际上是机体器官原有功能水平的改变,功能的提高称为兴奋、亢进,功能的降低称为抑制、麻痹。药物作用特异性强的药物不一定引起选择性高的药理效应,二者不一定平行。作用特异性强及(或)效应选择性高的药物应用时针对性较好。反之,效应广泛的药物副作用较多。

2. 治疗效果　①用药目的在于消除原发致病因子,彻底治愈疾病者称为对因治疗或称治本。②用药目的在于改善症状者称为对症治疗或称治标。对症治疗不能根除病因,但对诊断未明或

病因未明暂时无法根治的疾病却是必不可少的。

3. 不良反应 凡不符合用药目的并给老年人带来不适或痛苦的反应统称为不良反应。①副作用：由于药理效应选择性低，涉及多个效应器官，当某一效应用作治疗目的时，其他效应就成为副作用。②毒性反应：在剂量过大或蓄积过多时发生的危害性反应，一般比较严重，但是可以预知，也是应该避免发生的不良反应。急性毒性反应多损害循环、呼吸及神经系统功能，慢性毒性反应多损害肝、肾、骨髓、内分泌等功能。③后遗效应：停药后血药浓度已降至阈浓度以下时残存的药理效应。④停药反应：突然停药后原有疾病加剧。⑤过敏反应：一类免疫反应，指非肽类药物作为半抗原与机体蛋白质结合为抗原后，经过10天左右敏感化过程而发生的反应，常见于过敏体质老年人。反应严重程度差异很大，与剂量无关，从轻微的皮疹、发热至造血系统抑制、肝肾功能损害、休克等。可能只有一种症状，也可能多种症状同时出现。停药后反应逐渐消失，再用时可能再发。⑥特异质反应：少数特异体质老年人对某些药物反应特别敏感，反应性质也可能与常人不同，但与药物固有药理作用基本一致，反应严重程度与剂量成正比，药理拮抗药救治可能有效。这种反应是免疫反应。

（二）药物的种类

1. 内服药 有片剂、胶囊、散剂、丸剂、合剂等。
2. 注射药 有水剂、油剂、粉剂、混悬剂等。
3. 外用药 有软膏、滴剂、涂抹剂、洗剂、栓剂等。
4. 其他药 胰岛素泵、硝酸甘油贴片等。

（三）给药途径

常用的给药途径有舌下含化、吸入、口服、注射（皮内、皮下、肌内和静脉注射）、直肠给药、气管滴药、外敷等。除动静脉注射药液直接进入血液循环，其他途径给药的吸收过程各不相同，因此要根据老年人病情变化、药物剂型和性质选择不同给药途径。

【小贴士】
据统计，老年人药物不良反应发生率为15%～20%，是青年人的2～3倍。如何保证老年人有效、合理、安全用药，是值得全社会共同关注的问题。

（四）给药次数和间隔时间

给药次数和间隔时间取决于药物的半衰期，以能维持药物在血液中的有效浓度为最佳选择。常用给药次数和间隔时间的外文缩写和中文翻译见表4-12。

表4-12 常用给药次数和间隔时间的外文缩写和中文翻译

外文缩写	中文翻译	外文缩写	中文翻译
qd	每日1次	gtt	滴
bid	每日2次	qod	隔日1次
tid	每日3次	biw	每周2次
qid	每日4次	am	上午
qh	每小时1次	pm	下午
q2h	每2h1次	st	立即
q4h	每4h1次	dc	停止
q6h	每6h1次	prn	需要时（长期）
qn	每晚1次	sos	需要时（临时）
ac	饭前	id	皮内注射
pc	饭后	ih	皮下注射

（五）影响药物疗效的因素

1. 给药方法 ①药物的剂量:在一定范围内,剂量越大,血药浓度越高,作用也越强,但如达到最大效应后,剂量再增加,则会引起毒性反应。②给药途径:不同的给药途径可以影响药物吸收速度和生物利用度。③药物的剂型:不同剂型按作用的强度和速度排序为注射剂＞散剂＞颗粒剂＞胶囊＞片剂。④联合用药:能发挥药物的协同作用,提高疗效,减少不良反应及副作用,防止病原体产生耐药。

2. 药物在体内的过程 药物在人体内必须经过吸收、分布、代谢、排泄,在血浆中达到一定浓度,才能到达作用部位产生作用。因此,以上任何环节异常,均会影响药物疗效。

3. 个体因素 年龄、体重、性别、遗传因素、心理因素以及个体差异均会影响药物疗效。

4. 饮食因素 饮食与药物发生相互作用会改变药物的体内过程,影响药物疗效的发挥。

（六）药物的保管原则

1. 药柜的位置和保洁 药柜摆放合理、整洁,应在通风、干燥、光线明亮处,不宜阳光直射。

2. 药物放置要分类 按内服、注射、外用等分类放置,以免拿错药;贵重药、麻醉药、剧毒药应加锁保管,做好交班。

3. 药瓶标签应明确 药瓶上应有明显标签,应标明药名、剂量和浓度,字迹清楚;内服药贴蓝色边标签,外用药贴红色边标签,剧毒药贴黑色边标签。

4. 药物质量须保证 定期检查,凡没有标签或标签模糊,药物有变色、混浊、发霉、沉淀、过期等现象,均不可使用。

5. 药物必须妥善保管 根据药品的不同性质,妥善保管。易氧化和遇光变质的药物,应装在有色密封瓶中,放阴凉处。针剂放盒内用黑纸遮盖。易挥发、潮解或风化的药物,须瓶装盖紧,密封保存。易被热破坏的药物,应放在冰箱内保存。易燃易爆的药物,应远离明火,置于阴凉处单独密闭保存。易过期的药物如抗生素、胰岛素应按有效期的先后顺序放置。老年人个人专用的特种药物,应单独存放,并注明药名、床号和姓名。

6. 定期检查药物是否过期并及时处理 有效期见原包装瓶,按照有效期的先后顺序放置药品,先使用有效期短的,再使用有效期长的。每3～6个月检查药箱内药品,过期药物应及时更换补充。如果不能确定内装药物的有效期或确定已经失效的药品,应由护理人员收回暂存,通知家属取回并处理。少量常用药物过期可由护理人员毁掉包装,破坏药物,按照医用垃圾回收处理,以免误服引发危险。

（七）安全用药

1. 按医嘱给药 按医嘱给药是确保安全给药的前提,不得擅自更改。

2. 做好查对制度 ①三查:备药时与备药后查,发药、注射、处置前查,发药、注射、处置后查。②八对:对床号、姓名、药名、浓度、剂量、方法、时间、药品有效期。③三注意:注意检查药物质量、注意药物间的配伍禁忌、注意观察用药后反应。

3. 正确实施给药 ①给药过程做到"五准确":准确的老年人、准确的药物、准确的时间、准确的药物剂量和浓度、准确的给药途径。②与老年人进行有效的沟通:指导老年人学习有关的药物知识和自我保护措施。

（八）老年人用药的特点

1. 老年人的药物吸收特点 老年人胃壁细胞功能降低,胃酸分泌减少,可致弱酸性药物排泄加快,导致其血药浓度降低;老年人消化液随年龄增加而减少,使药物的利用度降低;老年人胃蠕动减弱,排空减慢,使药物在小肠吸收减慢等因素,可导致老年人对口服药物的吸收减少,疗效降低。

2. 老年人的药物分布特点 老年人随着年龄的增加,体内的水分和肌肉组织逐渐减少,脂肪的比例相对增加,从而引起药物分布的变化。

3. 老年人的药物代谢特点 老年人肝脏中酶的活性降低,功能性肝细胞减少,导致药物的代谢时间延长。

4. 老年人的药物排泄特点 老年人肾血流量减少,其排泄药物的能力下降,因而容易导致药物的蓄积中毒。

（九）老年人合理用药的原则

1. 避免盲目用药 药物(包括补药)不是万能的,避免不必要的用药。

2. 饮食调节原则 重视食物的选择与搭配,控制饮酒。

3. 从老年人利益出发,用药个体化 为老年人选择治疗措施时,应该选择疗效最佳、副作用最小、价格最低且要顾及远期预后和提高生活质量的方案。

4. 掌握用药适应证,减少不良反应 选择疗效确切而毒副作用小的药物。

5. 用药少而精 对于可用可不用和疗效不肯定的药物一律不用。

6. 掌握好最佳的用药剂型、剂量 如老年人胃肠功能不稳定,不宜服用缓慢释放的药物制剂。

7. 掌握好用药最佳时间 药物均有各自的最佳吸收和作用时间,若能按照此规律给药可以达到事半功倍的疗效。

二、常用口服药的照护

（一）口服药的概念

口服药是指药物经口服,被胃肠道吸收进入血液循环,到达局部或全身的一种给药方法,包括经口腔途径吞服和舌下含服。通过口服给药,可以减轻症状、治疗疾病、维持正常生理功能、协助诊断和预防疾病。口服用药使用简单,不直接损伤皮肤或黏膜,是比较安全、方便和经济的给药方式。但由于口服给药吸收较慢,不适合急救用药。此外,意识不清、呕吐频繁、禁食的老年人也不适合此种给药途径。

1. 常用口服药剂型 药物原料需要制成适合人体利用的剂型。口服药剂型有溶剂、片剂、丸剂、胶囊剂、合剂、散剂等。

2. 口服药不同剂型正确的服用方法 药物剂型种类繁多,使用不当,不仅可能导致疗效降低,而且可能引起不良反应。因此,需要遵照医嘱及说明书正确使用,以发挥药物的最大疗效及保证药物安全性。①口含片与舌下片:口含片又称含片,多用于口腔及咽喉疾病,有局部消炎、杀菌、收敛、止痛等作用,使用时应在口腔内含化,不可咀嚼、吞咽,含服中不可饮用液体。舌下片是通过舌下黏膜或舌下腺直接吸收,起全身作用或在口腔中溶解覆盖在口腔黏膜上起作用的片剂。使用时将药片放在舌下,利用唾液溶解吸收。②口服片剂:自口腔服下,经胃肠道吸收而作用于全身,或滞留于胃肠道内作用于胃肠局部的片剂。无特殊要求的口服片剂一般采用吞服,即将完整的药物口服到胃内,让药物在胃内或肠道中吸收。③口服胶囊:将药物填装在硬质胶囊中,或密封于弹性软质胶囊中制成的药剂,能掩盖药物的不良气味及提高药物的稳定性。服用同时,不能将胶囊破坏,应整粒吞服。④口服溶液:多见于糖浆类药物。服用后,药物在病变咽喉部黏膜表层形成保护黏膜,不宜用温开水送服。

（二）督促、协助老年人按时服用口服药

仔细观察老年人不按时服药的原因,有针对性地采取措施。①对于老年人来说,大多同时患有多种疾病,所以在治疗过程中,经常要服用多种药物进行对症治疗。记忆力减退是普遍现象,因此用药种类、服药次数越多,方法越复杂,疗程越长,用药的依从性就越差。因而,药物的应用,应当选择少而精。②药物的剂型和规格是影响老年人用药依从性的重要因素。如:药片太大造成难以吞咽;由于老年人的手指灵活性减退,药片过小,会不利于老年人抓取;容器体积过小或瓶盖难以打开,也会造成老年人服药困难;药物包装上的标签不清会直接导致老年人错误用药。必要时可为老年人喂服药物。③药物的不良反应可以造成老年人用药的依从性下降。老年人在药物治疗过程中,对于自身的不适非常敏感,因此,有的老年人服药依从性差,擅自做出停药或减少剂量的决定。④少数老年人文化程度低,理解能力差,看不懂或无法阅读药物使用说明书,造成老年人用药不依从。

护理员在发药前,耐心地告知老年人及家属药物的名称、剂量、用法、服用时间安排、作用、可能出现的副作用及应对方法,以提高老年人对医嘱的依从性。

对于自理服药的老年人,护理员可以提前将药物摆放在药盒内,保证老年人服药剂量的准确。到服药时间,护理员要注意观察老年人是否按时服药,必要时督促他们服药。

对于拒服药的老年人,要耐心解释、多沟通,解除思想顾虑,督促服药,必要时亲自喂药。必要时与家属沟通,取得家属的配合与支持,提高老年人服药的依从性。

(三)对于特殊老年人用药的照护

1. 评估 评估老年人不能自理服药的原因和合作程度以及对服药的心理反应,采取相应的措施。

2. 药品保管与发放 药品统一由护理员保管,放在固定的地点。由专人摆药,按时发放给老年人,协助或督促老年人服下。

3. 服药环境要求 服药时环境要安静、整齐,无噪声干扰。

4. 服药前准备 准备好温度适宜的温开水,询问老年人是否有如厕等要求,做好服药前的准备。

5. 采取正确的服药姿势 ①坐位:坐正直,上身稍向前倾,头略低,下颌微向前倾。②卧位:抬高床头,成30°～50°,将老年人的头转向一侧(护理员侧)将后背垫起呈半坐位姿势。

6. 非自理老年人服药方法 ①对吞咽障碍和神志不清的老年人一般通过鼻饲给药。②对神志清楚但吞咽障碍的老年人,咨询医生,在得到允许的情况下可将药物碾碎成糊状物后再给药。未经医生许可不可碾碎、掰开或嚼碎服用。③对肢体障碍、精神疾病、有痴呆的老年人,送药到口,要确认老年人咽下再离开。

(四)老年人用药反应的观察和记录方法

1. 各类口服药用药后的观察要点 ①心血管系统疾病类药物:老年人心前区疼痛、胸闷、心慌等自觉症状是否减轻,发作频率是否改变;服用利尿剂要记录尿量;注意有无头晕、乏力、晕厥等现象发生。②呼吸系统疾病类药物:老年人咳嗽的程度和伴随的症状;痰液的色、量、气味和有无咯血等肉眼可见的变化;注意观察体温的变化,了解感染控制情况。③消化系统疾病类药物:老年人食欲,恶心、呕吐的程度,有无腹痛腹泻、发热症状,如严重呕吐时需注意有无尿少、口渴、皮肤黏膜干燥等脱水现象。准确记录进水量、进食量、尿量、排便量、呕吐量及出汗情况。④泌尿系统疾病类药物:老年人尿量、排尿次数、尿色及排尿时伴随的症状,有无尿频、尿急、尿痛及血尿症状。⑤血液系统疾病类药物:老年人贫血程度,通过头晕、耳鸣、疲乏无力,活动后心悸、气短的情况判断贫血的程度;观察老年人皮肤黏膜的淤点、淤斑,消化道出血的情况,判断疾病是否好转。⑥内分泌系统疾病类药物:服用降糖药要观察老年人有无心慌、出汗、嗜睡或者昏迷等低血糖症状;服用治疗代谢性疾病的药物要注意检查身体外形是否逐渐恢复正常,如突眼、毛发异常等,还应观察老年人的情绪变化。⑦风湿性疾病类药物:老年人四肢及脊柱关节疼痛和肿胀的程度,关节僵硬的程度,活动受限的程度。⑧神经系统疾病类药物:老年人头痛、头晕的程度变化;是否有伴随症状,如呕吐、神志变化、肢体抽搐;嗜睡、昏睡和昏迷情况;发音困难、语音不清、语言表达不清等言语障碍程度的变化;观察肢体随意活动能力的变化。

2. 用药不良反应的观察及处理流程 ①观察老年人服药后有无不良反应症状:如恶心、呕吐、腹痛、腹泻、便秘等胃肠道反应;血尿、排尿困难、肾衰竭等泌尿系统反应;发热、头痛、乏力、头晕、失眠、手颤等神经系统反应;心慌、面色苍白、眩晕等心血管系统反应;支气管哮喘等呼吸系统反应;皮炎、荨麻疹皮肤反应以及其他过敏反应。②处理流程:注意查看药物说明书,了解临床不良反应和相应的处理方法,对严重的不良反应做如下处理。立即停药,马上报告医生或家属。协

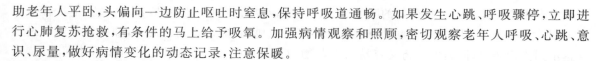

助老年人平卧,头偏向一边防止呕吐时窒息,保持呼吸道通畅。如果发生心跳、呼吸骤停,立即进行心肺复苏抢救,有条件的马上给予吸氧。加强病情观察和照顾,密切观察老年人呼吸、心跳、意识、尿量,做好病情变化的动态记录,注意保暖。

(五)查对并帮助老年人服药

查对并帮助老年人服药操作流程见表4-13。

表4-13 查对并帮助老年人服药操作流程表

操作流程	操作步骤
工作准备	1. 环境准备:环境整洁,温、湿度适宜,安静,光线明亮 2. 护理员准备:护理员衣着整洁,洗净双手 3. 老年人准备:老年人取舒适体位 4. 物品准备:药杯内盛装药物、温开水、服药单。根据需要准备量杯、汤匙、滴管等
协助服药	1. 核对:①核对老年人的姓名和服药单是否相符,核对药物与服药单是否相符。②根据药量为老年人倒好温水,按照2～4片(粒)/次,分次服下 2. 协助不同身体状况老年人服药:①自理老年人:护理员将药杯递给老年人,告诉老年人先饮一小口水润滑咽喉,再看着老年人将药物服下。②不能自理老年人:护理员告知老年人准备服药,协助老年人取半坐位,即摇高床头或在老年人后背垫靠棉被或靠垫支撑身体。用汤匙或吸管先喂一小口水,将药物放入老年人口中,再用汤匙或吸管协助老年人饮水将药物服下。保持体位30 min,再协助老年人取卧位
整理用物	护理员将水杯放回原处,整理床单位;药杯收回,浸泡消毒,清洗晾干备用
观察记录	护理员根据已知老年人服用的药物的作用及不良反应,观察并询问老年人服药的情况,记录服药后的表现
注意事项	1. 遵医嘱协助老年人服药,不得私自加减药物或停药 2. 老年人对药物有疑问时,需要再次核对无误方能给药,并要向老年人解释说明 3. 用药后发生异常,应及时报告医生或协助就诊 4. 对于吞咽困难的老年人,护理员要咨询医生或根据药物的说明书,决定是否可以将药物切割成小块或碾碎服用 5. 协助患精神疾病老年人服药,应要求其张口,检查药物是否全部咽下

(六)老年人用药的一般护理

1. 密切观察药物副作用 要注意观察老年人用药后可能出现的不良反应,及时处理。如对使用降压药的老年人,要注意提醒其站立、起床时动作要缓慢,避免直立性低血压。

2. 注意观察药物矛盾反应 老年人在用药后容易出现药物矛盾反应,即用药后出现与用药治疗效果相反的特殊不良反应。如用硝苯地平治疗心绞痛反而加重心绞痛,甚至诱发心律失常。所以用药后要细心观察,一旦出现不良反应时宜及时停药、就诊,根据医嘱改服其他药物,保留剩药。用药一般从成年人剂量的1/4开始,逐渐增大至1/3,再到1/2,然后是2/3,随后是3/4,最后为全部剂量。在老年人服药的同时还应考虑到老年人的个体差异,治疗过程中要进行连续观察,一旦发现不良反应,应及时报告和协助医生处理。

3. 选用便于老年人服用的药物剂型 对于存在吞咽困难的老年人不宜选用片剂、胶囊剂,最好选用液体剂型,如冲剂、口服液等,必要时也可选用注射给药。胃肠功能不稳定的老年人不宜服用缓释剂,因为胃肠功能的改变可影响缓释药物的吸收。

4. 规定适当的用药时间和给药间隔 根据老年人的服药能力、生活习惯,给药方式应尽可能简单,当口服药物与注射药物疗效相似时,则采用口服给药。但要注意许多食物和药物同时服用会导致发生相互作用而干扰药物的吸收。如含钠或碳酸钙的制酸剂不可与牛奶或其他富含维生素 D 的食物一起服用,以免刺激胃液过度分泌或造成血钙、血磷过高。此外,如果给药间隔过长会达不到治疗效果,而频繁给药又容易引起药物中毒。因此,在安排用药时间和给药间隔时,既要考虑老年人的作息时间,又应保证有效的血药浓度。

5. 其他预防药物不良反应的措施 由于老年人用药依从性较差,当药物未能取得预期疗效时,更要仔细询问老年人是否按医嘱服药。长期服用某一种药物的老年人,要特别注意定期监测血药浓度。对老年人所用的药物要进行认真的记录并注意保存。

(七)对于服用特定药物的护理

1. 降压药 注意降压药服用的误区:①难受了才吃药:有些老年人把降压药当成止痛药等"对症药",出现头晕、头痛才会吃药,这种做法很危险。临床上,很多老年人没有明显症状,但高血压对健康的威胁并不会就此消除,因此,一旦被确诊为高血压,即使没有症状也要吃药。此外,间断吃药会导致血压忽高忽低,不但不利于血压稳定,还容易诱发心脑血管意外。②跟"风"吃药:高血压是种"有个性"的病,每个人血压水平、危险因素、伴随的其他疾病都不一样,治疗方案也不相同。因此,选什么药、怎么吃都需要医生具体指导,不能擅自做主。③来回换药:有一些老年人不按照医生的指导用药,而是自作主张换来换去,结果导致血压波动,长期得不到有效控制。其实任何药治病都有一个过程,降压太快的并不一定是好药。有的降压药作用比较温和,从服药到理想平稳控制血压一般需 1 周时间,在此期间不要来回换药。④老盯着副作用:很多老年人对说明书上的副作用特别上心,并会因此排斥吃降压药或改服其他所谓"没有副作用的中成药"。其实,副作用只是对一些特殊老年人或特殊情况做出的"特别提示",不是每个人都会碰到的。⑤用药时间不对:血压会根据时间不停波动,因此,吃降压药要讲究"天时"。很多人早上起床后血压容易出现高峰,诱发心脑血管病急性发作。这类老年人,晨起第一件事就是把降压药吃上,但很多人偏偏喜欢晨练完或者吃完早饭再吃药,很容易导致意外。⑥服药不测血压:判断降压药有没有效果、药量是否合适,不仅要观察症状是否减轻,还要每天测量血压。高血压老年人每天要至少测量一次血压,每天早晨起床后测量比较准确。

2. 降糖药 ①确定合适的降糖目标:糖化血红蛋白应控制在 7% 以内。另外,餐后血糖应小于 10 mmol/L。②及时发现血糖波动:老年人自我血糖监测是发现血糖波动的主要手段,血糖监测能反映出老年人一日内和每日间的血糖波动,必要时需要做 72 h 的持续血糖监测。③寻找诱因:引起血糖波动的原因有内在、外在两类。内在原因包括肝、肾、胃肠、垂体病变等,食物、药物的吸收改变,饮食,运动,情绪和睡眠。外在原因包括食物的种类、纤维素的含量和烹调的方法,进食时间的改变,抗糖尿病药物特别是胰岛素促泌剂及胰岛素的种类、剂量、注射时间以及胰岛素使用与饮食、运动配合的改变。④预防低血糖:长效磺脲类药物容易导致低血糖,服用短效磺脲类药物、苯磺酸类药物、双胍类、噻唑烷二酮等发生低血糖的风险较低。餐前注射普通胰岛素或预混胰岛素容易导致下一餐前的低血糖,超短效胰岛素可以减少其发生的概率。长效胰岛素作用较平缓,持续时间长,与传统的中效胰岛素相比,能减少夜间低血糖的发生。

3. 降脂药 ①以非药物治疗为基础:已有冠心病或尚无冠心病的血脂过高者,经过调整饮食、加强运动、改善生活方式 3~6 个月无效,即再加上降脂药进行治疗。如果停止非药物治疗单独服药则疗效较差。②按照防治级别选药分层防治:临床上未出现其他部位动脉粥样硬化性疾病的老年人,根据有无其他危险因素及血脂水平,用药可略缓和,剂量偏小。已发现冠心病的老年人应二级预防,防治从严,充分显示药效,降脂同时重视保护心脑肾功能,防止心脑血管疾病事件和肾衰竭。③终身药物治疗:原发性、家族性遗传基因缺陷者,均需终身药物治疗,停药后容易复发,难以维持血脂的正常目标水平。④从小剂量开始给药,逐步增量到有效无毒水平,以利于长期坚持治疗。⑤按高脂蛋白血症分型选药。⑥慎重采用联合用药:一般只在严重或混合型疾病单种药物治疗不满意时,才联合用药,以免引起不必要的副作用。联合用药时,不仅要考虑到药物种类的合理搭配,而且要掌握好各自的剂量。

4. 安眠药 ①予以监护。②不能任意加药。③避免依赖。

（八）老年人常备药的种类及储备量

1. 老年人常备药的种类 老年人由于动脉硬化,身体机能老化,常患有高血压、冠心病、糖尿病等疾病,在天气变化、季节交替、情绪激动等时候易诱发心脑血管疾病、哮喘急性发作,导致严重的后果。因此,应在医生指导下备家庭急救药:①硝酸甘油含片、消心痛、速效救心丸和卡托普利等心血管系统应急抢救药物。②盐酸氨溴索片、氨茶碱、沙丁胺醇气雾剂（舒喘灵）、泰诺等治疗上呼吸道感染药。③消化系统常备药如黄连素、氟哌酸、胃舒平、胃复安。另外,还有用于急性消化道出血的药物如口服凝血酶、云南白药等。④抗过敏可备息斯敏和扑尔敏,适用于湿疹、过敏性鼻炎、药物或食物过敏,与解热镇痛药同服,可以控制感冒时的鼻塞、流涕、咳嗽等症状。⑤一般的头痛、关节痛可备卡马西平、颅痛定、盐酸曲马多、芬必得等。癌症晚期老年人可备麻醉性镇痛药品,如吗啡、杜冷丁、芬太尼、美沙酮等。

2. 老年人常备药的储备量 ①储备量不宜过多,以免积压变质和过期失效,除常备药和必要的急救药物外,其他最好现用现备。②治疗慢性疾病的药物,医院通常开处 1 个月的量,剩下 2～3 天的量时应上医院开药或通知家属。③非处方药物服用 3～5 天症状没有明显改善的,就应马上到医院就诊。

【重点】
掌握药物的保管原则与安全用药方法;老年人合理用药原则;协助不同状况老年人口服药物的方法。

知识链接 ·····························

老年人用药坚持两个不要

1. 不要用药时间过长 很多老年人是"恨病吃药",怕治病不彻底;有的老年人则会对药物产生依赖性,二者都有可能造成服药时间过长。老年人肝肾功能减退,用药时间过长会导致更多的不良反应。老年人用药时间应根据病情以及医嘱停药或减量,尤其是对于毒性大的药物,更应掌握好用药时间。庆大霉素的肾脏毒性虽然比卡那霉素小,但是如果老年人使用时间过长也会出现肾脏损害;安眠药服用时间过长,容易发生药物依赖现象。

2. 不要服用过期或变质药品 一方面,老年人由于生活较为节俭,过期药品常舍不得扔;另一方面,在服药过程中容易忽略药品的有效期。这些都有可能导致老年人服用过期药品。而过期药品可以使毒性增加,轻者会引起不良反应,重者危及生命。如过期失效的四环素片中有的成分已分解并产生有害的化合物,若这种分解产物的含量超过了人体耐受量,服用后会损伤肾小管细胞,使肾功能受到损害,以致酸性物质不能排出而潴留于人体内,引起酸中毒。

课后思考

1. 名词解释

药物副作用。

2. 问答题

药物的保管原则有哪些?

3. 案例分析题

李大爷的血压波动比较大,如何对其进行用药指导?

（颜丽霞）

任务三　常用患病老年人照护技术

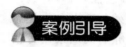

赵爷爷,70岁,1周前因劳累发生胸骨后疼痛,休息10 min后缓解。近2天发作次数比之前略微增多,稍有劳累即可出现症状,医生嘱咐其卧床休息,并行家庭氧气吸入治疗。

请问:1. 该患者的氧气吸入浓度是多少?

2. 作为护理员,如何指导其进行有效吸氧?

【小贴士】

我国每年老年人新发病人数约200万,老年人往往存在一种或多种慢性疾病,严重者影响老年人的日常生活,并给家庭和社会带来沉重负担。因此掌握患病老年人照护技术显得尤为重要。

一、氧气吸入照护

(一) 老年人缺氧的危害

缺氧是指机体组织的氧气供应不足或用氧障碍,而导致组织的代谢、功能和形态结构发生异常变化的病理过程。老年人由于其心、肺等脏器功能的衰退,极易出现缺氧症状。老年人缺氧的危害:①缺氧会降低老年人机体代谢率;②长期缺氧会导致肺心病;③缺氧会加重高血压,甚至引起心律失常、心力衰竭;④大脑长期缺氧可引起精神或神经症状,如睡眠障碍、行为异常、个性改变等;⑤各脏器功能的衰退,脑、心脏等重要脏器缺氧,甚至会导致机体死亡。

(二) 老年人缺氧的临床表现

老年人缺氧会主诉头晕或头痛,出现心慌、脉速,口唇、口腔黏膜、颊部、鼻尖、耳廓、甲床等部位呈青紫色(即发绀),呼吸急促或呼吸困难,出现烦躁不安或呼之不应,无法正常交流,甚至昏迷。常见如下类型。

1. 轻度缺氧　无明显呼吸困难,轻度发绀,但意识清楚,能对答如流。

2. 中度缺氧　发绀明显,呼吸困难,老年人意识清楚,烦躁不安。

3. 重度缺氧　显著发绀,三凹征(胸骨上窝、锁骨上窝和肋间隙凹陷)明显,老年人失去正常活动能力,呈现昏迷或半昏迷状态,无法与其交流。

(三) 氧气吸入疗法定义

氧气吸入疗法(简称氧疗)是供给氧气,通过提高吸入气体中氧分压的方法提高动脉血氧分压(PaO_2)和动脉血氧饱和度(SaO_2),增加动脉血氧含量(CaO_2),纠正由各种原因造成的缺氧状态,促进代谢,以维持机体生命活动。

(四) 缺氧的类型

1. 低张性缺氧　主要特点为PaO_2降低,CaO_2减少,组织供氧不足。由于吸入气氧分压过低,外呼吸功能障碍,静脉血分流入动脉血引起。常见于高山病、慢性阻塞性肺疾病、先天性心脏病等。

2. 血液性缺氧　由于血红蛋白数量减少或性质改变,造成血氧含量降低或与血红蛋白结合的氧不易释放所致。常见于贫血、一氧化碳中毒、高铁血红蛋白血症等。

3. 循环性缺氧　由于组织血流量减少使组织供氧量减少所致。其原因为全身性循环性缺氧和局部性循环性缺氧。常见于休克、心力衰竭、大动脉栓塞等。

4. 组织性缺氧　由于组织细胞利用氧异常所致。其原因为组织中毒、细胞损伤、呼吸酶合成障碍。常见于氰化物中毒、大量放射线照射等。

（五）缺氧程度的判断及用氧指征

主要根据 PaO_2 和 SaO_2 做出,其不足之处是不能正确反映组织缺氧状态。

1. 轻度低氧血症　$PaO_2 > 6.67$ kPa(50 mmHg),$SaO_2 > 80\%$,无发绀,一般不需要氧疗。如有呼吸困难,可给予低浓度低流量(氧流量 $1\sim2$ L/min)氧气。

2. 中度低氧血症　PaO_2 $4\sim6.67$ kPa($30\sim50$ mmHg),SaO_2 $60\%\sim80\%$,有发绀、呼吸困难,需氧疗。

3. 重度低氧血症　$PaO_2 < 4$ kPa(30 mmHg),$SaO_2 < 60\%$,显著发绀、呼吸极度困难、出现三凹征,是氧疗的绝对适应证。

4. 混合静脉血氧分压(PvO_2)　可反映组织缺氧状态,其正常值为(5.18 ± 0.45) kPa((39 ± 3.4) mmHg),若低于 4.66 kPa(35 mmHg),可视为组织氧合障碍。

（六）老年人氧气吸入

老年人氧气吸入是通过给老年人吸入高于空气中氧浓度的氧气,以改善老年人组织缺氧为目的的一种治疗方法。

1. 适应证　经常疲倦、失眠、气喘、腰酸背痛、胸闷、心悸、注意力不能集中等,哮喘、慢性支气管炎、肺气肿、肺心病和各种心脑血管疾病等。对于患心血管疾病的老年人可采取间断吸氧,每次 $1\sim2$ h 即可,每天可根据病情多次吸入;对于支气管炎、哮喘等有症状的老年人则应采取持续低流量吸氧,即 $0.5\sim1$ L/min。已经患有慢性支气管炎、肺气肿的老年人,或已经合并呼吸衰竭的老年人,最好进行家庭氧疗,利用制氧机、氧气瓶等进行低流量吸氧,这样可以减少病死率。吸氧量最好控制在每分钟 $1\sim2$ L,每天坚持 15 h 以上。

2. 氧气吸入时间　老年人要尽量选择在临睡前、早起后、运动前后这几个关键的时间点进行氧气吸入。

3. 老年人氧气吸入注意事项　①注意及时补氧,及时补氧可以避免憋气、心肌梗死、脑卒中、血栓、猝死等意外的发生。②注意氧气浓度,高浓度氧只适合于急救,不宜长期使用,平时要低流量低浓度吸氧。

（七）氧气成分、氧浓度和氧流量的换算方法

氧气在空气中占 20.93%。给氧时,氧浓度低于 25% 无治疗价值。在常压下吸入 $40\%\sim60\%$ 的氧是安全的。氧浓度高于 60%,持续吸入超过 $1\sim2$ 天,则会发生氧中毒。氧浓度和氧流量的换算公式如下。

$$氧浓度(\%)=21 + 4\times氧流量(L/min)$$

氧浓度与氧流量对照表见表 4-14。

表 4-14　氧浓度与氧流量对照表

氧流量/(L/min)	1	2	3	4	5	6	7	8	9
氧浓度/(%)	25	29	33	37	41	45	49	53	57

（八）氧气吸入疗法的副作用

当氧浓度高于 60%,持续时间超过 24 h,可能出现副作用。常见的有氧中毒、肺不张、呼吸道分泌物干燥、晶状体后纤维组织增生、呼吸抑制等。

（九）供氧的装置

1. 氧气筒及氧气表装置　①氧气筒:总开关、气门。②氧气表:压力表、减压器、流量表、湿化瓶、安全阀。③装表法:冲气门→装氧气表→接管与检查。④卸表法:放余氧→卸氧气表。

2. 管道化供氧　医院和养老机构的氧气可集中由供应站供给,设管道通至各个病区、门诊、急诊。总开关由供氧站控制,各用氧单位配有氧气表。

（十）氧气吸入的方法

1. 鼻导管给氧法 有单侧和双侧两种。①单侧鼻导管给氧法：将一根细鼻导管插入一侧鼻孔，经鼻腔到达鼻咽部，末端连接氧气的供氧方法。鼻导管插入长度为鼻尖到耳垂的 2/3。此法老年人不易耐受，且导管对鼻腔产生压力而易被分泌物堵塞，因此不常用。②双侧鼻导管给氧法：将双侧鼻导管插入鼻孔内约 1 cm，用导管环固定稳妥即可。此法较简单，老年人感觉舒适，容易接受，因而是目前临床上常用的给氧方法之一。

2. 鼻塞法 鼻塞是一种用塑料制成的球状物，鼻塞法是将鼻塞塞入一侧鼻孔鼻前庭内给氧的方法。此法刺激性小，老年人较为舒适，且两侧鼻孔可交替使用。

3. 面罩法 将面罩置于老年人的口鼻部供氧，氧气自下端输入，呼出的气体从面罩两侧孔排出。由于口鼻部都能吸入氧气，效果较好。给氧时必须有足够的氧流量，一般需 6～8 L/min。可用于病情较重、氧分压明显下降者。

4. 氧气枕法 氧气枕是一长方形橡胶枕，枕的一角有一根橡胶管，上有调节器可调节氧流量，氧气枕充入氧气，接上湿化瓶即可使用。此法可用于家庭氧疗、危重老年人的抢救和转运途中，以氧气枕代替供氧装置。

5. 氧气头罩法 将老年人头部置于头罩内，罩面上有多个孔，可以保持罩内一定的氧浓度、温度和湿度。头罩与颈部之间要保持适当的空隙，防止二氧化碳潴留及重复吸入。此法主要用于儿童。

（十一）特殊氧气吸入方式

1. 控制性低流量给氧 用于慢性支气管炎、肺气肿和慢性肺心病老年人合并急性肺部感染和呼吸衰竭时。这些老年人血压下降同时常合并通气不足，吸氧后不少老年人可因动脉血二氧化碳分压增高而意识朦胧，甚至昏迷。为此可采用控制性低流量给氧，每分钟氧流量 1～2 L，或用特制的文图里氏口罩，使吸入氧浓度保持在 24%～28%。

2. 呼吸道持续正压给氧（CPAP） 此法对因肺内分流增加所致的低氧血症效果明显。适用于患急性呼吸窘迫综合征（ARDS）等的老年人。

3. 机械呼吸给氧 如应用呼吸机时的间歇正压通气（IPPV）给氧和呼气终末正压（PEEP）给氧。后者的原理和作用与 CPAP 相同。

4. 高压氧 在 2～3 个绝对大气压下于特殊加压舱内给老年人供氧，主要用于一氧化碳中毒及减压病老年人。

（十二）氧气吸入法（氧气筒给氧）

1. 氧气筒给氧操作流程 具体见表 4-15。

表 4-15 氧气筒给氧操作流程表

内 容		操 作 步 骤
评估	老年人评估	1. 核对医嘱、输氧卡 2. 全身情况：年龄、病情、意识状态、生命体征、缺氧的原因、表现和程度 3. 局部情况：鼻腔有无分泌物，黏膜有无红肿，鼻中隔是否偏曲，鼻腔是否通畅等 4. 心理状况、合作程度、健康知识
	环境评估	清洁、宽敞、明亮、安全、舒适，病房无明火，远离热源
	自身评估	1. 洗手、戴口罩 2. 着装整洁，端庄大方
	用物评估	1. 氧气筒、氧气表、湿化瓶内盛蒸馏水（1/3～1/2）、一次性双腔鼻导管、治疗碗内盛通气管和纱布、小药杯内盛冷开水、无菌棉签、笔、弯盘、剪刀、扳手、输氧卡、手电筒等 2. 查对用物质量，检查氧气筒内是否有氧、氧气表有无漏气 3. 用物齐全，摆放有序，符合操作原则

续表

内 容	操 作 步 骤
实施	1. 装表：①冲尘；②上氧气表；③连接通气管、湿化瓶、氧气筒；④按关小开关→开总开关→开小开关的程序检查氧气通道是否装好、装置是否漏气，再关小开关备用 2. 带用物至床旁，核对床号、姓名并解释 3. 协助老年人取舒适体位 4. 检查、清洁双侧鼻腔 5. 连接鼻导管，调节流量 6. 湿化并检查鼻导管是否通畅 7. 插管、固定 8. 洗手，记录给氧时间及流量，挂输氧卡 9. 交代用氧注意事项 10. 观察及评估老年人缺氧改善情况 11. 遵医嘱停氧，拔出鼻导管，关总开关→放余氧→关小开关 12. 分离导管、卸表 13. 洗手，取下口罩，记录停氧时间 14. 协助老年人取舒适卧位，整理床单位，进行健康教育（安全用氧知识） 15. 按规定分类处理用物
评价	1. 老年人满意，缺氧症状改善，感觉舒适、安全 2. 护士操作规范、熟练，氧疗装置无漏气 3. 护士仪表举止优美，关爱老年人，体现整体护理理念 4. 护患沟通有效，老年人合作，并知道安全用氧知识 5. 在规定的时间内完成

2. 氧气吸入法注意事项 ①严格遵守操作规程。注意用氧安全，切实做好"四防"，即防火、防震、防热、防油。搬运氧气筒时，避免撞击、倾倒；氧气筒远离火炉 5 m、暖气 1 m。氧气表及螺旋口上勿涂油。②使用氧气时，应先调节流量；停用时先拔出导管，再关闭氧气开关。③观察缺氧症状有无改善，适当调节用氧浓度。④持续用氧者每日更换鼻导管 1～2 次。⑤氧气筒内氧气不可用尽，当压力表上指针降至 0.5 MPa（5 kg/cm²）时不可再用。⑥对未用或已用空的氧气筒，应分别悬挂"满"或"空"的标志。

二、冷热照护

（一）冷热疗法的效应

1. 生理效应 皮肤血管是由静脉和小动脉交织的血管组成，当局部受到冷刺激时，可增加交感神经对血管收缩的冲动，使小动脉收缩。当局部受热刺激时，由于抑制交感神经对血管的收缩的冲动，使受热部位及周围皮肤小动脉扩张。冷热疗法的应用使机体产生不同的生理效应，详见表 4-16。

表 4-16　冷热疗法的生理效应

生 理 效 应	用 热	用 冷
细胞代谢	增加	减少
需氧量	增加	减少
血管	扩张	收缩
毛细血管通透性	增加	减少

生 理 效 应	用　　热	用　　冷
血液黏稠度	降低	升高
血液流动	增快	减慢
淋巴流动	增快	减慢
结缔组织伸展性	增加	减少
神经传递速度	增快	减慢
体温	上升	下降

2. 继发效应　用冷或用热超过一定时间,产生与生理效应相反的作用,这种现象称为继发效应。因此,老年人用热或用冷 30 min 后应停止,给予 1 h 的复原时间后,再按规定反复应用。身体局部用冷或用热时,其作用的影响会波及身体其他部位,这种现象称为交感性反应。

（二）冷疗法

1. 冷疗法的作用　①控制炎症扩散:冷使局部血流减少,降低细胞的新陈代谢水平和细菌的活力,控制炎症的扩散。②减轻疼痛:冷可减少组织细胞的活动,降低神经末梢的敏感性,减轻疼痛。同时冷可使血管收缩,降低血管壁的通透性,渗出减少,从而减轻了由于组织肿胀压迫神经末梢引起的疼痛。适用于急性损伤初期(48 h 内)。③减轻局部组织充血和出血:冷可使局部血管收缩,血流减慢,血液黏稠度增加,有利于血液凝固而控制出血。④降温:冷直接与皮肤接触,通过传导与蒸发的物理作用,可使体温降低,同时,机体遇冷使皮肤血管收缩,减慢血液循环和降低代谢,可以间接降低体温,适用于高热、中暑的老年人。头部降温,可降低脑细胞的代谢,提高脑组织对缺氧的耐受性,减少脑细胞损害。

2. 影响冷疗法效果的因素　①方式:应用方式不同则效果不同,湿冷比干冷疗法的效果好。②部位:人体皮肤的薄厚分布不均,浅层皮肤、皮肤薄或经常不暴露的部位对冷较敏感。③面积:人体接受冷疗法面积越大,机体反应越强。④时间:一定的时间范围内其反应随着时间的增加而增强,以达到最佳的治疗效果。⑤环境温度:与体表温度成反比。⑥个体差异:年龄、性别、生活习惯及身体状态对冷热的敏感性和耐受力均有不同。

3. 冷疗法应用禁忌　①血液循环障碍:循环不良、组织营养不足,使用冷疗法将使血管收缩更甚,加重血液循环障碍,导致局部组织缺血缺氧而变性、坏死。②组织损伤、表皮破损:冷会使血液循环障碍加重,加重组织损伤且影响伤口愈合,尤其是大范围组织损伤,应绝对禁止。③水肿部位:冷会使血管收缩,血流减少,影响细胞间液的吸收,故在水肿部位禁忌用冷。④冷过敏者:冷疗而出现过敏症状,如红斑、荨麻疹、关节疼痛、肌肉痉挛等。对冷敏感、心脏病及体质虚弱者慎用。⑤慢性炎症或深部化脓病灶:用冷可使局部血流量减少,妨碍炎症的吸收。⑥禁忌部位:枕后、耳廓、阴囊处禁忌用冷,以防冻伤;心前区禁忌用冷,以防反射性心率减慢、心房纤颤、心室纤颤及房室传导阻滞;腹部用冷可导致腹泻;足心禁忌用冷,以防止末梢血管收缩而影响散热或导致一过性冠状动脉收缩。

4. 冷疗法种类与应用　冷疗法种类包括局部用冷法与全身用冷法。

（1）局部用冷法　①冰袋和冰囊:为高热的老年人降低体温。用冰袋为老年人进行物理降温操作流程见表4-17。②化学冰袋:可代替冰袋降温,是将两种化学制剂分成两部分装在塑料袋内,使用时将两种化学制剂充分混合便可使用。每个化学冰袋可维持 2 h。③冰帽与冰槽:常用于头部降温,防止脑水肿。使用冰帽(冰槽)为老年人头部降温操作流程见表4-18。④冷湿敷法:常用于老年人降温,用于早期扭伤、挫伤消肿、止痛。冷湿敷法操作流程见表4-19。

表 4-17　用冰袋为老年人进行物理降温操作流程表

内　　容		操 作 流 程
工作准备		1. 环境准备:环境清洁,室温适宜
		2. 护理员准备:洗净双手,服装整洁
		3. 老年人准备:老年人的身体状况适合冰袋降温
		4. 物品准备:用物有冰袋、冰袋套、体温记录单、体温计、笔;冰袋完好无破损,体温计完好无损坏;用物齐全,摆放有序
实施	放置冰袋	1. 将用物带至床旁,向老年人解释
		2. 将冰袋用冰袋套包裹
		3. 将冰袋置于老年人前额、头顶和腹股沟、腋下。禁止接触皮肤
		4. 询问老年人感受,如"王奶奶,您还好吧?"
		5. 观察冰袋的情况及局部皮肤的颜色
		6. 冰块融化后及时更换
	复测体温	1. 降温后 30 min 应复测体温
		2. 若采用腋下测温要注意在未放置冰袋侧腋窝处测量
	整理用物	1. 体温下降后取出冰袋
		2. 整理床单位,帮助老年人取舒适体位
		3. 将冰袋中冰水倒空,倒挂冰袋,晾干
		4. 吹入空气后夹紧袋口
		5. 冰袋套清洗,晾干备用;若使用化学冰袋,按医疗垃圾分类处置
	记录	1. 洗手
		2. 记录老年人使用冰袋前后的体温变化
评价		1. 老年人满意,感觉舒适、安全
		2. 护理员操作规范,态度和蔼,流程操作熟练
		3. 护理员仪表举止优美,关爱老年人,体现以护理对象为中心的护理理念
		4. 护患沟通有效,老年人合作
		5. 在规定时间内完成,每超过 1 min 扣 1 分
注意事项		1. 护理员每 10 min 观察冷疗部位皮肤状况,若有苍白、青紫、灰白、颤抖、疼痛或麻木感须立即停止使用
		2. 化学冰袋使用前应检查有无破损,防止破损后化学物质渗漏,造成皮肤损伤
		3. 密切观察老年人病情及体温变化,一般体温降低后不宜低于 36 ℃,如有异常须及时报告

表 4-18　使用冰帽(冰槽)为老年人头部降温操作流程表

内　　容	操 作 流 程
工作准备	1. 环境准备:关闭门窗,温、湿度适宜
	2. 护理员准备:洗净双手,服装整洁
	3. 老年人准备:评估老年人的身体状况、头部及意识状况。确定老年人适合使用冰帽(冰槽)
	4. 物品准备:冰帽(冰槽)、帆布袋(木箱)、冰块、木槌、盆及冷水、勺、海绵垫、不脱脂棉球、水桶、肛表,冰槽降温时备治疗碗、凡士林纱条;用物齐全,摆放有序
实施	1. 核对并评估老年人,向老年人和家属解释用冷的目的和方法
	2. 将冰块放入帆布袋(木箱)内,用木槌敲成核桃大小,放入盆中用冷水冲去棱角
	3. 将冰块装入冰帽内,擦干冰帽外水迹
	4. 携冰帽至老年人床边,再次核对,做好解释,为其戴上冰帽
	5. 老年人后颈部和接触冰块的部位垫以海绵垫;双耳外面垫海绵垫
	6. 将冰帽的引水管置于水桶中,注意水流情况
	7. 用冷 30 min 后,撤掉冰帽,协助老年人躺卧舒适,整理老年人床单位
	8. 将冰帽倒空,倒挂、晾于通风阴凉处;整理其他用物,清洁后放于原处备用
	9. 洗手并记录老年人体温变化

内　容	操　作　流　程
评价	1. 操作过程中注意观察老年人反应,未弄湿老年人被子 2. 护理员操作规范、熟练
注意事项	1. 使用冰槽者,老年人外耳道内塞不脱脂棉球,以防冰槽内冰水流入老年人耳内 2. 使用冰槽者,将老年人头部置于冰槽中 3. 用冷的时间正确,最长不得超过 30 min,长时间使用者,需间隔 1 h 后再重复使用。每半小时测量生命体征一次,肛温不低于 30 ℃ 4. 注意观察头部皮肤变化,每 10 min 查看一次局部皮肤颜色,尤其注意老年人耳廓部位有无发绀、麻木及冻伤发生。注意心率变化,有无心房纤颤、心室纤颤与房室传导阻滞的发生

表 4-19　冷湿敷法操作流程表

内　容	操　作　流　程
工作准备	1. 环境准备:关闭门窗,温、湿度适宜 2. 护理员准备:洗净双手,服装整洁 3. 老年人准备:评估老年人的身体状况、有无伤口 4. 物品准备:盆内盛冰水,治疗盘内放弯盘、纱布、敷布 2 块、钳子 2 把,凡士林、棉签、油布治疗巾、干毛巾,酌情备屏风;用物齐全,摆放有序
实施	1. 向老年人解释用冷的目的和方法,取得其配合 2. 在受敷部位下垫油布治疗巾,受敷部位涂凡士林后盖一层纱布 3. 将敷布浸入冰水盆中,双手各持 1 把钳子将浸在冰水中的敷布拧干,抖开敷布,折叠后敷在患处 4. 每 2～3 min 更换一次敷布,一般冷湿敷时间为 15～20 min 5. 冷湿敷结束后,撤掉敷布和纱布,擦去凡士林 6. 协助老年人躺卧舒适 7. 整理老年人床单位及其他用物 8. 洗手,记录
评价	1. 操作过程中注意观察老年人反应,未弄湿老年人被子 2. 护理员操作规范、熟练

(2) 全身用冷法　用于高热老年人降温。①酒精擦浴法:操作步骤为核对解释→置冰袋于头部,置热水袋于足底→拍拭上肢(25%～30%酒精,温度 30 ℃)→拍拭背部→拍拭下肢→整理床单位及用物。擦浴过程中,随时观察老年人情况;酒精温度应接近体温;擦浴时以拍拭方式进行,不用摩擦方式;应禁拭后颈、胸前区、腹部及足底等处;擦浴后 30 min 测量体温并记录。②温水擦浴法:温水(32～34 ℃的温水)擦浴法为老年人进行物理降温操作流程见表 4-20。

表 4-20　温水擦浴法为老年人进行物理降温操作流程表

内　容	操　作　流　程
工作准备	1. 环境准备:关闭门窗,温、湿度适宜 2. 护理员准备:洗净双手,服装整洁 3. 老年人准备:评估老年人的身体状况,确定其适合进行温水擦浴 4. 物品准备:屏风、布套 2 个、水盆(内盛 32～34 ℃的温水,内浸小毛巾 2 块)、大毛巾 1 块、体温记录单、体温计、冰袋、热水袋、笔;用物齐全,摆放有序

内　　容		操作流程
实施	擦浴	1. 携带用物至床旁,向老年人解释 2. 将冰袋和热水袋用布套包裹 3. 打开老年人盖被,将热水袋置于其脚下,冰袋置于其头顶 4. 协助老年人露出擦拭部位,下垫大毛巾,拧干浸湿的小毛巾缠在手上,以离心方向边擦拭边按摩。①擦拭两上肢:顺序为颈外侧→上臂外侧→手背→侧胸→腋窝→上臂内侧→手心。②老年人侧卧,露出背部:自颈部向下擦拭背腰部,擦干后穿上衣。③脱裤,露出一侧下肢,顺序为髋部→大腿外侧→足背;腹股沟内侧→大腿内侧→内踝;股下→腘窝→足跟 5. 擦干后穿好裤子,移去热水袋和冰袋 6. 协助老年人摆好体位,整理床单位
	复测体温	1. 温水擦浴 30 min 后测量体温 2. 如体温降至 38.5 ℃,则取下冰袋
	整理记录	1. 协助老年人取舒适卧位 2. 按要求整理好冰袋和热水袋 3. 记录体温变化
评价		1. 操作过程中注意保暖,未弄湿老年人被子 2. 护理员操作规范、熟练
注意事项		1. 温水擦浴过程中应注意保暖 2. 温水擦浴过程中应注意保护老年人的隐私,避免暴露过多 3. 温水擦浴过程中注意保护老年人的安全,避免坠床的发生

（三）热疗法

1. 热疗法的作用　①促进浅表炎症的消失和局限:热疗可使血管扩张,血液循环速度加快,促进组织中毒素、废物的排出;同时因血流量增加,白细胞数量增加,吞噬能力增强。因此,炎症早期用热,可促进炎性渗出物的吸收与消散,炎症后期用热,可使炎症局限。②减轻深部组织的充血:热疗可使局部皮肤血管扩张,皮肤血流量增加,由于全身循环血量的重新分布,减轻了深部组织的充血与肿胀。③缓解疼痛:热疗后血液循环加速,加速致痛物质的运出和炎性渗出物的吸收,解除对神经末梢的刺激与压迫,因而可缓解疼痛;同时热疗可使肌肉组织松弛、结缔组织的伸展性增加,增加了关节的活动度,因而减轻了肌肉痉挛、关节强直僵硬所致的疼痛。④保暖:热疗可使局部皮肤血管扩张,促进血液循环,将热带至全身,使体温升高,在低温环境中,用热可使全身有温暖的感觉,使老年人舒适,并能促进睡眠。

2. 影响热疗法效果的因素　①方式:应用方式不同则效果不同,应用湿热疗法比干热疗法的效果好。②部位:皮肤薄或经常不暴露的部位对热有明显的反应。③面积:人体接受热疗面积大,机体的反应就强,反之则弱。④时间:一定的时间范围内其反应随着时间的增加而增强,以达到最佳的治疗效果。⑤环境温度:环境温度高于或等于身体温度时,散热效果减弱。⑥个体差异:年龄、性别、生活习惯及身体状态对热的敏感性和耐受力均有不同。

3. 热疗法应用禁忌　①未经确诊的急性腹痛,热疗会促进炎症发展,有引发腹膜炎的危险。②面部危险三角区感染,因该处血管分布丰富,与颅内海绵窦相通的面前静脉血管内无静脉瓣,用热会使血管扩张而导致炎症扩散至脑部,后果严重。③各种脏器内出血时,热疗可使局部血管扩张,增加脏器的血流量和血管的通透性而加重出血。④软组织损伤或扭伤早期(24～48 h内),应用热疗后会加重出血和肿胀。⑤恶性肿瘤:治疗部位有恶性肿瘤时不可实施热疗法。因热会加速细胞活动、分裂及生长,从而加重病情。⑥金属移植物:治疗部位有金属移植物者禁忌用热,因为金属是热的良导体,用热易造成烫伤。⑦感觉功能损伤、意识不清的老年人禁用。

4. 热疗法的种类与应用　热疗法包括干热疗法与湿热疗法。

NOTE

（1）干热疗法 ①热水袋的使用：热水袋有保暖、解痉、镇痛等作用。使用热水袋为老年人睡前暖被褥的操作流程见表 4-21。②化学加热袋的使用：化学加热袋的使用方法与热水袋相同，也必须要加布套或包裹后使用。化学加热袋是大小不等的密封塑料袋，内盛两种化学物质，使用时，将化学物质充分混合，使袋内的两种化学物质发生反应而产热。化学加热袋最高温度可达 76 ℃，平均温度为 56 ℃，可持续使用 2 h 左右。③烤灯的使用：目的是消炎、解痉、镇痛、促进创面干燥结痂、保护上皮、利于伤口愈合。用于感染的伤口、压疮、臀红、神经炎、关节炎等。烤灯的使用操作流程见表 4-22。

表 4-21 使用热水袋为老年人睡前暖被褥的操作流程表

内容		操作流程
工作准备		1. 环境准备：环境清洁，室温适宜
		2. 护理员准备：洗净双手，服装整洁
		3. 物品准备：热水袋、热水袋套、水壶（内盛 50 ℃左右的温水）、水温计、毛巾
		4. 热水袋完好无破损，体温计完好无损坏
		5. 用物齐全，摆放有序
实施	灌热水袋	1. 将用物携至老年人床旁，向老年人解释
		2. 水温计插入水壶中测量水温，水温调节至 50 ℃
		3. 再次检查热水袋外观
		4. 灌装热水：一手持热水袋袋口边缘，另一手持水壶缓慢灌入热水至热水袋的 1/2～2/3
		5. 排气，旋紧螺旋塞：热水袋逐渐放平，见热水到达袋口即排尽袋内空气，此时旋紧螺旋塞
		6. 检查：使热水袋袋口朝下，双手进行挤压，检查热水袋有无漏水
		7. 装入热水袋套：用毛巾擦干热水袋袋口及外壁水痕，全部装入热水袋套内
	沟通	告知老年人将把热水袋放入铺好的被褥里，提醒老年人稍后上床休息
	放置热水袋	1. 将热水袋携至老年人床旁
		2. 再次检查热水袋有无漏水
		3. 根据老年人喜好放置
		4. 整理好床单位
	取出热水袋	1. 向老年人解释，取得老年人合作
		2. 取出热水袋
		3. 感受被褥内温度及有无漏水
		4. 协助老年人在床上休息
		5. 整理好床单位
评价		1. 老年人满意，感觉舒适、安全
		2. 护理员操作规范，态度和蔼，操作流程熟练
		3. 护理员仪表举止优美，关爱老年人，体现以护理对象为中心的护理理念
		4. 沟通有效，老年人合作
		5. 在规定时间内完成
注意事项		1. 灌入热水后要仔细检查是否旋紧螺旋塞，避免漏水打湿床褥
		2. 老年人入睡前，勿忘取出热水袋

表 4-22 烤灯的使用操作流程表

内 容	操 作 流 程
工作准备	1. 环境准备：环境清洁，室温适宜，关闭门窗
	2. 护理员准备：洗净双手，服装整洁
	3. 物品准备：鹅颈灯或红外线灯，必要时备屏风；用物齐全，摆放有序
	4. 核对并评估老年人病情、伤口情况、意识状态和活动能力

续表

内　　容	操　作　流　程
实施	1. 向老年人解释用热的目的和方法,取得其配合 2. 检查鹅颈灯,确认鹅颈灯可正常使用 3. 携鹅颈灯至老年人床旁,再次核对 4. 暴露治疗部位,协助老年人躺卧舒适 5. 移动鹅颈灯灯头至治疗部位上方或侧方,调节灯距,鹅颈灯距离治疗部位 30～50 cm 6. 接通电源,打开开关;根据老年人情况再次调节灯距后照射,每次照射 20～30 min 7. 照射完毕,关闭开关;协助老年人穿好衣服、躺卧舒适,整理老年人床单位 8. 切断鹅颈灯电源,将鹅颈灯放回原处备用 9. 洗手,记录
评价	1. 老年人满意,感觉舒适、安全 2. 护理员操作规范,态度和蔼,操作流程熟练 3. 护理员仪表举止优美,关爱老年人,体现以护理对象为中心的护理理念 4. 沟通有效,老年人合作 5. 无烫伤
注意事项	1. 照射完毕后,嘱老年人在室内休息 15 min 后方可外出,防止感冒 2. 照射老年人颈部和胸前时,保护老年人眼睛不受伤害

(2) 湿热疗法　①热湿敷法:具有消炎、消肿、解痉和镇痛的作用。老年人热湿敷法操作流程见表 4-23。②热坐浴:可减轻局部疼痛、水肿、炎症,使老年人清洁、舒适。用于会阴、肛门、外生殖器疾病及盆腔充血、水肿、炎症及疼痛。老年人热坐浴操作流程见表 4-24。

表 4-23　老年人热湿敷法操作流程表

内　　容		操　作　流　程
工作准备		1. 环境准备:关闭门窗,温、湿度适宜 2. 护理员准备:洗净双手,服装整洁 3. 老年人准备:老年人取坐位或卧位 4. 物品准备:暖瓶 1 只、橡胶单 1 块、水盆(内盛 50～60 ℃的热水)、浴巾 1 块、毛巾 2 块;用物齐全,摆放有序
实施	沟通	了解老年人的疾病情况,进行健康教育,取得老年人配合
	步骤	1. 携带用物至床旁,向老年人解释 2. 露出老年人需要热湿敷的部位(以膝关节为例) 3. 膝下垫橡胶单及浴巾 4. 将毛巾浸在水盆中湿透,拧至半干,抖开,在自己的手腕侧测试温度 5. 放于老年人膝关节上,将干毛巾覆盖在上面 6. 观察并询问老年人有无不适,观察局部皮肤有无发红及水疱 7. 若老年人感觉过热,揭开干毛巾一角释放出热气 8. 每 3～5 min 更换一次毛巾,水盆内随时添加热水,热湿敷 20～30 min
	整理用物	1. 用毛巾擦干局部皮肤,撤去用物 2. 替老年人整理好衣裤 3. 整理好床单位
评价		1. 老年人满意,感觉舒适、安全 2. 护理员操作规范,态度和蔼,操作流程熟练 3. 护理员仪表举止优美,关爱老年人,体现以护理对象为中心的护理理念 4. 沟通有效,老年人合作 5. 未浸湿老年人衣服及被子

续表

内　容	操　作　流　程
注意事项	1. 严密观察热湿敷部位皮肤状况,防止烫伤 2. 瘫痪、糖尿病、肾炎等血液循环障碍或感知觉异常的老年人不可使用热湿敷,以免发生意外

表 4-24　老年人热坐浴操作流程表

内　容	操　作　流　程
工作准备	1. 环境准备:关闭门窗,温、湿度适宜 2. 护理员准备:洗净双手,服装整洁 3. 老年人评估:评估老年人局部皮肤情况,有无感觉障碍及意识状态 4. 物品准备:坐浴椅,无菌坐浴盆,内盛半盆 38～41 ℃ 热水(根据医嘱加药),无菌纱布、水温计、毛巾,必要时备屏风
实施	1. 向老年人解释用热的目的和方法,嘱老年人排空二便,洗净双手 2. 护理员备齐用物携至坐浴处(浴室或厕所) 3. 嘱老年人先试水温,适应后方可坐入水中,嘱老年人应将臀部全部泡入水中 4. 坐浴时间为 15～20 min。坐浴完毕擦干臀部,协助老年人穿好衣裤 5. 协助老年人回病房卧床休息,整理床单位 6. 整理用物,坐浴盆清洁、消毒后放原处备用 7. 洗手,记录
评价	1. 老年人满意,感觉舒适、安全 2. 护理员操作规范,态度和蔼,操作流程熟练 3. 护理员仪表举止优美,关爱老年人,体现以护理对象为中心的护理理念 4. 沟通有效,老年人合作 5. 无烫伤,未浸湿老年人衣服及被子
注意事项	1. 女性老年人阴道出血和盆腔急性炎症期不宜坐浴,以免引起感染 2. 老年人坐浴过程中,护理员应随时按需添加热水,保证坐浴治疗效果 3. 坐浴部位有伤口者,应行换药

三、压疮照护

(一)压疮的概念

压疮又称压力性溃疡,是身体局部组织长期受压,血液循环障碍,持续缺血、缺氧、营养不良而致的软组织溃烂坏死。

(二)压疮的原因

1. 力学因素　①压力:垂直压力是造成压疮的最主要因素。局部组织持续受压,可导致毛细血管血液循环障碍,造成组织缺氧,引起组织损害,导致压疮的发生。多见于长时间不改变体位者,如长期卧床、长时间坐轮椅的老年人。②摩擦力:老年人在床上活动或搬运老年人时,皮肤受到床单和衣服表面的逆行阻力摩擦,易损伤皮肤角质层。当皮肤被擦伤后,再受到汗渍、尿液、粪便等的浸渍时,更易发生压疮。③剪切力:由两层组织相邻表面间的滑行,产生进行性相对移动引起的,由摩擦力和压力相加而成。剪切力与体位的关系极为密切,如老年人平卧时抬高床头可使身体下滑,产生剪切力,使皮肤血液循环障碍,发生压疮。

2. 理化因素刺激　皮肤经常受潮湿、摩擦、排泄物等理化因素的刺激,如大量汗液、大小便、床单褶皱、床上碎屑等。

3. 全身营养不良或水肿　营养不良是导致压疮的内因。全身营养不良或水肿的老年人皮肤组织较薄,抵抗力弱,一旦受压,缺血、缺氧更为严重,易导致皮肤破损。常见于长期发热、年老体弱、水肿、瘫痪、昏迷及恶病质等的老年人。

4. 年龄因素 老年人皮肤弹性差,皮下脂肪薄,血运差,容易发生压疮。

(三) 压疮的评估

1. 发生原因 局部组织受压过久、潮湿、年龄、活动能力、营养状况。

2. 高危人群 年龄较大、瘦弱、肥胖、瘫痪、昏迷、贫血、水肿、发热、疼痛、大小便失禁、活动受限、服用镇静药物的人群。

3. 危险因素 可选用压疮危险因素评估表(表4-25)进行压疮危险因素的评估。评分≤16分时,易发生压疮;评分≤12分时,极易发生压疮;分数越低,发生压疮的危险性越高。

表4-25 压疮危险因素评估表

项　　目	4分	3分	2分	1分
精神状态	清醒	淡漠	模糊	昏迷
营养状况	好	一般	差	极差
运动情况	运动自如	轻度受限	重度受限	运动障碍
排泄控制	能控制	尿失禁	大便失禁	二便失禁
循环	毛细血管再灌注迅速	毛细血管再灌注减慢	轻度水肿	中度至重度水肿
体温	36.6~37.2 ℃	37.3~37.7 ℃	37.8~38.3 ℃	>38.3 ℃
使用药物	未使用镇静剂和类固醇类药	使用镇静剂	使用类固醇类药	使用镇静剂和类固醇类药

4. 好发部位 压疮多发生于经常受压和无肌肉包裹或肌肉层较薄、缺乏脂肪组织保护的骨隆突处。老年人卧位不同,其好发部位也有所变化:①仰卧位:如枕骨粗隆处、肩胛、肘部、骶尾部、足跟等,最常发生于骶尾部。②侧卧位:如耳廓、肩峰、肋骨、髋部、膝关节内外侧、内外踝等处。③俯卧位:如面颊、耳廓、肩峰、髂前上棘、肋缘突出部、膝前部、足尖等处。④坐位:多发生于坐骨结节处。

(四) 压疮的分期与表现

压疮的分期与表现详见表4-26。

表4-26 压疮分期与表现

分　　期	损伤部位	主要表现	照护原则	措　　施
一期(淤血红润期)	表皮层	局部红、肿、热、痛或麻木	去除危险因素,避免继续发展	翻身,清洁,干燥,营养
二期(炎性浸润期)	真皮层	皮肤紫红色,皮下产生硬结,皮肤炎性渗出,可出现水疱、疼痛	保护皮肤,预防感染	减少摩擦,防止溃破,抽出液体,敷料覆盖
三期(溃疡期浅层)	皮下组织到肌层	水疱扩大,溃破,形成溃疡,表面渗液或有脓液,疼痛加重	清洁疮面,促进愈合	清洁,干燥,换药,贴膜,红外线照射
三期(溃疡期深层)	肌层	坏死组织发黑,脓性分泌物增多,有臭味,严重者致全身感染	去除坏死组织和促进肉芽组织生长	清疮,引流,过氧化氢冲洗

(五) 压疮的预防

1. 避免局部组织长期受压 ①间歇性解除压力:定时更换体位和适当地应用减压设备,是防止局部组织受压的最基本的方法。适当的体位和每两小时翻身一次,以减少受压部位的受压时间,可防止大部分压疮的发生。②保护骨隆突处和支持身体空隙处,调整衬垫:可按仰卧—左侧卧—俯卧—右侧卧的顺序翻身,老年人翻身侧卧时,人体应与床成30°,以减轻局部压力;可在老年人的背、臀部垫软枕、海绵垫,利用物体对臀部产生的弹力来缓冲重力对骶骨的压迫。不易翻身者,可将软枕垫于肩胛、背、臀部,使软组织交替受压,床头抬高不应超过30°。③避免摩擦力和剪切力:半卧位时,床头抬高应小于45°角,以减少骶尾部的剪切力。床铺应清洁平整,无褶皱,无渣屑。翻身时抬高老年人,不拖、拽、扯、拉、推,防止产生摩擦。

2. 避免局部刺激 ①保持老年人皮肤清洁、干燥:保持皮肤清洁、干净,保持床上平整、干燥,避免潮湿等刺激。②及时更换尿垫:对尿失禁的老年人应观察其排尿的规律,按时接尿。频繁腹泻或排便失禁的老年人,可用油纱布填塞肛门。其方法为将油纱布轻柔塞入肛门2~3 cm,每两小时更换一次。塞入纱布的大小因人而异,松紧适度。根据排便的量与性质,及时调整、更换纱布。详细评估记录老年人身体各部位皮肤情况及危险因素,进行动态观察,严格床头交接班。③保持床单位清洁、干燥、平整。

3. 促进血液循环 ①温水擦浴:定时温水擦浴,以促进血液循环,改善局部皮肤的营养状况,参见表4-20。②臀部烤灯法:参见表4-22。③按摩护理:按摩用50%的酒精或红花酒,用大部分手掌紧贴于受压皮肤,做均匀的按摩,每次3 min,参见表4-27。红花酒由中药红花、丹桂、赤芍、紫草各10 g,浸入500 mL 60%的酒精中配制而成,4~5天后即可使用。

4. 增进老年人营养 营养不良是导致压疮的内因,又可影响压疮的愈合。蛋白质是机体组织修复所必需的物质,维生素可促进伤口的愈合。①高蛋白、高热量、高维生素膳食:应根据老年人的营养状况针对性地供给营养,给予高蛋白、高热量、高维生素膳食,以增加机体抵抗力和组织修复力。老年人适当补充含锌的食物,可促进压疮的愈合。对溃疡期压疮一直不愈的,可静脉滴注复方氨基酸及进行抗感染治疗;低蛋白血症老年人可静脉输入血浆和人血白蛋白,增加血浆胶体渗透压,改善皮肤的血液循环;不能进食者采用胃肠外全面营养(TPN)治疗,保证每日各种营养物质的供给以满足机体代谢需要,增强老年人机体的抵抗力和免疫力,促进压疮愈合。②水肿老年人:限制水与钠盐的摄入。③脱水老年人:及时补充水和电解质。

5. 增加老年人活动 ①卧床老年人经常更换卧姿,约每2 h翻身一次。翻身时,将双手伸入老年人肩下和臀下,抬起老年人,挪动位置,切不可用拖、拉动作,以免损伤皮肤。②保护骨隆突处和支持身体空隙处。③半卧位时床头抬高勿超过45°,避免剪切力。

6. 增强老年人及家属的健康教育 对老年人和家属进行健康教育,老年人和家属学会预防压疮及压疮的简单处理方法。

(六) 压疮的护理

1. 淤血红润期 此期应及时去除危险因素,避免压疮进展,但不主张局部按摩,因为按摩可加重组织的病理损害。具体护理措施如下。①改变体位,避免局部组织受压:每两小时翻身,并采用减少受压部位压力的措施。②避免摩擦力和剪切力。③采用红外线、紫外线或烤灯照射的物理疗法,以促进局部血液循环。④加强全身营养。

2. 炎性浸润期 除避免局部组织受到压力、摩擦力和剪切力的损伤,采用物理疗法及加强全身营养外,炎性浸润期压疮的处理原则为保护创面和预防创面感染。具体护理措施如下。①水疱的处理:未破溃的小水疱应尽量减少局部受摩擦,让其自行吸收。大水疱则应在无菌条件下,用注射器穿刺抽吸水疱内渗液后,覆盖无菌敷料。②破溃创面的处理:消毒创周皮肤,清洁创面,然后根据创面有无感染,选用无菌敷料覆盖或抗生素纱布敷料、湿润烧伤膏、多爱肤、康惠尔溃疡贴、水胶体敷料等外敷。

3. 溃疡期 此期应清洁创面,去除坏死组织和促进肉芽组织生长。避免局部组织受到压力、摩擦力和剪切力的损伤和加强全身营养仍然是溃疡期压疮处理的前提。基本措施是清创、外敷、无菌敷料包扎。清创要彻底,可用外科手术刀或剪子去除压疮边缘和底部的腐肉及坏死组织,直至出现新鲜创面,以利于健康组织的修复和生成。外敷药物如前所述,种类很多,发展亦很快,可选用有效中药成分制成的中药外敷药物,如湿润烧伤膏、长皮膏、生肌散、多爱肤等。可根据压疮的深浅、有无分泌物及坏死组织等合理选择。

理想外敷药物的主要标准:①能保持创面适度湿润,有利于创面上皮细胞形成,加速愈合;

②有利于坏死组织分解脱落,保持清洁,减少感染的危险;③有利于引流和控制感染;④有利于肉芽组织形成。

(七)预防压疮的护理技能

1. 背部按摩 背部按摩操作流程见表4-27。

表 4-27 背部按摩操作流程表

内容		操 作 流 程
评估	老年人评估	1. 全身情况:病情、治疗情况、意识状态、自理能力 2. 局部情况:有无伤口、肢体功能障碍、活动受限、排便异常、局部皮肤红肿或溃烂等情况 3. 心理状况、合作程度、健康知识了解情况
	环境评估	关门窗,调节室温为24 ℃以上,根据情况遮挡老年人,同病室内无老年人治疗或进餐
	自身评估	1. 洗手,戴口罩 2. 着装整洁,端庄大方
	用物评估	1. 用物:毛巾、浴巾、按摩膏、脸盆(内盛 50~52 ℃水)、床刷、屏风 2. 用物齐全,排列有序,符合操作原则
实施		1. 沟通:携物品至老年人床旁,核对床号、姓名。与老年人沟通,取得其配合 2. 移开床旁桌椅,将盛有水的脸盆放在床旁桌上,毛巾置于盆内(盛 50~52 ℃水),松开盖被。协助老年人取俯卧位或侧卧位,背向护理员 3. 暴露后背,检查皮肤受压情况,盖好盖被。浴巾铺于背部下面 4. 用毛巾擦洗老年人的颈部、肩部、背部和臀部 5. 护理员两手或一手蘸按摩膏(或 50%的酒精、红花酒进行按摩),从老年人臀部上方开始,沿脊柱两旁向上按摩(力量要足够刺激肌肉组织),至肩部时转向下至臀部。如此有节奏地按摩数次,再用拇指指腹由骶尾部开始沿脊柱按摩至颈部。观察皮肤的情况,倾听老年人感受 6. 用浴巾擦干老年人背部,协助穿衣服,整理床单元 7. 用床刷湿拭扫床 8. 协助老年人取舒适体位。整理用物,移回床旁桌椅。对老年人进行健康教育 9. 洗手,记录,开窗通风
注意事项		1. 操作过程中,注意监测老年人的心率、血压及呼吸情况,如操作过程中出现异常,立即停止操作 2. 护理员在操作时,应符合人体力学原则,注意节时省力

2. 压疮预防的健康教育 向老年人及家属介绍背部按摩对预防压疮的重要性。教育老年人经常自行检查皮肤,在卧位或坐位时应采用减轻压力的方法,并经常对受压处皮肤进行按摩。教育老年人保持皮肤及床褥的清洁卫生,使老年人及家属能积极参与自我护理。

3. 为卧床老年人更换床单 保持床单位的整洁,预防压疮,为卧床老年人更换床单的操作流程见表4-28。

表 4-28 为卧床老年人更换床单的操作流程表

内容		操 作 流 程
评估	老年人评估	1. 全身情况:病情、治疗情况、意识状态、自理能力 2. 局部情况:有无伤口、肢体功能障碍、活动受限、排便异常、局部皮肤红肿或溃烂等情况 3. 心理状况、合作程度、健康知识了解情况
	环境评估	关门窗,调节室温,根据情况遮挡老年人,同病室内无老年人治疗或进餐
	自身评估	1. 洗手,戴口罩 2. 着装整洁,端庄大方
	用物评估	1. 被套、枕套、中单、大单、橡胶单、床刷及刷套、50%酒精、便盆及便盆巾等 2. 查对物品无破洞,无污染 3. 用物齐全,排列有序,符合操作原则

内容	操 作 流 程
实施	1. 将用物带至老年人床旁，核对床号、姓名，解释操作目的
	2. 移开床旁桌，根据情况放平床尾、床头支架，按需给便盆
	3. 按摩：协助老年人侧卧，用50%酒精按摩骨隆突处（脊柱、肩胛、肩峰、髂嵴、骶尾部）
	4. 松开床尾盖被，将老年人枕头移向对侧，并将老年人移向对侧
	5. 松开近侧大单、中单，用中单擦净橡胶单，将中单卷起塞入老年人身下，橡胶单搭于老年人身上，将大单卷起塞入老年人身下，扫净床褥上渣屑
	6. 将清洁大单中线对齐打开，对侧一半内折卷好塞入老年人身下，近侧一半依大单铺法铺好
	7. 放平橡胶单，铺中单于橡胶单上打开，中单对侧一半内折卷起塞入老年人身下，近侧一半橡胶单和中单一并塞入床垫下
	8. 协助老年人侧卧或平卧于铺好的一侧，转至对侧松开底层各单
	9. 擦尽橡胶单，将污中单放床尾，橡胶单搭于老年人身上，将污大单卷至床尾与污中单一并放入护理车下层，扫尽褥上屑渣
	10. 依序将大单、橡胶单、中单各层展开铺好，协助老年人仰卧于床中间
	11. 解开污染被套，将棉胎按S形折叠拿至治疗车上，将清洁被套正面在外铺于盖被上，套棉胎，对好上端两角，将盖被上缘压在枕下或老年人双手握住，撤去污被套，拉平盖被，折成被筒，尾端内折与床尾平齐
	12. 一手托起老年人头颈部，一手取出枕头，更换枕套，置于老年人头下
	13. 桌椅归位，洗手，取下口罩
评价	1. 老年人满意，感觉清洁、舒适、安全，无不适和病情变化
	2. 护理员操作规范、熟练，符合节力原则
	3. 护理员仪表举止优美，关爱老年人，体现整体护理理念
	4. 沟通有效，老年人合作，并知道皮肤护理的保健知识
	5. 在规定的时间内完成

【重点】

老年人缺氧的临床表现与氧气吸入的方法；冷热疗法的作用及操作方法；压疮原因、预防和护理方法。

知识链接

压疮照护最新进展

①侧卧位30°现已作为有效预防压疮的方法被广泛应用。②可喷康复新，干燥后，将氟哌酸胶囊打开，把氟哌酸粉撒在创面上，如创面干燥则不必天天换药，效果较好。③对于已发生的压疮，过去普遍认为创面干爽清洁有利于愈合，目前则认为无菌湿润条件有利于创面上皮细胞形成，可促进肉芽组织生长和创面的愈合。④国外提出高压氧治疗压疮最好。治疗前进行创面消毒并清除坏死组织，创面充分裸露，使所有的创面浸浴在高压氧环境里，可使坏死的脂肪和蛋白质组织液化，使有生机的组织发红，有利于压疮愈合。

课后思考

1. 名词解释

压疮。

2. 问答题

如何为老年人做好压疮的预防和护理？

3. 案例分析题

吴奶奶，因糖尿病入院。因肢端末梢循环不良，手脚发凉，让其家人拿热水袋敷在脚部，第二天右脚皮肤出现了一个大水疱。思考:该老年人为什么会出现水疱?作为护理员,对于热水袋的使用该如何进行指导?

(颜丽霞)

项目小结

　　本项目从消毒防护的概念、老年人环境及用物的消毒防护三个方面详细阐述了做好老年人消毒防护的方法与技能。主要阐述了药物基本知识及老年人的用药照护。从药物作用、药理效应、治疗效果与不良反应等方面介绍了药物对机体的作用;药物有内服药、外用药、注射药等种类;要根据老年人病情变化、药物剂型和性质选择舌下含化、吸入、口服、注射等不同给药途径;给药次数和时间间隔取决于药物的半衰期,以能维持药物在血液中的有效浓度为最佳选择。给药方法、药物在体内的过程、个体因素、饮食因素等方面均会影响药物疗效;护理人员应该掌握药物保管原则和安全用药措施,老年人用药特点及合理用药原则。还阐述了患病老年人的常用照护技能,包括氧疗、冷热疗法以及压疮照护。对缺氧老年人进行有效的缺氧评估,进行正确的氧疗技能操作,保证有效供氧,以满足其机体需要。通过冷或热作用于机体的局部或全身,产生相应的生理效应,达到止血、止痛、消炎、退热和保暖的作用。掌握冷热疗法的适应证和禁忌证,正确应用冷热疗法,促进老年人的康复。保持老年人皮肤的清洁和完整,促进血液循环,提高其舒适度,预防和护理老年人压疮是护理人员工作的重心之一。

项目五　心理健康照护

学习目标

1. 掌握老年人常见心理活动特征。
2. 掌握老年人常见心理、精神方面的照护措施。
3. 掌握老年人常见心理问题的表现及照护措施。
4. 了解影响老年人心理变化的因素。

项目导言

随着人体的老化，人脑的体积逐渐变小，中枢神经系统出现选择性神经元变性和脱失，某些疾病如老年认知障碍等进一步加剧了老年人的心理改变；同时由于可能存在的角色的冲突、社会环境的改变、自我价值感的降低等原因，使老年人成为心理问题较多的一类人群，需要照护人员根据老年人的特点，给予相应的心理照护。本项目就老年人心理活动特征、老年人的常见心理健康问题及照护进行讨论，以更好地提高老年人的心理健康水平。

任务一　老年人心理活动特征

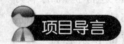

案例引导

张奶奶，75岁，退休多年。近1年来，出现记忆力下降，几次在菜场买菜后不认得回家的路，常诉吃饭没有原来香，感觉看近物不清。有高血压病史，对自己的病情尤为关注，自己在药房买了大量的保健药品服用。

请问：1. 张奶奶的心理活动出现了哪些变化？
　　　2. 发生这些变化的原因是什么？

心理活动是大脑对客观世界反映的过程，包括认知、情感与意志行为三个方面，是人的心理过程和个性心理的统称。进入老年后，随着生理功能的老化、个体与社会的脱离、人际关系的变化，心理活动也出现相应的变化，其严重程度与多种因素密切相关，并且存在个体差异。在本任务中主要从老年人的心理过程着手，研究老年人的记忆、智力、思维、感知觉、情绪和情感、性格、需要等方面的变化。

一、老年人的记忆特征

记忆是人们对感知、体验或操作过的事物的印象经过加工保存在大脑中，并在需要时提取出来的过程。老年人记忆的正常老化和病理性老化有时难于区分，尤其在疾病的早期更难鉴别，因为正常的记忆老年化的个体差异很大。在日常生活中应仔细观察和定期进行临床检查，一旦发现患者不仅近事记忆减退，而且远事记忆也发生障碍，并且即使给予提示仍然无法回忆，即表明记忆已出现全面减退。在日常生活中,发现记忆减退速度加快,记忆障碍日益严重,如烧水、做饭后忘记关火,回家不认得路或不认识熟悉的人等情况的出现,一般属于病理性记忆障碍,应做进一步检查明确诊断,给予必要的治疗。

(一)影响老年人记忆的因素

1. 生理性因素 根据近期报道,老年人60岁左右神经细胞开始萎缩,老年人感觉器官逐渐不能正常、有效地接受信息,同时记忆细胞的萎缩会影响各种记忆信息的储存。研究表明,经过记忆训练后,老年人的记忆成绩可达到青年人训练前的平均水平。因此,老年人应主动运用记忆策略,即对所要识记的材料进行组织加工,运用策略予以识记,以防记忆力减退。

2. 心理社会因素 影响老年人记忆力的原因,除生理功能改变外,还与心理社会因素有关。一方面老年人因感觉不灵活、注意力下降,使刺激记忆的内容减少,特别是退休的老年人,由于接触面缩小,无工作的压力,故易产生空虚感,进而影响记忆力;另一方面,部分老年人由于配偶生病或丧偶等重大生活事件而加重其心理问题,因而记忆力也相应减退。

3. 病理性因素 记忆功能易受多种病理过程影响,包括脑外伤、脑血管疾病、颅内肿瘤、癫痫、中枢神经系统退行性疾病(如老年性痴呆(又称阿尔茨海默病)、帕金森病)、短暂性全面性遗忘、颅内细菌或病毒感染、心脏手术、注意缺陷障碍、抑郁症、焦虑症等。在疾病早期生理性变化与病理性变化难以区分。

(二)老年人记忆改变的表现

1. 从记忆过程来看 记忆的基本过程大致可以分为3个阶段,即获得、巩固和再现。获得是感知外界事物或接受外界信息的阶段;巩固是获得的信息在脑内编码、储存和保持的阶段;再现是将储存于脑内的信息提取出来使之再现于意识中的过程。而再现过程受损是老年人记忆衰退的主要原因之一。

2. 从记忆内容来看 老年人的意义记忆(即在理解基础上的记忆)保持较好,而机械记忆(即靠死记硬背的记忆)减退较快。例如,老年人对于地名、人名、数字等属于机械识记内容的记忆效果就不佳。

3. 从再认活动来看 老年人的再认能力比回忆能力好。再认是指当人们看过、听过或学过的事物再次出现在眼前时能辨认出曾经感知过。回忆则是刺激物不在眼前,而要求将此再现出来。当再认时,客观事物在眼前,可提供记忆线索,难度比回忆低,因此,老年人再认能力强于回忆能力。

4. 从记忆类型来看 老年人的逻辑记忆比机械记忆好。即对与自己过去或生活有关的事物及有逻辑联系的内容记忆较好,但对于生疏的或需要死记硬背的内容,则记忆较差。故老年人逻辑记忆强于机械记忆。

二、老年人的智力特征

智力是大脑的功能,是由人们认识和改造客观事物的各种能力有机组合而成,主要包括注意、观察、想象、思维、实际操作和适应等能力。其中,以思维能力为核心,它保证了人们有效地进行认识和实践活动。智力是一种稳定的心理特点,它是在人们具体的行为活动中显示出来的。

(一)影响老年人智力的因素

1. 生理性因素 进入老年期后,脑功能逐渐衰退,正常人脑体积30岁以后逐渐减小,60岁以后更加明显,老年人的灰质和白质均减少,白质约减少11%。神经细胞的数量随着年龄增长而减少,至80岁时,额上回和颞上回的神经细胞可减少40%,且神经细胞的结构也发生改变,主要表现为突触的总数和密度减少。这些神经细胞生理的改变不可避免对老年人的智力造成影响。

2. 病理性因素 由于疾病(如阿尔茨海默病)或外伤使大脑受损,影响智力。

(二)老年人智力变化的表现

1. 晶态智力 主要是后天获得的,它与知识、文化、经验积累和领悟能力有关,如知识、理解力等。由于老年人阅历广、经验多,这种智力易保持(甚至会增长),只在80岁以后才有明显减退。

2. 液态智力 随着年龄增长而显著下降,可能与作为其基础的神经生理过程变化及缺少练习有关。主要表现为对信息的组织能力、抑制无关信息的能力、集中或分配注意的能力,以及将信息保持在工作记忆的能力下降。这种智力减退得较早,也较快,一般在50岁以后就开始下降,60岁以后减退明显。

以上两种智力的变化并不是平行的,也就不能笼统地说智力随年龄增长而减退。

三、老年人的思维特征

思维是人脑对客观事物的概括和间接的反映。从信息加工的观点看,思维是对信息的深入加工改造并使信息重新改组和构建的过程。人类通过思维能认识事物的本质和内部联系,是高级的、理性的认识过程。主要包括概括、类比、推理和解决问题的能力等。

（一）影响老年人思维的因素

1. 生理性因素 思维随着年龄增长出现衰退较晚,尤其是与自己熟悉的专业有关的思维能力在老年时期减退不明显。但是,老年人由于在感知和记忆方面的衰退,在概念、逻辑推理和问题解决方面的能力有所减退,尤其在思维的敏捷度、流畅性、灵活性、独特性以及创造性等方面均不如中青年时期。

2. 病理性因素 影响老年人思维的病理性因素主要有脑萎缩、头部外伤、帕金森病等。

（二）老年人思维障碍的表现

有研究表明,在实验室思维研究中,在概念形成、逻辑推理作业等方面老年人减退得比较明显。在图形、符号、语义三方面的流畅性、变通性和独特性上,老年人也显著减退。同时,老年人的观察力和类比推理能力,尤其是类比推理能力随着年龄增长而显著下降。

思维的一个重要方面是问题解决能力,在解决数字矩阵这一类较难的问题方面,老年人的能力显著下降;但在解决生活问题如食物准备、使用电话等方面的能力并未显著下降。

四、老年人的感知觉特征

感知觉是心理过程的组成部分,是其他心理过程,如记忆、思维、想象、情感、意志的基础。感知觉对维持大脑正常活动有着重要的意义。因此,感知觉是论述所有心理活动的出发点,老年期的心理变化也是从感知觉的渐变开始的。老年人由于相应的感知器官老化、功能衰退,导致视、听、味、嗅等感知功能下降,从而引起反应迟钝、行为迟缓、注意力不集中、易跌倒等改变。

（一）影响老年人感知觉的因素

1. 生理性因素 随着年龄的增长,各感觉系统出现普遍的退行性变化,对外界刺激反应的敏锐度下降。如老年人内耳的退行性变化,引起对高频声音听觉的丧失或减弱。

2. 病理性因素 病理性因素引起的感知觉问题比生理性因素严重。表现为一种或多种感知觉改变甚至发生严重的感知障碍,如白内障引起的失明。

（二）老年人感知觉变化的表现

1. 视觉 老年人视觉变化的个体差异很大,多数人在50岁以后视力就逐渐下降并出现"老花眼"现象,在60岁以后视力急剧衰退。

老年人视觉的变化,除引起"老花眼"和视力减退外,对弱光和强光的敏感性及对颜色的辨别

【小贴士】
老年人安全监护新技术
面向老年特殊人群的人体姿态感知系统已经开始研发,该系统可以实时监控人体活动数据信息,并在监测到人体发生意外跌倒的时候发出预报警,如果被监护人意识清醒,不需要接受他人的救助,可以选择取消报警;如果15 s内没有取消报警的指令输入,那么系统将发出正式报警。

能力也明显减弱。老化使瞳孔缩小及晶状体与玻璃体混浊,故射在视网膜上的光量减少,所以老年人在阅读时要求提高照明强度。随着老年人对光感受性的降低,对颜色辨别能力也较青年人弱 25%～40%,而且对不同颜色辨别能力降低的程度也不等,对蓝、绿色的鉴别能力比对红、黄色的鉴别能力下降得更明显。除个别高龄老年人,颜色视觉的变化很少影响正常生活。老年人的晶状体体积随年龄增加而增大,使前房变小,致前房水循环不畅,形成眼压增高,发生青光眼。由于晶状体变硬,看近距离物品的调节能力减弱。据统计,70 岁健康老年人的视力超过 0.6 的只有51.4%,其中近距离视力比远距离视力减退得更为明显,出现所谓的"老花眼",老人们读书看报时常常要将书报拿得远远的或者需佩戴老花镜(凸透镜)来纠正。

老年人对物体形状、大小、深度、运动物体的视知觉和一些特殊视知觉现象,与年轻人相比都有不同程度的变化。如想将手中茶杯放到桌上时,由于深度视知觉差错,杯子在到达桌上之前误认为已放在桌上了,以致脱手将杯子落在地上;上下台阶时由于对空间关系判断不准确,常易摔倒。

2. 听觉 老年人听力下降是普遍现象,最常见的现象就是重听。通常所说的老年人耳聋或耳背,其实就是听力下降所引起的重听。这种退行性变化在外耳道表现为皮肤分泌功能的减退,使耳垢变得很硬,难以排出,这可能是影响听力的原因之一。对老年人隔一定时间检查一次外耳道,清除耳垢,可改善老年人的听力。老年人的高音听力比低音听力衰退得更显著,所以老年人听低音调音乐的声音感觉比较悦耳,能欣赏到音乐固有旋律的优美;而对高音调音乐的旋律和音调的变化已听不出来,似乎总是同样的单调声音。这就是为什么老年人更喜欢听中音和低音调音乐的原因所在,但为了延缓耳蜗基底部细胞衰老退化的进程,老年人可以适当听一些高音调的音乐,降低听力衰减的速度。而且特别是在不良听觉条件下或有噪音背景的情况下,老年人对声音的辨别能力也在减弱。因此,在日常生活中有时会出现,与家人一起坐在客厅里看电视,旁边有人闲谈时,老年人对电视情节的理解能力往往会下降。

3. 味觉 味觉是人体重要的生理功能之一。它在识别有害物质、挑选食物及促进食欲等方面,起着非常重要的作用。人体的味觉是靠正常舌乳头中的味蕾来完成的。老年人的舌乳头开始萎缩,味蕾因受损也大大减少,因此易出现味觉障碍。表现为对某些原来熟悉的几种味道感觉减退,而且主要表现为对刚能觉察到味觉的物质的最低浓度增高。有研究表明,老年人对食物中咸味的味觉比对其他味道敏感。

4. 嗅觉 人类的嗅觉随年龄增长而逐年衰退,其原因可能与嗅觉中枢、嗅神经、嗅细胞退行性变及血管硬化有关。一般 60 岁开始嗅觉减退,70 岁以后多有明显的嗅觉减退乃至丧失。国外一项调查表明,美国老年人中嗅觉减退者占 26%。

5. 躯体感觉 老年人皮肤上敏感的触觉点数目显著减少,皮肤对触觉刺激敏感度下降。老年人的眼角部与鼻部的触觉降低较为明显,所以,他们对流眼泪或流鼻涕常常毫无知觉,需要别人加以提醒。老年人温度觉和痛觉也较迟钝,有些皮肤区的这些感受小体几乎完全丧失。有研究表明女性老年人痛觉敏感度随年龄增大而降低的现象比男性老年人更明显。高龄老年人不但对室温敏感度降低,而且对自己身体温度的敏感度也随年龄增长而降低。部分高龄老年人身体深部的温度甚至低于体表,刚刚排出的尿液温度低至 35.5 ℃,而体表测出的体温并不低。这部分老年人对室温变化的感觉非常迟钝,很低的室温也不觉得冷,因此对他们应细心照顾。尿液温度低到 35.5 ℃的老年人患病率和死亡率比较高。

五、老年人的情绪和情感特征

(一)影响老年人情绪和情感的原因

1. 生理性因素 神经系统不稳定;老年人因生活挫折超过了自己所能承受和适应的限度,而导致情感活动障碍。

2. 心理社会因素 不适应离退休后的生活、生活事件、家庭人际关系改变等,可使老年人情绪和情感发生变化。

(二)老年人情绪和情感的表现

老年人的情绪和情感呈现出新的特点。

1. 失落感 失落感即心理上若有所失、遭受冷漠的感觉。离退休后,老年人的主导活动和社会角色发生了改变。角色的改变,不仅意味着失掉了某种权利,更为重要的是丧失了原来所担当的那个角色的情感,放弃了几十年来已形成的行为模式。从工作单位转向家庭,社会关系和生活环境均发生变化,加上子女"离巢",过去那种热情、热闹的氛围一去不复返,对新的生活往往又不能很快适应,一种被冷落的心理感受便会油然而生。

2. 孤独感 孤独感是指老年人感到与他人处于相互脱离或者不和谐的关系,从而感到被疏远和轻视。学者 Weiss 指出孤独具有情绪孤独状况、社交孤独状况、情绪孤独体验和社交孤独体验四个维度,他认为孤独感体验来源于个体与外界的隔离。孤独感是老年人常见的不良情绪,也是更为严重的身心问题(如焦虑症、抑郁症、心血管疾病等)的预测指标。从客观上讲,由于子女逐渐独立,老年人又远离社会生活,自己体力渐衰、行动不便,与亲朋好友的来往频率下降、信息交流不畅,因此容易产生孤独感。在主观方面,老年人具有自己既定的人际交往模式,不易结交新朋友,人际关系范围逐渐缩小,从而引发封闭性的心理状态,这是老年人孤独情绪形成的重要原因。有专家曾对 13693 名城市老年人进行调查,发现 40% 的老年人有孤独、压抑、有事无人诉说之感。

3. 自卑感 老年人一旦退休后社会价值感降低,空虚、寂寞、受冷落之感袭上心头,往往误以为自身价值不复存在,久而久之就会低估自己甚至看不起自己,这种自卑感一旦形成,老年人就会经常对自己产生怀疑,忧心忡忡,表现出过分的焦虑。

4. 抑郁感 老年人由于社会角色的缺失、社会支持及人际交往减少,在现实生活中容易遭受挫折,不顺心、不如意之事时有发生。例如,遇到家庭内部出现矛盾和纠纷,子女在升学、就业、婚姻等方面有困难,自己的身体又日趋衰落,疾病缠身,许多老年人就会变得长吁短叹、烦躁不安、情绪低落或者郁郁寡欢,对原来感兴趣的事情不再感兴趣,这些都是抑郁的表现。

5. 恐惧感 随着身体的老化、健康状况日益下降,老年人变得更加关注自己的身体,对于疾病较为敏感。尤其是女性老年人变得越发害怕生病,一方面,担心生病后自己生活难以自理,给家人和晚辈带来麻烦,变成家庭的累赘;另一方面,一旦生病,特别是重病,就感觉离死亡不远了。因此,老年人对疾病和死亡通常会产生恐惧感。

六、老年人的性格特征

(一)影响老年人性格的因素

1. 生理性因素 机体各组织器官的老年性变化,如大脑皮质萎缩,神经细胞数量减少,脑内某些物质如蛋白质、磷、氮等含量减低,神经递质的平衡变化等。

2. 心理社会因素 一般来说,老年人的性格与年龄增长关系不大,但由生理性因素引起的变化可影响感知觉、记忆、思维和行为等,从而影响老年人对新的社会生活的适应。

(二)老年人性格的表现

性格的四大特征主要有态度特征、理智特征、情绪特征及意志特征,老年人的性格随着年龄增长,改变不是很大,但也会出现某些变化。

1. 态度特征 性格的态度特征主要是在处理各种社会关系方面的特征。当进入老年后,由于社会地位及经济地位的变化,有些老年人开始变得较为孤僻,和他人交往较少,对于新事物也不愿意再学习和接受,如很多老年人对于网络、网上购物持否定态度,并可能因此与年轻一代产生代沟。

2. 理智特征 性格的理智特征是指个体在认知活动中表现出来的心理特征。老年人对外界的事物渐渐失去了好奇心,想象力不再丰富,对于生活不再富有激情,思维方式容易受到过去生活的局限,创造性下降,容易倾向于墨守成规。

3. 情绪特征 性格的情绪特征是指个体在情绪表现方面的心理特征。在情绪的强度方面,老年人趋向于低强度,不再大悲大喜、喜怒形于色,易于控制。在情绪的稳定性方面,老年人的情绪稳定,更趋向于心平气和。在主导心境方面,老年人更多地表现为情绪低落、抑郁等负性的心境。

4. 意志特征 性格的意志特征是指个体在调节自己的心理活动时表现出的心理特征,老年人的自觉性、坚定性及果断性均发生改变。在完成一项活动的时候,由于生理社会等原因的变化,克服困难的能力下降,自觉性下降;老年人不大容易接受他人的意见,容易局限于自己以前的成就和经验,我行我素,表现为与坚定性相反的执拗,所以有人会称呼这种老年人为"老顽固"。但在决策一件事情时,往往又不容易在复杂的情境中辨别是非,迅速做出正确的决定,果断性不够,表现为优柔寡断。

七、老年人的需要

(一)影响老年人需要的因素

1. 生理性因素 一般来说,进入老年期以后,生理机能的退化导致老年人的需要发生改变。

2. 心理社会因素 部分老年人心理需要下降,但大多数老年人心理及社会需要增加,并出现了一些新的特点。

(二)老年人需要的特征

马斯洛理论把需要分成生理需要、安全需要、爱及归属的需要、尊重的需要和自我实现的需要五类,老年人的需要和年轻人也有所不同。

1. 生理需要 《论语》有云:老者安之,朋友信之,少者怀之。老者安之,即让老年人过上安定的生活,使之老有所养。老有所养是指人年老后丧失全部或部分劳动能力和经济来源时有子女等后代赡养和照顾。具体来说就是无衣食之忧,无住行之虑,生活上有人给予照顾和扶助。老有所养是老年人最基本、最低层的需要。同时,老年人也有性的需要,衰老并不会急剧削弱老年人对性的需求与渴望。专家指出,老年人应该过适度的性生活,老年慢性病患者不妨多进行非直接性交方式的性活动,包括亲吻、拥抱等。

2. 安全需要 老年人的安全需要除了包括社会环境安全、生命财产得到保护的需要外,尤其表现为病有所医、子女自立的需要。有学者提出从心理学的角度认为安全需要可以划分成三个层次,即确定感、安全感和控制感。由于老年人身体的老化、罹患疾病、社会地位的降低、社会资源的减少以及收入的减少,对事件的确定感、安全感和控制感均不同程度地下降,尤其是对病有所医的安全需要增加,老年人的身体机能逐年老化,病痛增多,医疗费用支出比中青年人大大增多。我国实行的医保政策是提高老年人安全感的重要保障。子女自立是影响老年人安全感的重要因素,大部分老年人,辛苦工作了一辈子,含辛茹苦地将子女抚养成人,而自己也像即将熄灭的蜡烛,步入风烛残年。但社会上的"啃老族"不在少数,不仅是经济上让老年人有沉重的负

【小贴士】

"指路大王"谢亮老人,2000年起开始为行人指路。他在东直门立交桥东北角的墙上挂了一张北京交通地图,一把遮阳伞下摆上一张木质长桌,桌上放着指路的工具:一本北京地图册和一本很旧的老式笔记本。不管烈日炎炎还是寒风刺骨,他为行人指路风雨无阻、从不间断。有人为他进行过统计,平均每天约为1500人义务指路,重大节假日多达三四千人。

担,更重要的是为子女未来的担忧而自己又无法控制,更增加了老年人的不安全感。

3. 爱及归属的需要 爱是人与人之间关系的一种重要的表现形式,体现了老年人的一种精神需要。从夫妻关系来看,老年人对爱情的需求并不比年轻人少,只是他们用老年人特有的更深沉的依恋方式取代了年轻人那种轰轰烈烈的恋爱。俗话说:少年夫妻老来伴。对于老年人来说,爱情在老年夫妻之间更多地表现为相敬如宾、相互扶持和照顾。当然,老年人不仅需要夫妻之

爱，也需要子女的关爱。子女过于投入自己的事业和小家庭，疏忽了老年人，往往会使老年人产生孤独感和失落感。充分享受天伦之乐，拥有亲情的精神支持，是老年人最大的幸福和欣慰。

按照马斯洛的需要层次理论，人作为一个社会性的存在，有归属的心理需要。老年人参加老年大学、参加各种老年活动团体就体现了老年人寻求归属感的需要。

4. 尊重的需要　老年人都有受他人尊重的心理需要，但与中青年人那种因能力、业绩、财富而受他人羡慕和认同的心理需要不同，老年人更需要的是别人能够听取他的意见、看重他的经验、肯定他的过去。这种尊重经常反映在日常生活的各种礼仪中。例如，出门让老年人先行，坐车为老年人让座，赴宴时让老年人就上座等。对于这些照顾，老年人其实可能并不真正在乎，重要的是从这些细节中老年人获得了一种受人尊重的心理满足。

5. 自我实现的需要　自我实现意味着自身价值的实现，但老年人在社会和家庭中地位和价值的改变，使他们受到了社会的忽视和冷落。研究表明对他人的贡献影响老年人的自我价值感，如交换理论认为，在交换关系中，只处于接受地位的人会产生心理的不适感。随着年龄的增加，老年人的社会资源会逐步减少，在需要他人长期照料日常生活的同时，身体衰弱的老年人的自尊心会受到负面影响。社会生产理论认为人都趋于正向的自我能力认同并拥有自尊心，希望通过生产活动来维持或促进自身的福祉。所以，老年人在退出社会的主流舞台后，仍渴望有所建树、有所创造，使自己趋于完美，追求一定的成就感。在家庭中，老年人的自我价值感通过代际支持的形式体现出来，比如给孩子做饭、照顾孙子孙女等；而在社会中则是以人力资源的形式表现出来，如仍然接受单位的返聘或者去社会上做力所能及的工作；有些老年人还走入社会，进行志愿者活动，既实现自我的价值，也为社会带来了正能量。

知识链接

增强老年人记忆的方法

①记忆训练法：把人名、面孔、事件等，按一定的思考模式编码。平时设立一个"勿忘我区"，编写"需做事项清单"，把要支付的账单放在大门附近等。美国长寿中心主席巴特勒提出：可以多玩玩猜字谜，多些阅读、辩论，有助于增强记忆。②调剂饮食法：必须保证每一天的充足营养，这会有助于记忆。全谷类食物、豆类、花生、芝麻、水果、蔬菜及海产品，都含丰富的葡萄糖和脑黄金，能给大脑提供所需能量。豆类与绿色蔬菜富含叶酸，因为叶酸对记忆有帮助。银杏（白果）也有助于增强记忆，最新的研究成果表明，银杏含白果酸、白果酚，又称"抗衰老素"，可促进脑细胞再生。

【重点】

老年人的记忆、智力、思维、感知觉、情绪和情感、性格、需要等均出现变化，有着典型的特征。智力变化主要体现为液态智力的下降；老年人的意义记忆保持较好，而机械记忆减退较快；再认能力比回忆能力好；逻辑记忆比机械记忆好。老年人的思维改变主要表现在概念形成、逻辑推理作业以及图形、符号、语义三方面的流畅性、变通性和独特性上显著减退。观察力和类比推理能力，尤其是类比推理能力随着年龄增长而显著下降。感知觉的改变包括视觉、味觉、听觉、嗅觉及躯体感觉的下降；老年人的情绪和情感的改变主要是容易出现失落感、孤独感、自卑感、抑郁感、恐惧感；老年人的性格容易出现态度、理智、情绪及意志的改变；老年人的需要主要是生理需要（如老有所养的需要）、安全需要（如病有所医的需要）、爱及归属的需要、尊重的需要和自我实现的需要。

课后思考

1. 名词解释

孤独感。

2. 问答题

老年人的记忆改变有哪些表现？

3. 案例分析题

患者张奶奶,78岁,老伴1年前去世,近半年来常诉头痛、失眠,每天唉声叹气,怀疑自己得了不治之症。即使医院检查正常也还是怀疑自己得了大病,认为是医院检查不出来,觉得自己是子女的拖累,活着没什么意思。原来喜欢打麻将,最近1个月以来麻将也不打了,觉得自己什么都不如人家,原来经常走动的街坊也很少来往。请判断张奶奶出现了哪些情绪和情感的变化。

(周 俊)

任务二 老年人常见的心理健康问题

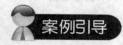 案例引导

秦女士,55岁,下岗工人,初中文化程度。一生经历坎坷,总觉得身不由己,厄运不断。初中毕业时,一场大病剥夺了她上高中的机会。25岁结婚后,丈夫另觅新欢,离她而去。职场工作中,郁郁不得志,企业效益不佳,被迫下岗。下岗后的三个月,独生子又在出差途中遭遇空难。从此,秦女士变得情绪低落,郁郁寡欢,一生的苦难总是挥之不去,觉得自己可能是灾星,感到前途渺茫,悲观厌世。不愿与他人来往,别人的笑声让她觉得聒噪不安。整日独坐家中,暗自伤心落泪。长期的情绪低落,使她的思维变得迟钝,记忆力也明显下降。

请问:1. 秦女士可能存在哪些心理健康问题?

2. 该为秦女士提供哪些照护措施?

一、离退休综合征

(一)概述

离退休综合征是指老年人由于离退休后不能适应新的社会角色、生活环境和生活方式的变化而出现的焦虑、抑郁、悲哀、恐惧等消极情绪,或因此产生偏离常态的行为的一种适应性的心理障碍。这种心理障碍还常常引起其他生理疾病,严重影响身体健康。据统计,目前中国60岁及以上的人口已超过2亿,有1/4的离退休人员会出现不同程度的离退休综合征,往往发生在老年人离退休后的半年内。由此可见,离退休综合征已经成为一种非常普遍的影响老年人生活质量的心理疾病。

(二)原因

1. 生理机能减退 随着年龄增大,老年人生理机能衰退,导致"黄昏意识",部分离退休人员常感力不从心,倘若又有糖尿病、高血压等慢性疾病缠身,离退休后经济收入减少,加上子女忙于工作,对老年人照顾不周,老年人自感压力较大,从而出现较剧烈的心理变化。

2. 离退休前后生活反差过大 个体在离退休前后所经历的生活境遇的改变是存在一定差异的。通常,离退休前后生活境遇变化不大的老年人不易出现离退休综合征,而离退休前有较高职业权力和社会地位的老年人更易出现离退休综合征。因为他们在离退休之前有较高的社会地位和广泛的社会交往,离退休后,职业权力丧失,人际交往减少,经历着从前呼后拥到形单影只的巨大生活境遇改变,因此容易因为心理落差而出现离退休综合征。

3. 角色适应不良 老年人离退休后,突然要改变几十年一贯的工作生活习惯,生活的重心从专业工作转移到家庭琐事,生活的节奏由快转慢,主要角色和生活内容的转变让其一时难以适应,"无所事事"的现状与他们强烈的社会责任感发生了冲突,因此老年人容易因为角色适应不良而出现离退休综合征。

4. 家庭和社会支持缺乏 健全、和谐的家庭给老年人以无限的温馨和安宁,让老年人有幸福感。相反,家庭成员缺失、家庭成员关系不和谐、家庭经济负担过重的老年人容易患离退休综合

征。同时社会上部分人员缺乏对离退休人员应有的尊重、爱护和理解,使老年人更易产生失落感,对生活失去兴趣,对周围的人失去信任和理解,往往不能很好地控制自己的情绪而出现心理失调。

5. 其他因素 离退休综合征的出现还与老年人的性格、是否有兴趣爱好及社会政策环境等因素有一定关系,如性格固执、急躁、内向的老年人更易出现离退休综合征。

（三）表现

1. 心理方面的改变 主要表现为抑郁症状,如悲观沮丧、情绪低落、精神萎靡、郁郁寡欢等,自我认知低和自信心弱,对社会交往、兴趣爱好及家庭琐事积极性差。其次是焦虑症状,如心烦意乱、易急躁冲动、惶惶不安、易激惹、自控能力差。

2. 身体方面的变化 表现为全身不适,如头痛、眩晕、失眠、胸闷、腹部不适、全身疲乏、四肢无力等,但经检查未发现与之相应的身体疾病。

3. 行为变化 表现为行为反复或无所适从,注意力不能集中,做事常出错,对现实不满,容易怀旧等。

（四）照护原则

1. 做好离退休前的各种准备 离退休前应初步设想今后的生活,渐渐淡化职业意识,增加与离退休生活相近的生活内容,有条件的老年人可根据自己的生活习惯和个性特点,预先选择适合自己的离退休生活模式。家庭成员、亲戚朋友、单位领导和同事也应为即将离退休者出谋献策,帮助他们渐渐进入离退休角色。

2. 充实生活,发挥余热 退休老年人若身体健康、精力充沛,可积极参加社会公益及家庭活动,若有一技之长,可为社区内有需要者提供技术服务,在家可帮助子女操持家务或看管小孩,以扩大人际交往及促进家庭和睦。同时可根据自己的爱好及性格特点培养积极健康的生活兴趣,如书法、绘画、种花、钓鱼、太极拳、广场舞、门球等,既有利于延缓大脑衰老,又可以增加交际机会,消除孤独和空虚感。

3. 建立融洽的家庭及社会关系 离退休后,生活内容以家庭为主,家庭生活中应建立和谐的夫妻关系,多关爱和体谅子女,儿孙应尊敬和关爱老年人,构建和谐温馨的家庭氛围对防治离退休综合征作用巨大。社会交往中,应主动加强与亲戚、同事及朋友的联系,加强沟通和人际交往。

4. 构建积极的心理状态 首先要正确认识衰老和离退休,积极应对衰老和离退休。衰老和离退休都是人生的必然过程,生理机能的减退是不以人的意志为转移的客观规律,离退休也是促进职工队伍新陈代谢的必要手段,要乐于接受这些改变。其次要正确认识自我的角色,离退休是职业生涯的结束,但不是奉献社会和自我价值的终结,坚定美好的信念,将离退休生活视为另一种绚丽人生的开始,重新定位自己的角色。

5. 生活自律,保健身体 老年人的生活起居要有规律,离退休后也应给自己制订切实可行的作息时间表,早睡早起,按时休息,适时活动,重建一种新的生活节奏。同时要养成良好的饮食卫生习惯,戒除有害健康的不良嗜好,采取适合自己的休息、运动和娱乐的形式,建立起以保健为目标的生活方式。

6. 必要的药物和心理治疗 老年人出现身体不适、心情不佳、情绪低落时,应该主动寻求帮助,切忌讳疾忌医。对于患有严重的焦躁不安和失眠的离退休综合征的老年人,必要时可在医生的指导下适当服用药物及接受心理治疗。

二、空巢综合征

（一）概述

空巢综合征指无子女或子女成年后由于学习、工作、结婚等原因相继离开家庭后,独守"空巢"的老年人因此而产生的心理失调症状。报道显示,中国老年人口内部已发生重大变化,目前中国空巢老年人口占老年总人口的一半,到2050年,空巢老年人口比例预计将突破70%。

（二）原因

1. 老年生活以独居为主 由于年轻一代学习、工作、结婚、崇尚自由等原因,许多老年人被动或主动选择独居,这既增加了老年人的孤独感,也在一定程度上冲击了他们"养儿防老"的观念。

2. 家庭价值感减弱 子女是家庭的重要组成部分,培育子女是实现老年人家庭价值感的重要途径。子女离家后,老年人作为一家之主的重要性部分或全部丧失,心理上出现落差,易出现角色适应不良。

3. 社会因素 我国养老事业起步较晚,目前社会保障机制及养老措施尚不完善,且许多老年人内心对养老机构存在抵触心理,无法到养老机构安度晚年。

（三）表现

1. 心理和行为方面 情绪消极,多表现为孤独、悲观、郁郁寡欢等;行为上可表现为无所事事、不愿意参加社会交往;心理上,精神空虚,部分老年人既为子女的成才成家欣慰,也因他们的离家而感到空虚,而那些早年因工作对子女疏于照顾的老年人则可能出现愧疚不安心理。

2. 身体方面 长期独居和孤独状态可导致老年人出现躯体症状,多表现为失眠、早醒、头痛、面色晦暗、食欲不振等,甚至出现原来慢性疾病症状的加重,如血压和血糖控制不佳。

（四）照护原则

1. 引导老年人树立对子女离家的正确认识 子女离家前要有思想准备,要认识到子女长大后应有自己的人生和生活,老年人应乐观安享晚年生活。子女离家后应将重心转移到关爱老伴和培养自身兴趣爱好上,如与老伴旅游、参加社区老年活动、种花,这样既充实了自己的生活,又有利于身心健康。

2. 协助加强社会及家庭支持系统 动员老年人的子女勤送问候、勤打电话、勤回家看看,联系社区工作人员或志愿者多探望老年人,同时鼓励老年人主动加强与子女及老朋友的联系,并主动扩展新的人际交往。

3. 对症治疗 如有严重的抑郁、失眠,存在多种躯体症状,有自杀观念和行为者,应及时寻求心理或精神科医生的帮助,给予必要的心理或药物治疗,切不可讳疾忌医,延误病情。

三、神经衰弱综合征

（一）概述

神经衰弱综合征又称类神经衰弱或脑衰弱综合征,是指某些慢性躯体疾病所引起的类似神经衰弱的症状群。其发生、发展、病程经过及预后,均取决于躯体疾病本身。临床检查可发现有相关的躯体疾病体征,相应的辅助检查也可有阳性表现,随着躯体疾病的好转和全身状况的恢复,类似神经衰弱的症状亦随之消失。神经衰弱综合征与神经衰弱是两个不同的疾病概念,不能混为一谈。

（二）原因

1. 心理社会因素 持续的疲劳、焦虑、烦恼或伴有负性情绪,如离退休后经济收入减少、社会交往较少、居住环境太静、现实中重大不幸事件打击等,使老年人长期感到精神压抑、内心抱怨和思想斗争激烈,这些因素易诱发神经衰弱综合征。

2. 个性特征 心理社会因素能否成为致病因素,一定程度上取决于个体性格和个性特征。研究表明,性格内向、消极、敏感、多疑、急躁、自控能力差的老年人更容易患神经衰弱综合征。

3. 疾病因素 脑动脉硬化、脑损伤后遗症、慢性酒精中毒及各种疾病引起的脑缺氧等。

（三）表现

1. 精神兴奋 老年神经衰弱综合征患者,精神容易兴奋,且情绪不稳定。一是容易激动,患者往往会因一点点外界刺激而动怒,事后又为自己的行为感到后悔,明知自己不对却控制不了自己的情绪。二是容易烦躁,由于大脑表皮过度兴奋,使得老年患者有种坐立不安的感觉,烦躁难受,爱发脾气,无法静下心。

2. 睡眠障碍 神经衰弱综合征会给老年人造成严重的睡眠障碍。一是难入睡,患者在睡前明明感觉睡意深厚,但一躺到床上就睡意全无;二是易惊醒,患者入睡后往往会因一点小声音就惊醒过来，且醒后难再入睡；三是易做梦，由于大脑表皮常处于兴奋状态，白天思考的事情会延伸到睡眠中，造成常做梦现象。可以说，老年人神经衰弱会造成失眠，而失眠会在一定程度上加重神经衰弱症状，如不及时治疗，往往会造成恶性循环，严重影响老年人的健康。

3. 记忆减退 老年神经衰弱综合征患者的头脑长期处在兴奋与萎靡不停转换的状态，久而久之，易造成老年患者出现反应迟缓、丢三落四或经常忘记事情等记忆力衰退现象，严重者其注意力和记忆力具有明显的内容选择性，有些会忘记如何使用日常生活用具、忘记回家的路等，严重影响老年人的正常生活。

（四）照护原则

1. 指导老年人树立积极的心态 要让老年人认识到，随着年龄的增长，衰老和机体生理功能的减退是自然规律，应以乐观的心理状态积极接受改变。

2. 转移重心，劳逸结合 离退休前后老年人应逐步将生活的重心从工作转移至生活，根据个人兴趣和特长重新规划生活，每天进行适量的运动，保证足够的休息，做到劳逸结合。

3. 加强家庭及社会支持 老年人离退休后社会交往减少，长期独居易出现心理问题，应鼓励老年人主动参与家庭及社会活动，加强人际交往。

4. 积极治疗心身疾病 积极治疗与老年人神经衰弱综合征相关的心身疾病，如焦虑症、抑郁症及各种引起脑缺氧的疾病等。

四、焦虑症

（一）概述

焦虑是老年人常见的一种情绪反应，是个体由于达不到目标或不能克服障碍的威胁，导致自尊心或自信心受挫或内疚感增加所形成的一种紧张不安、带有恐惧性的情绪状态。适度的焦虑有利于老年人更好地适应各种改变，有助于老年人通过自我调节保持身心平衡等，但长期过度的焦虑则会严重影响老年人的身心健康，加速衰老，因此应重视焦虑对老年人健康的危害。

（二）原因

1. 身体健康状况不佳 随着年龄的增长，老年人身体状况会不同程度地下降，体弱多病，行动不便，在日常生活中感觉力不从心，易出现焦虑心理。

2. 应激事件的发生 各种应激事件，如离退休、经济困难、亲人的离去、家庭关系的不融洽等因素都会对老年人的心理产生刺激。

3. 疑病性神经症（疑病症） 指老年人对生理机能减退的不适应，担心或相信自己患有一种或多种严重躯体疾病。

4. 疾病及药物的副作用 某些疾病如痴呆、抑郁症、体位性高血压等以及某些药物（如咖啡因、抗胆碱能药物、皮质类固醇、麻黄素等）的副作用均可引起焦虑反应。

（三）表现

焦虑症包括指对未来的害怕、不安和痛苦的内心体验、精神运动性不安以及伴有自主神经功能失调表现三方面的症状，可分为急性焦虑症和慢性焦虑症两大类型。

1. 急性焦虑症 主要表现为急性惊恐发作，通常持续几分钟到几小时后症状缓解或消失。发作时，老年人突感不明原因的惊慌、烦躁不安、坐卧难安、心烦气躁、失眠易醒、情绪激动或哭泣，常伴有大汗、气促、心悸、脉搏加快、血压升高、尿急等症状。严重者甚至可出现胸闷、阵发性气喘及濒死感，并可出现现实解体和人格解体症状。

2. 慢性焦虑症 主要表现为持续性精神紧张。老年人表现为经常处于恐慌不安的状态，易怒，易激惹，平时比较多疑、敏感，处于提心吊胆和高度的警觉状态，同时伴有记忆力减退、注意力不集中等。

（四）照护原则

1. 帮助老年人积极认识离退休及衰老 指导老年人正确对待离退休及随之而来的经济收入

减少,积极应对年龄增长所致的衰老及各种慢性疾病。

2. 重视老年人心理护理　关注老年人的心理状态,指导老年人保持良好的心态,保持情绪稳定,学会自我放松的技巧和及时疏导负性情绪,建立有规律的睡眠和生活习惯。

3. 必要的治疗　积极治疗原发疾病,尽量避免使用或慎用可引起焦虑症状的药物。严重焦虑的老年人应及时就医,遵医嘱进行药物治疗。

五、抑郁症

(一)概述

抑郁症是老年人常见的精神疾病之一,是指以持续的情绪低落为特征的一种情感性的心理障碍。老年抑郁症是指老年期(年龄≥60岁)这一特定人群的与大脑器质性病变无关的精神疾病,分原发性抑郁(青年或成年期发病,老年期复发)和老年期的各种继发性抑郁两类。据世界卫生组织(WHO)统计,抑郁症老年人占老年人口的7%~10%,患有躯体疾病的老年人其发生率可达50%。同时WHO提出,预防老年抑郁症是21世纪重要的心理卫生任务之一。抑郁症高发年龄在50~60岁,由于老化给老年人的生理、心理及社会生活带来了重大影响,使老年人抑郁症症状较为突出,且抑郁又是自杀的最常见原因之一。研究报道,在抑郁症的第一年,实施自杀的人数为1%,而抑郁症反复发作者,其终身的自杀率为15%,所以应高度重视老年抑郁症。

(二)原因

1. 生理因素　年龄增长及生理功能的减退、慢性疾病缠身使老年人易出现自卑、悲观、失落等消极情绪。研究报道,遗传因素与抑郁症的发生有一定关系,抑郁症患者的家庭成员的患病率远远高于一般人群。

2. 心理社会因素　抑郁症的发生和发展与多项心理社会因素相关,如情感脆弱、依赖性强、缺乏自信的老年人更容易出现抑郁情绪;此外长期的精神紧张、离退休后角色适应不良、社会交往活动的减少、亲友的离世等因素也容易促发抑郁情绪。

(三)表现

抑郁症的三大主要症状:情绪低落、思维迟缓、行为抑制。老年人抑郁症的特点:疑病性、隐匿性、激越性、迟滞性、自杀念头和行为。具体表现如下。

1. 情绪低落　老年抑郁症患者的低落情绪长期存在,但不如青年人典型。多表现为对任何事情都丧失兴趣、无精打采、不愿意与人交往、沉默寡言、自卑、悲观、消极等。

2. 焦虑恐惧　表现为终日担心自己和家庭将大祸临头,坐立难安,整日惶恐不安。或表现为沉溺于过往的悲伤之中,将一些不幸事件的发生归咎于自己,有负罪感,甚至可出现冲动性自杀行为。

3. 思维障碍　表现为注意力不集中,遇事思维迟缓混乱、应答反应缓慢、语言表达内容贫乏、连贯性差,有时甚至出现答非所问。患者常处于沉默不语状态,情感淡漠,行动迟缓,对外界变化置之不理。

4. 躯体症状　抑郁症的突出症状为情绪低落,但老年人抑郁症患者多数以身体不适为主要表现形式,常从一种不太重要的躯体疾病开始,而后出现焦虑、不安、抑郁等情绪。常见的躯体症状以消化道症状多见,如食欲减退、腹胀、上腹部不适或便秘等。此外还可伴有头痛、疲乏无力、心慌气短、胸闷、失眠等症状。由此老年人常因躯体症状反复就医,上述症状往往查不出阳性体征,而服用抗抑郁药可以缓解或减轻症状。

> **【小贴士】**
> 老年抑郁量表(GDS)是常用的老年人抑郁程度评估量表,该量表共30项,总分范围为0~30分,0~10分为正常,11~20分为轻度抑郁,21~30分为中重度抑郁。

5. 认知能力减退　大部分老年人会出现记忆力、计算能力、理解和判断能力下降。

6. 其他表现　严重的抑郁症患者可出现妄想、幻听、幻觉及自伤、自杀等表现。

（四）照护原则

老年抑郁症的照护总原则是减轻抑郁症状，降低复发率和自伤、自杀的危险，提高生活质量，促进身心健康，具体照护措施如下。

1. 加强观察　注意观察老年人的心理活动及各种行为表现，如发现异常时积极寻找抑郁症的原因，评估抑郁症的严重程度，及时去除诱发因素，给予有效的治疗。

2. 重视日常生活护理　鼓励老年人建立规律的生活习惯，维持良好的睡眠习惯及饮食习惯，按时起床睡觉，注意补充营养；积极参加各种社交和娱乐活动，进行适当的运动，丰富老年生活。

3. 预防自杀　注意识别患者是否出现自杀倾向；照护者或家属应为患者营造温馨舒适的居家环境，妥善保管好可能成为患者自杀方式的工具及药物；对于有强烈自杀企图或有自杀史的患者，要有专人 24 h 陪护，必要时给予适当的保护性约束，防止意外。

4. 遵医嘱服药　抑郁症患者需要长时间的药物治疗，大多数患者需坚持服药 2 年，应嘱咐及监督老年人坚持遵医嘱服药，不可自行停药或增减药物；服药过程中应注意观察药物的疗效和不良反应，如有异常及时向医生反馈。

5. 心理护理　加强心理护理，鼓励患者多和亲友沟通，主动倾诉及释放负性情绪，学会自我调节及放松，寻找生活新的乐趣及希望。

六、药物依赖

（一）概念

药物依赖是一组认知、行为和生理症候群，使用者尽管明白使用成瘾药物会带来问题，但还在继续使用。老年人常见的依赖药物有镇静催眠药和止痛药，如吗啡、去痛片、安眠酮、速可眠、哌替啶、地西泮、氟西泮等。

（二）原因

药物依赖是环境、社会和自身因素相互作用的结果，药物的存在和药理特性是依赖的必要条件，但是否成为"瘾君子"，还与个体的人格特征有关，而社会文化因素在药物滥用、药物依赖中起到了诱因作用。

1. 环境因素　药物获得途径的多样化及便捷性，使麻醉药品和精神类药物的应用者增多，有药物依赖的人数也随之增加。

2. 社会文化因素　养老环境的改变及养老成本的增加，使老年人易出现焦虑、抑郁、失眠等问题，对镇静催眠类药物需求量增加。

3. 个体人格特征　调查显示，药物依赖的形成与个体的人格特征有相关性。有药物依赖的老年人大多数有性格缺陷，如优柔寡断、意志薄弱、依赖性强、易冲动、自控能力差、适应不良等。

（三）表现

1. 心理性依赖　老年人存在持续地或周期地渴望体验该药物的心理，此欲望可压倒一切，甚至明知药物对自身、家庭及社会产生危害，也不计后果、不择手段，来获取药物。

2. 躯体性依赖　长期反复使用某种药物，机体可出现中毒症状。急性中毒症状多表现为意识障碍和躁狂状态，慢性中毒症状以性格改变和明显的智力障碍为主。若停药则可产生戒断综合征，表现为浑身不适、心慌、焦虑、眩晕，甚至出现大小便失禁、幻觉、意识障碍，最严重者可危及生命。同时长期应用某种药物，药物的作用减弱，使用者需增加药量来获得满意的生理及心理效应，易产生耐药性。

3. 对个体及社会的不良影响　长期且大剂量的用药，个体可出现营养不良、免疫功能低下、代谢障碍等，产生某些躯体并发症，甚至慢性中毒。部分老年人由于性格改变或丧失进取心，丧失对家庭及社会的责任感，而给自己、家庭及社会造成不良影响，带来不良后果。

（四）照护原则

1. 加强预防及宣传　通过各种途径向老年人宣传安全用药知识，督促各大药物发放机构严格按国家相关制度管理出售药物,从源头上预防和控制老年人药物依赖的发生。

2. 鼓励老年人积极配合治疗 注重老年人的用药健康,发现老年人有药物滥用或自主过多服用药物时,应立即指导其停服药物或遵医嘱服药。若老年人已发生药物依赖,为避免突然停药而发生的戒断症状,应遵医嘱逐渐减量服用,或可用作用相似但不易产生依赖性的药物进行替代,逐渐减量甚至停用药物。对于中毒症状较重、全身营养状况不佳的老年人,可采用支持疗法补充营养以减轻身体的不适感。

3. 加强家庭及社会支持 帮助老年人的家属认识及分析药物依赖的原因及表现,正确对待老年人的药物依赖;指导老年人的家属及朋友学会关爱和尊重老年人,通过家庭及社会支持,提高老年人摆脱药物依赖的信心及效果。

七、高楼住宅综合征

(一)概述

高楼住宅综合征是指一种因长期居住于城市的高层闭合式住宅里,与外界很少接触,也很少到户外活动,从而引起一系列生理上和心理上的异常反应的一组症候群,多发生于离退休的老年人。在冬春季,由于老年人的活动量少,免疫能力下降,尤其多见。

(二)原因

高楼住宅综合征主要是因为居住在高楼外出不便、身体不便或房屋隔离不便交往所致。

(三)表现

主要表现为体质虚弱、四肢无力、面色苍白、不易适应气候变化、不爱活动、性情孤僻、急躁、难以与人相处等。它是导致老年肥胖症、糖尿病、骨质疏松症、高血压及冠心病的常见原因,此综合征出现后极易导致老年人与子女之间关系紧张。

(四)照护原则

1. 增加户外活动 老年人可以根据自己的爱好、身体状况及运动条件选择活动的类型,如散步、太极拳、广场舞等。居住高楼的老年人,每天应坚持下楼活动1~2次,避免长时间的独居和久坐。在天气晴朗的节假日,老年人应多与朋友或家人到开阔、空气新鲜的公园进行户外活动,以呼吸新鲜空气、愉悦心情。

2. 鼓励老年人主动加强人际交往 老年人离退休后应主动多参与社交活动,保持与亲朋好友的往来。平时可主动与左邻右舍进行串门及沟通,以增进邻里感情,同时也有助于居住高楼的老年人打发闲暇时光,缓解寂寞、空虚感。

八、谵妄

(一)概述

谵妄是指发生在老年期的谵妄状态或意识模糊状态,伴有注意力、认知能力、精神运动和睡眠周期障碍。临床以意识障碍为主,可能出现复杂多变的精神症状和各种异常行为,如定向力障碍,记忆力障碍,对周围事物理解判断障碍,思维混乱、不连贯,有视听幻觉及被害妄想等。谵妄并不是一种疾病,而是由多种原因导致的临床综合征。

(二)原因

1. 生理功能减退 随着年龄的增长,机体的细胞和细胞间质逐渐衰老,人体组织形态和各系统器官的生理功能也逐渐老化,使各内脏系统的功能受影响,适应能力下降,抵抗力下降以及机体稳定性差等,这些都是造成意识障碍,特别是老年期谵妄的发生率明显高于青年人的原因。由于老年人不仅生理功能减退,而且往往还有躯体性或心理因素的叠加作用,因此更容易出现谵妄等意识障碍。

2. 躯体疾病 任何影响脑血流或脑供氧的疾病,以及能引起体内代谢紊乱的疾病,都可能导致谵妄状态的出现。常见躯体因素为脑器质性因素及各种脑器质性疾病,如脑动脉硬化性精神病、老年性精神病等,在其病程中可出现急性谵妄状态。

3. 精神创伤或刺激 老年人在精神创伤刺激的作用下,由于大脑皮质功能的弱化,比青年人更容易发生谵妄。常见的强烈精神刺激包括亲人的突然死亡、突然受到恐吓、自然灾害等。

4. 药物性因素 药物的不良反应或中毒是引起老年期谵妄的原因之一。

（三）表现

通常急性或亚急性起病,症状日夜变化大,持续数小时或数天,典型的谵妄通常 10～12 天可基本恢复,但如果引起谵妄的易感因素与促发因素没有改变,也可达 30 天以上或转为慢性谵妄。

1. 前驱症状 前驱期持续 1～3 天,表现为坐立不安、焦虑、激越行为、注意力涣散和睡眠障碍等。

2. 意识障碍 表现为神志恍惚、注意力不能集中、对周围环境与事物的觉察清晰度降低等。意识障碍有明显的昼夜节律变化,表现为昼轻夜重。患者白天交谈时可对答如流,晚上却出现意识模糊。

3. 定向障碍 包括时间和地点的定向障碍,严重者会出现人物定向障碍。

4. 记忆障碍 以即刻记忆和近事记忆障碍最明显,患者尤其对新近事件难以识记。睡眠-觉醒周期不规律,可表现为白天嗜睡而晚上活跃。好转后患者对谵妄时的表现或发生的事情大多遗忘。

（四）照护原则

保持舒适的环境,避免一切激惹因素,稳定患者的情绪。指导患者加强营养及个人清洁卫生,避免营养失衡及感染等因素诱发谵妄,并遵医嘱谨慎服药。

九、老年人自杀

（一）概述

自杀是指个体蓄意或自愿采取各种手段结束自己生命的行为。自杀是全球重要的公共卫生问题,自杀率最高的人群是老年人。老年人的自杀是多发性的,由于老年人因衰老、疾病而死亡的数量较大,因而自杀反而不被他人注意。随着我国人口的老龄化、人均寿命的延长,老年人口基数逐渐增加,老年自杀问题的严重性亦日益凸显。

（二）原因

1. 精神病理学方面 情感障碍是导致老年人自杀最重要的危险因素,其中抑郁是常见的心理因素。

2. 躯体性因素 慢性疾病和精神疾病是导致老年人自杀的重要因素。研究表明,躯体疾病对老年人企图自杀有重大影响,发生率非常高。导致老年人自杀的精神疾病有抑郁症、疑病症、老年性痴呆、动脉硬化性精神疾病、情感障碍、睡眠障碍等。

3. 生活状况和生活事件 突发的生活事件也是导致老年人自杀的重要因素,如丧偶、患重大疾病、退休后经济收入的减少、亲朋好友的离世、家庭关系不和谐等。

4. 生物学因素 老年人在突触传导和神经传导系统方面的活性随年龄增长自然下降,老年人脑部的多巴胺和去甲肾上腺素含量有所减低,残存的突触通过反馈刺激进行补偿,若补偿不足,易发生抑郁、悲观等负性心理。

【小贴士】

中国老年期自杀率

9 月 10 日为世界预防自杀日,中国每年有 28.7 万人自杀,200 万人自杀未遂。每 2 min 就有 1 人自杀,8 人自杀未遂。关于中国老年期自杀率的研究显示:55～64 岁的中老年人的自杀率比 65～74 岁的老年人高 1 倍;75 岁以上的老年人的自杀率又比 65～74 岁的老年人高 1～2 倍;在 55～64 岁的中老年人群中,农村比城市高 2 倍。

（三）表现

1. 攻击型和准自杀行为 根据自杀的目的,可将自杀分为两类。一类是以死亡为目的的自我攻击型的自杀行为,另一类是不以死亡为目的的准自杀行为,其深层次的动机是"求助",企图用自杀来唤起人们的同情、关注,并使对方忏悔。

2. 情绪型和理智型 根据自杀者的心理反应可将自杀分为情绪型和理智型两种。情绪型的自杀常常因暴发性的情绪引起,其中大多数是由委屈、悔恨、内疚、惭愧、激愤、烦躁或赌气等情绪状态所引起的自杀。一般来说,进程较快,发展期较短,甚至呈现即时的冲动性或突发性。理智型的自杀是由于自身经过长期的评价和体验,进行了充分的判断和推理之后,逐渐地萌发自杀的意向,有目的、有计划地采取自杀措施。自杀的进程较慢,发展期较长,一般老年人对自己的丧事都做了安排或写了遗嘱。理智型自杀的老年人较多。

（四）照护原则

1. 指导老年人进行情绪调节 老年人应学会自我调整情绪和自我释放压力,珍爱生命,积极乐观地面对生活。

2. 建立和谐的人际关系 老年人应乐于与人沟通,努力构建和谐的家庭和社会人际关系。

3. 充分利用社会资源 积极呼吁相关部门重视老年人养老问题,建立、健全为老年人服务的社会网络,完善老年人社会服务保障体系,提供价格合理的慢性病医疗服务,改善老年人的生活质量。

4. 充分发挥社区功能 社区是老年人生活的场所,应建立老年人健康档案,开展心理健康咨询,对老年人进行相关教育及宣传,尽早识别产生抑郁症症状的老年人,筛查、识别有自杀倾向的老年人,早期发现和治疗,主动预防老年人自杀。

5. 对症处理 根据老年人可能的自杀原因做好对症治疗或处理工作,如患者存在抑郁症症状,应进行抗抑郁处理。

6. 自杀事件的干预 对有自杀预兆者,应加强关注,专人陪同;对自杀未遂者,应酌情送医院抢救或治疗,并深入了解自杀原因,评估再次自杀的概率,调动家庭及社会支持系统,防止再次自杀;对自杀死亡者,协助做好善后工作,并做好家属的心理安慰工作。

十、老年期性功能障碍

（一）概念

性功能障碍是指性交过程中一个或几个环节发生障碍,以致不能正常圆满完成性交。性功能障碍总体上可分为功能性性功能障碍和器质性性功能障碍两大类。男性性功能障碍包括阳痿、早泄及射精障碍。女性性功能障碍包括性欲障碍、性唤起障碍、性高潮障碍、性交疼痛等。此处仅以男性性功能障碍为例。

（二）原因

1. 生理功能减退 老年男性随着年龄增长,神经传导速度减慢,勃起所需时间延长;此外老年人个人外观形象也出现不同程度的改变,如头发变白、稀疏或脱落,皮肤弹性减弱、松弛,出现老年斑,这些生理上的改变可直接或间接影响老年人的性生活。

2. 老年期常见疾病的影响 高血压、糖尿病、慢性阻塞性肺疾病(COPD)及前列腺疾病等是老年期常见的疾病,这些疾病既加速了老年人生理功能的减退,也在一定程度上影响老年人的心理。如 COPD 的患者常因

> **【小贴士】**
>
> **老年人性的需求**
>
> 研究表明,60～94 岁的老年人中,15% 的人在 60 岁以后有一个长达数年之久的性活跃期,70% 的男性 68 岁时依然有规律的性活动。健康高龄男子可以以某种方式的性生活保持到 70～80 岁。

呼吸困难或气短而影响性生活的进行;糖尿病与性功能障碍的发生也有相关性,多表现为阳痿、

性欲低下、早泄及逆行射精等,调查显示糖尿病患者阳痿的发生率为37%～60%。

3. 药物的副作用　老年期部分慢性病治疗药物的副作用也是导致性功能障碍的重要因素。如镇静催眠类药物、抗高血压药物的长期使用,可抑制老年人的性欲;抗精神障碍类药物的长期应用,能引起勃起或射精功能障碍。

4. 性知识缺乏及态度偏差　我国对老年人性的问题研究起步晚,受传统习俗及观念的影响,老年人对性的认识存在诸多误区。如部分老年人认为性是年轻人的事情,老年人的性行为是肮脏罪恶的行为,会影响身体健康;同时有些老年人片面地理解性功能障碍是机体衰老阶段的必然过程,甚至强行压抑正常的性要求,从而导致废用性萎缩,丧失性能力。

(三) 表现

1. 阳痿　阳痿是老年人性功能障碍常见的表现,具体表现为有性欲要求时,阴茎不能勃起或勃起不坚或在性交的过程中不能保证足够的硬度和时间等。

2. 早泄　早泄是常见的射精功能障碍,表现为阴茎插入阴道之前或刚插入即射精。一般认为,健康男性在阴茎插入阴道2～6 min发生射精,即为正常。

3. 射精困难　射精困难是指男子在性交过程中达不到兴奋高潮而不能射精,或不能在阴道里射精,或需要特定的刺激才能射精等。

(四) 照护原则

1. 开展性健康教育　正视老年人的性需求,加强老年人性知识指导,纠正老年人错误的性观念及性交方法,消除对性问题的顾虑和恐惧,帮助老年人树立正确的性观念。

2. 加强慢性病老年人的指导　规律、适度的性生活是身体健康的重要标志之一,应鼓励慢性病患者在身体条件允许的前提下适度进行性生活。积极进行慢性病的治疗,延缓疾病发展及机体功能的减退;过度吸烟及酗酒者应禁烟酒,以助于性功能的恢复。

知识链接

焦虑症和神经衰弱的区别

　　焦虑症和神经衰弱均属神经症的范畴,其发病均与精神因素有关,均可有焦虑症状,故有时容易混淆。但也有不同之处可供鉴别,具体如下。焦虑症的焦虑症状突出,且呈发作性,无明显原因的紧张不安、焦虑、烦躁、易兴奋而衰竭不明显;神经衰弱主要为神经兴奋性增高,缺乏耐性,易于疲劳,虽常有紧张焦虑情绪,但并不明显,呈非发作性,易兴奋、易衰竭性较突出。焦虑症的植物神经功能失调明显,如心悸、气促、胸闷、喉部堵塞感、口干、出汗、颜面潮红或脸色苍白、尿频、尿急等,且常有运动性紧张,如肌肉紧张、颤抖、搓手顿脚、坐立不安等,而神经衰弱则上述表现不突出。

【重点】
关注老年人的离退休综合征、空巢综合征、焦虑症、抑郁症和老年人自杀等常见的心理健康问题,防止发生意外,帮助老年人维持心理健康。

课后思考

1. 名词解释
离退休综合征。

2. 问答题
老年抑郁症的照护措施有哪些?

3. 案例分析题
张大爷,某大学退休教授,两年前学校领导换届,其院长一职被年轻人取代,但校方考虑他的工作经验及学识,特聘他为学校教学督导。可张大爷当领导当惯了,总是爱管事,爱操心,看什么不顺眼就想多说几句。别人考虑到面子问题,当面不说什么,照样该怎么做还怎么做,张大爷只能是干着急、生气,回到家也总闷闷不乐。更使他不能接受的是,很多年轻教师看见他连招呼都不打,张大爷实在不能忍受,赌气提前一年退休了。一年多的光景,张大爷就完全变了样,目光呆滞,脸色灰暗,腰也不直了,背也驼了,过去的精神矍铄也不见了。天天足不出户,不接受他人的来访。最近,张大爷的举止越来越奇怪,情绪低落到了极点,动不动就大发脾气。请问张大爷出现了什么样的心理健康问题?根据张大爷的情况给予相应的健康照护措施。

(王慧荣)

任务三　老年人心理健康的照护

心理健康是反映老年人健康状况的一个重要方面。进入老年期,老年人将面对一系列心理、社会变化,如离退休、丧偶、疾病等,这些变化都将影响老年人的心理健康。因此,如何识别这些变化,并帮助老年人努力去适应这些变化,采取积极有效的措施维护和促进老年人的心理健康,并以此促进健康老龄化和积极老龄化是非常重要的。

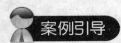

某干休所老莫,今年61岁,自去年从岗位上退休后,长期待在家中,很少出去活动,也不跟人交往,心情长期苦闷,逐渐出现头昏胸闷、心悸失眠、夜间很难入睡,服用安眠药症状缓解一段时间后,失眠症状又逐渐加重,且跟家中亲人都不沟通交流,经常一个人闷在房中,后来看了心理医生,被诊断为离退休综合征和神经衰弱。

请问:1. 从哪些方面对患者的心理健康进行评估?
　　　2. 如何制订该患者的心理健康照护计划?

一、老年人心理问题评估

(一)健康史的采集

(1)了解老年人肢体感觉和运动情况。

(2)了解老年人有无感知觉障碍,包括视觉、听觉、味觉、嗅觉及触觉等。

(3)了解老年人的记忆力、思维力、注意力、应答力、理解力、阅读和书写能力、分析综合能力及心智的敏捷度。

(4)了解老年人对高难度的快速学习作业及紧张状态下的智力反应,以及对环境的适应能力、协调能力和综合认知能力。

(5)评估老年人情绪的强度和紧张度。

(6)了解老年人的人格变化。

(7)评估老年人脑功能衰退情况及程度,包括睡眠情况、是否易醒、是否有多梦现象等。

(8)评估老年人对离退休的态度和适应能力。

(9)评估支持系统,包括有无家人、领导、朋友亲戚的关心和帮助,有无社会力量支持等。

(二)认知能力评估

认知能力反映了个体的思维能力,是人们认识、理解、判断、推理事物的过程,并通过个体的行为和语言表达出来。认知能力的评估对于判断老年人是否能独立生活及生活质量起着重要的作用。表5-1

> 【小贴士】
> 研究表明,70%~80%的老年疾病与心理问题密切相关,在被称为老年人"三大杀手"的心血管疾病、脑血管疾病和恶性肿瘤的致病因素中,心理因素的影响已经超过生理因素。

反映了认知能力评估的范围和内容。常用来评定老年人认知状态的量表有简易智力状态检查(mini-mental state examination, MMSE)和简易智力状态问卷(short portable mental state questionnaire, SPMSQ)。

表 5-1　老年人认知能力评估的范围与内容

评 估 项 目	评 估 内 容
外观与行为	意识状态,姿势,穿着,打扮等
语言	音量,速度,流畅性,理解力等
思考与知觉	判断力,思考内容,知觉
记忆力和注意力	短期记忆,长期记忆,学习新事物等能力,定向力
高等认知能力	知识,计算能力,抽象思考能力等

（三）情绪与情感评估

情绪与情感能反映人们的需求是否满足,是判断身心健康的重要标志。老年人的情绪非常复杂易变,其中焦虑和抑郁是最常见也是最需要干预的情绪反映。

1. 焦虑评估　用来评估焦虑的方法有三种:一是观察与访谈;二是通过可视化标尺进行评估;三是进行心理测量,常用的量表有汉密尔顿焦虑量表和状态-特质焦虑问卷。

2. 抑郁评估　用来评估抑郁的方法有三种:一是观察与访谈;二是通过抑郁可视化标尺进行评估;三是进行心理测量,常用的量表有汉密尔顿抑郁量表、抑郁自评量表和老年抑郁量表等。

（四）主观幸福感评估

主观幸福感主要通过测量生活满意度指数来进行评估。生活满意度指数是指个人对生活总的观点及现在实际情况与希望之间、与他人之间的差距。

二、常见心理问题的照护

（一）语言沟通障碍

1. 相关因素　大脑语言中枢受损,感知觉障碍,社会环境的各种变迁。

2. 照护措施　①照护人员应主动关心老年人,与其交谈,稳定其情绪,热情地介绍有关知识,对失语老年人应使用易于理解的语言,且说话要缓慢、清晰,并与老年人建立良好的人际关系。②加强与老年人的沟通,可采用非语言交流的方式,如触摸、手势、眼神、面部表情等,以期正确理解老年人的心理需要,同时向老年人准确传递信息。③反复进行语言训练,采用由简单到复杂的方式,注意其发音、节奏及语言的清晰度。必要时咨询语言治疗专家,随时反馈训练效果。④正确选用辅助器(如助听器和眼镜等),改善老年人的沟通能力。

（二）记忆受损

1. 相关因素　①神经系统的衰老变化。②离退休后远离社会生活群体,活动范围缩小,信息不灵,甚至产生与世隔绝感。

2. 照护措施　①指导老年人注意大脑的保健,为了有利于脑的代谢和脑功能的恢复,应保证充足的睡眠。②指导老年人合理用脑,为促使智力发挥,加强记忆,应注意学习与运动相结合。③合理设计锻炼方案,注意智力活动或感知活动的合理分配,以延缓神经系统的衰老。④指导并帮助老年人适当扩大社交范围,尽量为老年人提供社交机会,以增强其社交能力。

（三）社交障碍

1. 相关因素　①老年人由于机体功能衰退,投入社会交往的精力减少。②体弱多病的限制。③缺乏可依靠的亲属或朋友。④缺乏老年人参与社交活动的环境。⑤社会与文化的不协调。⑥社会地位、社会角色、身份、性别与兴趣爱好的差异。⑦思维过程改变。

2. 照护措施 ①为老年人着想,充分理解他们的情感,抚慰其病痛,满足其需求。②加强与老年人身体接触频度,增加信任感。③在老年人身体条件许可的情况下,努力帮助其扩大社交范围。④鼓励树立乐观的心态,即以积极的态度对待生活,保持良好的心境。

(四)角色紊乱

1. 相关因素 ①老年退行性改变与疾病困扰。②丧偶与再婚。③不适应离退休生活。

2. 照护措施 ①帮助老年人尽快适应新角色,指导老年人进行适当的活动和保持良好的心态,以延缓退行性改变,并定期进行体格检查。②帮助丧偶老年人克服社会、家庭、经济等多方面的阻力与干扰,协调多方关系,并理解老年人,鼓励其寻觅新伴侣。③介绍角色过渡和转换的必要性,培养新的兴趣,建立新的生活方式,以帮助老年人适应离退休后的新角色。④与老年人多沟通,主动和老年人交谈和商量,尊重老年人的成就感和权威感。⑤鼓励老年人参与社会活动,合理安排老年人的晚年生活,使老年人得到尊重需求的满足。

(五)精神困扰

1. 相关因素 ①老年人机体各组织、器官的结构与功能的老化。②体弱多病。③不适应角色的变换。④受精神折磨,诱发各类老年期精神病。

2. 照护措施 ①创造安静、整洁、舒适的休养环境。②正确评估老年人对离退休的态度和适应能力,帮助老年人成功完成角色转变,建立新的生活方式。③组织老年人参加各种娱乐和社会活动。④帮助老年人采用各种方式进行自我情绪调节,如自我安慰、转移注意力。

(六)思维过程改变

1. 相关因素 ①老年期大脑、神经系统、感觉器官和运动器官的生理结构和功能的衰老性变化。②性格内向,长期独居,不参与社交,处于封闭式的心理状态。③人格心理偏差——过度依赖他人的自主障碍。④睡眠剥夺、失眠。⑤与不同程度、不同形式的认知功能障碍及丧失有关,如老年性痴呆、老年谵妄、老年抑郁症等。

2. 照护措施 ①开展老年教育,通过采用多种方式,向老年人介绍卫生保健,必需的营养,运动的原则、种类、时间、强度及老年期疾病的防治等知识,并根据老年人的兴趣爱好,建议有关部门开办各种类型的学习班,以保持老年人原有的思维能力和创造力。②改变独居现状,扩大生活圈。可与家人或他人同居,以积极的态度对待生活,这是提高或维持智能的有效途径。③对于日常生活能力减退的老年人,要建立稳定、简单、固定的生活日程,如个人的生活用品、桌椅等要固定放置,并采取适当的安全保护措施。④加强与老年人的沟通,谈话时语调要温和、慢而清楚,语句要简短,不要一次给予太多的指示,必要时可多次重复。⑤发挥老年人的潜能,鼓励老年人运用尚存的感觉,并尽量强化其完好的知觉,帮助其减少挫折感。⑥鼓励并帮助老年人保持适当的活动,如游览故乡、故居,参加怀旧性的社会集体活动,参加音乐治疗等,同时教育家属也参与此类活动。⑦对老年人亲属给予心理支持,如帮助亲属认识到虽然痴呆是进行性的,但某种状态引起的认知减退是可治的,建立支持性的治疗方法体系,会使促发因素得到控制。同时指导其亲属合理应对因长期照顾这类患者所带来的紧张情绪和压力,为老年人做合适的安排,如将病情严重的老年人送到养老院照顾,支持家庭以增加对老年人的全面关心。

(七)自尊紊乱

1. 相关因素 ①机体各器官功能发生老年性变化,生活能力下降。②部分或完全丧失生活自理能力与适应环境的能力。③离退休后,角色转换障碍,社会角色或家庭角色的缺如、应对无效。④沟通障碍,人际关系不协调,失去家庭的帮助。⑤社会支持系统缺乏。⑥经济困难。

2. 照护措施 ①为老年人创造良好健康的心理环境。如经常与老年人沟通,耐心听取并尊重老年人的意见,礼貌待人,主动和老年人打招呼,积极想办法解决老年人提出的问题。②挖掘老年人的潜能,鼓励老年人参与社会活动,做力所能及的事,使其某些需要能自我实现,体现生活价值的继续存在。③对生活不能完全自理的老年人,要注意保护,在不影响健康的前提下,尽量尊重他们原来的生活习惯,使老年人尊重的需求得到满足。

(八)家庭作用改变

1. 相关因素　①收入减少及地位与作用发生改变。②老年人情感缺乏满足,对家庭的精神寄托与心理依赖受到影响。③老年人自身功能和认知功能的进行性退化。④失去独立生活的能力。

2. 照护措施　①为老年人提供机会表达关心、恐惧、期望,帮助老年人与家庭成员进行沟通。②帮助老年人增加信息和收集资源,鼓励老年人及家庭成员积极参与寻找。③帮助老年人制订家庭收支计划,合理安排经济生活。④开展多种服务。在提高老年人的自我保健与自我护理意识的同时,提供良好的社会服务条件,多层次、多形式为老年人服务。⑤鼓励丧偶老年人再婚,达到共同生活、互相照顾、安享晚年的目的,同时解决子女由于工作、学习繁忙不能全日照顾的问题,为老年人解决实际生活问题。⑥充分调动社会支持系统作用,为老年人提供医疗服务、社会福利、医疗及养老保险等。

(九)焦虑

1. 相关因素　①对老年期衰老性改变的不适应。②心理社会因素。③健康状况改变及老年期疾病的困扰。

2. 照护措施　①正确评估老年人焦虑程度,观察记录焦虑行为和语言表现。②充分理解老年人的焦虑心态,协助老年人认识存在的焦虑,主动调整行为。③应用各种方法,分散老年人的注意力,减轻紧张度。④帮助老年人尽快适应新生活,协助亲属解决具体问题。⑤开展健康知识教育,普及预防保健。⑥指导老年人正确运用对策,采取自我照护行为。

三、维护与增进老年人的心理健康

(一)心理健康的概念

世界卫生组织(WHO)提出:健康,不仅仅是没有躯体疾病,还要有完整的生理、心理状态和良好的社会适应能力。同时指出心理健康是指个体心理在本身及环境条件许可范围内所能达到的适应与完好状态。

(二)老年人心理健康标准

综合国内外心理学专家对老年人心理健康标准的研究,结合我国老年人的实际情况,老年人心理健康的标准可从以下六个方面进行界定。

1. 认知正常　认知正常是人正常生活的最基本的心理条件,是心理健康的首要标准。老年人认知正常体现在:感知觉正常,判断事物基本准确,不发生错觉;记忆清晰,不发生大的遗忘;思路清楚,不出现逻辑混乱;在平时生活中,有比较丰富的想象力,并善于用想象力为自己设计一个愉快的奋斗目标;具有一般的生活能力。

2. 情绪健康　情绪是人对客观事物的态度体验,是人的需要得到满足与否的反映。愉快而稳定的情绪是情绪健康的重要标志。能否对自己的能力进行客观正确的判断、能否正确评价客观事物,对自身的情绪有很大的影响。如过高地估计自己的能力,勉强去做超过自己能力的事情,常常会得不到想象中的预期结果,而使自己的精神遭受失败的打击;过低地估计自己的能力,自我评价过低,缺乏自信心,常常会产生抑郁情绪;只看到事物的消极面也会产生不愉快甚至抑郁情绪。心理健康的老年人能经常保持愉快、乐观、开朗而又稳定的情绪,并能适度宣泄不愉快的情绪,通过正确评价自身及客观事物而较快稳定情绪。

3. 关系融洽　人际关系的融洽与否,对人的心理健康影响较大。融洽和谐的人际关系表现如下:乐于与人交往,能与家人保持情感上的融洽并得到家人发自内心的理解和尊重,而且有知心的朋友;在交往中保持独立而完整的人格,有自知之明,不卑不亢;能客观评价他人,取人之长补己之短,宽以待人,友好相处;既乐于帮助他人,也乐于接受他人的帮助。

4. 环境适应　老年人能与外界环境保持接触,虽退休在家,却能不脱离社会。通过与他人的接触交流以及电视、广播、网络等媒体了解社会变革信息,并能坚持学习,从而锻炼记忆和思维能力;丰富精神生活,正确认识社会现状,及时调整自己的行为,使心理行为能顺应社会改革的进步趋势,更好地适应环境,适应新的生活方式。

5. 行为正常 能坚持正常的生活、工作、学习、娱乐等活动,其一切行为符合自己年龄特征及在各种场合的身份和角色。

6. 人格健全 人格健全主要表现如下。①以积极进取的人生观为人格的核心,积极的情绪多于消极的情绪。②能够正确评价自己和外界事物,能够听取别人意见,不固执己见,能够控制自己的行为,办事盲目性和冲动性较少。③意志坚强,能经得起外界事物的强烈刺激。在悲痛时能找到发泄的方法,而不至于被悲痛所压倒;在欢乐时能有节制地欢欣鼓舞,而不是得意忘形和过分激动;遇到困难时,能沉着地运用自己的意志和经验去加以克服,而不是一味地唉声叹气或怨天尤人。④能力、兴趣、性格与气质等各个心理特征和谐而统一。

（三）维护和增进心理健康的原则

1. 适应原则 追求最佳状态,注重心身统一。

2. 发展原则 人与环境处在发展变化的过程中,环境是人的发展条件。心理健康应是人体与环境的和谐统一。

3. 系统原则 维护人的心理健康应从自然、社会、文化、道德、生物等多方面、多角度、多层面考虑。

（四）老年人心理变化的影响因素

1. 各种生理功能减退 随着年龄的增加,各种生理功能减退,并出现一些老化现象,如神经组织,尤其是脑细胞逐渐发生萎缩并减少,导致精神活动减弱、反应迟钝、记忆力减退（尤其表现在近期记忆方面）;视力及听力也逐渐减退。由于骨骼和肌肉系统功能减退,运动能力也随之下降。

2. 社会地位的变化 由于社会地位的改变,可使一些老年人发生种种心理上的变化,如孤独感、自卑、抑郁、烦躁、消极等。这些心理因素均会促使身体老化。

3. 家庭人际关系 离退休后,老年人主要活动场所,由工作场所转为家庭。家庭成员之间的关系,对老年人影响很大,如子女对老年人的态度、代沟产生的矛盾等对老年人的心理也都会产生影响。

（五）维护和增进老年期心理健康的措施

1. 加强老年人自身的心理保健 ①用积极的生活延缓衰老。躯体的衰老虽然可以导致心理上的改变,但是这个改变有个体差异。现代科学证明,积极的生活方式可以延缓大脑退化,保持生命活力。积极的生活方式,应该是热爱生活、享受生活,量力而行地工作、学习与活动。对工作,应视自己的身体情况而定,以没有紧迫感为原则,做些力所能及的工作,老有所为,老有所用,体现自己对社会、家庭的价值。对学习,应有活到老、学到老的精神,学习新知识,可刺激大脑活动,既可丰富自己的知识,又能促进个体的心理适应社会发展,在精神上有所寄托,扫除失落感和空虚感。对活动,可根据身体情况,开展自己喜爱并适合自己的活动,如钓鱼、游泳、种花、养鸟、跳舞、下棋、旅游、绘画、练书法等。②指导老年人正确评价自我健康状况。③教育老年人正确认识离退休问题。不要过早产生衰老感,应把离退休看成是调换一个更适合自己健康状况的岗位,不要有任何"离岗"的想法,更不要有迟暮之感,应"老当益壮",人老心不老。④指导老年人安排好家庭生活,处理好代沟问题。⑤处理好家庭经济问题。⑥积极锻炼身体,培养良好的生活习惯。老年人只要注意锻炼身体,保持健康,对生活中的挫折能妥善处理,生活起居不依赖他人、自己动手,不倚老卖老,就可推迟产生衰老感。运动可以延缓衰老,不运动是衰老的一个重要因素。老年人可选择自己喜欢的项目进行锻炼,安排好适合自己身体情况的锻炼计划,每天运动 30 min,每周至少 3 次。良好的生活习惯应是"三不四要":不吸烟、不吃零食、不酗酒;要控制体重、要适量充足睡眠、要吃早餐、要经常运动。

2. 改善和加强社会的老年心理卫生服务 进一步树立和发扬尊老敬老的社会风气,尽快立法,加强老年问题的科学研究,充分发挥社会支持系统的作用。

【重点】
维护和增进老年人的心理健康的三个原则主要包括适应原则、发展原则和系统原则。维护和增进老年期心理健康的措施主要包括加强老年人自身的心理保健以及改善和加强社会的老年心理卫生服务。

知识链接

治疗老年人失眠的六大方法

一是坚持每天晨起慢跑锻炼 15 min,增强体质。二是调整思维方法,多数失眠与情绪关系密切,因此一切顺其自然,保持心态平和最重要。三是睡前洗个热水澡或泡脚半小时,听轻松愉快的音乐。四是养成较规律的生活习惯,有养肝健脾和胃的作用。五是全身放松法,即在躺下后用意念引导,从头发、眉毛、眼皮、面部、肩部一直想到脚趾,依次逐步放松。正常呼吸,吸气时想部位,呼气时放松,要做到心平气和。六是按摩法,即经常用右手心搓左脚掌心,左手心搓右脚掌心。

课后思考

1. 名词解释

心理健康。

2. 问答题

如何对老年人的心理健康进行评估?

3. 案例分析题

陈阿姨,今年 75 岁,多年来独自照顾曾患脑卒中的老伴的饮食起居。陈阿姨有一女儿,住在陈阿姨家附近,女儿、女婿和外孙都很孝顺,每天都回去陪两老吃饭,家里经常很热闹。

去年,陈阿姨的外孙媳妇生了一个儿子,由于需要照顾刚出生的小曾孙,女儿一家人探望两老的时间很少,有时只是打个电话问候一下。今年年初,陈阿姨开始出现心慌、手脚无力的症状,女儿带她到医院检查,各项指标均无异常。陈阿姨的女儿说:"我以为是妈妈年龄大了,就嘱咐她多休息,平时买菜时也会顺便帮她买一份。"可是,陈阿姨的情况不但没好转,反而加重了,每天闷闷不乐,对老伴的关心也逐渐减少,胃口不好,睡眠变差。"有时,她还说听到有人在和她说话;有时,她会自言自语,说自己老了,没用了,大家都不要她了。"陈阿姨的女儿说,不知道为何会变成这样。请根据陈阿姨的症状做出诊断并制订心理康复计划。

(谢丽琴)

项目小结

本项目主要阐述了老年人心理活动特征的变化及老年人常见的心理健康问题,并探讨了对老年心理问题的照护。老年人由于生理原因、社会角色的改变及病理原因(生理原因如大脑神经细胞数量及突触减少,不同脑区的神经递质的增减或失衡;社会角色的改变如退休或者劳动能力减退;病理原因如脑血栓、帕金森病、阿尔茨海默病等),均可能导致老年人的心理活动发生变化,导致认知、情绪情感、思维、记忆及需求的改变,严重时可以出现各种心理问题。如空巢综合征、神经衰弱综合征、焦虑症、抑郁症、药物依赖、高楼住宅综合征、谵妄、老年人自杀及老年期性功能障碍,其中最常见的如焦虑症、抑郁症、神经衰弱综合征及老年人自杀均严重影响老年人的日常生活甚至危及老年人的生命,应该早期识别,并给予专业的医疗帮助与照护。

项目六 康复照护

 学习目标

1. 掌握糖尿病的康复照护。
2. 熟悉慢性阻塞性肺疾病的康复照护。
3. 熟悉癌症的康复照护。
4. 掌握高血压的康复照护。
5. 掌握冠心病的康复照护。
6. 熟悉脑卒中的康复照护。
7. 掌握骨折的康复照护。
8. 熟悉类风湿性关节炎的康复照护。
9. 了解骨关节炎的康复照护。
10. 熟悉颈椎病的康复照护。
11. 了解肩周炎的康复照护。
12. 熟悉腰椎间盘突出症的康复照护。
13. 掌握骨质疏松症的康复照护。
14. 熟悉日常生活活动能力的康复照护。

项目导言

　　康复照护是研究病、伤、残者身体及精神康复的照护理论、知识、技能的科学,与预防、保健、临床照护共同组成全面的照护,紧密配合康复治疗师和其他康复专业人员,对康复对象进行的除基础照护以外的功能促进照护。康复最早来源于拉丁语,原意是"复原""恢复""恢复原来的健康及正常的生活"。在国际上,康复(rehabilitation)是重新获得能力或适应正常社会生活的意思。从历史上来看,"rehabilitation"一词并非一开始就用在医学上。它首先在中世纪的欧洲被用于宗教,即违反教规的教徒被逐出教门后,如得到赦免,恢复其教籍,就称为"rehabilitation"。到了近代,它不再带有宗教色彩而是指恢复名誉。在法律上,如囚徒服刑期满或得到赦免重返社会成为公民,就称为"rehabilitation"。及至现代,美、英等国将残疾人的医疗福利事业综合称为康复,是取其使残疾人重新适应正常的社会生活,重新恢复做人的权力、资格和尊严之意。1942年,在美国纽约召开的全美康复讨论会上给康复下了第一个定义:所谓康复,就是使残疾者最大限度地复原其肉体、精神、社会、职业和经济的能力。1969年,WHO将其进行定义:康复是指综合、协调地应用医学的、社会的、教育的和职业的措施,对患者进行训练和再训练,使其活动能力达到尽可能高的水平。1981年,WHO又进一步将其明确为"康复是指应用各种有用的措施以减轻残疾的影响和使残疾人重返社会"。

　　老年人康复有临床表现不典型、康复过程往往需要时间较长、功能恢复慢、社会适应能力较弱等特点,主要介绍老年人常见疾病的康复照护内容。

任务一　糖尿病的康复照护

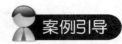

老年男性,65 岁,因发现多饮、多尿、多食,体重明显减轻 10 天,于 2015 年 6 月 7 日 8:00 步行入院。查体温 36 ℃,脉搏 76 次/分,呼吸 20 次/分,血压 150/85 mmHg。入院诊断为 2 型糖尿病。请问该老年人康复照护的重点有哪些方面?

一、概述

糖尿病(diabetes mellitus,DM)是由多种病因引起的以慢性高血糖为特征的全身代谢性疾病,其发病与遗传和环境因素有关。根据 WHO 对糖尿病分型和诊断的建议,按病因将糖尿病分为四种类型:1 型糖尿病、2 型糖尿病、其他特殊类型糖尿病和妊娠糖尿病,以 1 型和 2 型糖尿病较常见。目前糖尿病在我国已成为仅次于心脑血管疾病和肿瘤的第三大死亡原因,而糖尿病老年人致死、致残的重要原因则是糖尿病的慢性并发症,严重糖尿病或血糖长期得不到控制可引起肾脏、神经和血管等系统广泛受损,糖尿病已成为威胁人类健康的社会公共卫生问题。

二、主要功能障碍

典型的糖尿病主要表现为多饮、多食、多尿和消瘦乏力,即"三多一少"症状。糖尿病早期功能障碍主要与血糖的控制有关,如低血糖症、高血糖症、酮症等;远期功能障碍主要是大血管、微血管以及神经系统病变。糖尿病常见的急性并发症有高血糖昏迷、低血糖昏迷、感染等;慢性并发症有高血压、脑卒中、冠心病、肾衰竭、血管神经病变以及眼和足的并发症。因此,要重视糖尿病的早期诊断和早期治疗。

三、康复评定

【小贴士】

糖尿病老年人的临床表现往往复杂且不典型,需要仔细观察并及时发现病情变化。

(一) WHO 确定的糖尿病诊断标准

"三多一少"症状及随机血糖≥11.1 mmol/L;或空腹血糖(FPG)≥7.0 mmol/L;或口服葡萄糖耐量试验(OGTT)中餐后 2 h 血糖≥11.1 mmol/L。

(二) 糖化血红蛋白 A_1(GHbA$_1$)测定

GHbA$_1$已成为糖尿病控制的重要监测指标之一,其可反映检测前 4~12 周血糖的总体水平。

(三) 糖尿病控制目标

糖尿病的控制目标见表 6-1。

表 6-1　糖尿病的控制目标

项　　目	单　　位	理　　想	尚　　可	差
血浆葡萄糖(空腹)	mmol/L	4.4~6.1	6.2~7.0	>7.0
GHbA$_1$	%	<6.2	6.2~8.0	>8.0
血压	mmHg	<130/80	130/80~160/95	>160/95
体重指数(BMI)	kg/m²	男<25,女<24	25≤男<27,24≤女<26	男≥27,女≥26
总胆固醇	mmol/L	<4.5	4.5~5.9	≥6.0
高密度脂蛋白胆固醇(HDL-C)	mmol/L	>1.1	0.9~1.1	<0.9

项 目	单 位	理 想	尚 可	差
甘油三酯	mmol/L	<1.5	1.5～2.1	≥2.2
低密度脂蛋白胆固醇(LDL-C)	mmol/L	<2.5	2.5～4.4	>4.4

注：体重指数(BMI)＝体重(kg)/身高(m)^2。

四、康复照护

（一）治疗方案及康复目标

1. 基本治疗方案 包括饮食疗法、运动疗法、药物疗法,而糖尿病的健康教育、心理治疗和病情监测是保证三大治疗方案能充分发挥作用的必要手段,康复照护主要围绕基本治疗方案来开展。

2. 康复目标 缓解高血糖、高血脂等代谢紊乱所引起的各种病症,使血糖、血脂降到正常或接近正常水平,体重恢复或接近正常水平并保持稳定;尽可能避免各种慢性并发症的发生,或发生时能及时发现和处理,防止其进一步发展;改善糖尿病老年人的生活质量。

（二）照护措施

1. 饮食疗法的照护 饮食疗法是糖尿病最基本的治疗措施,因此饮食疗法的照护对于糖尿病老年人病情的稳定和康复至关重要,目的是控制血糖、维持理想体重,最大限度减少或延缓各种并发症的发生。因此,无论何种类型或情况都适用。饮食照护原则是摄取适量的热量、营养均衡及正确而规律的饮食习惯。宜予低糖、低脂、高维生素、富有蛋白质和纤维素的饮食。照护人员在照护前要向老年人介绍饮食疗法的目的、意义以及具体措施,以取得老年人的配合。具体包括以下几方面。

（1）控制每日总热量是糖尿病老年人饮食照护的首要措施。对每日总热量的限制以维持理想体重为原则,肥胖者应严格限制总热量,而消瘦者可适当放宽,还应考虑儿童正常生长发育的需要,妊娠与哺乳者也必须保证充足的营养,老年人比成年人热量摄入要低。可以老年人身高计算标准体重,标准体重(kg)＝身高(cm)－105;根据标准体重和活动情况计算每日所需的总热量。成年人休息状态下每日每公斤理想体重给予热量25～30 kcal(105～126 kJ),轻体力劳动者30～35 kcal(126～146 kJ),重体力劳动者40 kcal(167 kJ)以上。

（2）三大营养物质的适当比例和摄入量。①碳水化合物:糖尿病老年人的膳食中,碳水化合物应占总热量的55％～65％,并严格限制单糖和双糖的摄入。②蛋白质:糖尿病老年人的蛋白质摄入量为每日每公斤理想体重1.0 g左右,占总热量的10％～20％。③脂肪:糖尿病老年人脂肪的需要量为每日每公斤理想体重0.6～1.0 g,占总热量的20％～25％,其中饱和脂肪酸(动物性脂肪)应少于1/3,并以不饱和脂肪酸(植物性脂肪)为主。

（3）维生素和微量元素的补给。糖尿病老年人要注意维生素和微量元素的充足供给。维生素广泛存在于动植物食品、乳制品、新鲜蔬菜和水果中,糖尿病老年人只要注意均衡摄入各类食品,一般就能避免维生素和微量元素的缺乏。

（4）食物的选择。纤维素是一种多糖化合物,增加膳食纤维的摄入可改善高血糖症状,减少胰岛素和口服降糖药的应用剂量。主食应多食麦麸、南瓜、玉米、豆类食品,副食应多吃芹菜、卷心菜、黄瓜、西红柿等含糖少的蔬菜。

（5）食品的交换。食品的交换是指在热量相等的情况下,老年人可以按照食品的营养成分进行相互替换,可以使用食品交换表,在保证营养素均衡摄入的同时,注意照顾到老年人的生活质量。食品交换份是指能够产生90 kcal(1 kcal＝4.184 kJ)热量的食物为一个食品"份",即每日总热量(kcal)÷90＝需要的食品"份"。如每日总热量1800÷90＝20"份",将膳食总热量换算成食品数量。老年人每日根据所需膳食总热量选择适合自己一天的食谱,按食品交换表选择相同热量的同组食物,按照自己的口味和饮食习惯进行换算,此方法简单易行。

(6)饮食疗法的注意事项。计算饮食量要结合老年人平日的饮食量、心理特点、平日活动量等个体差异,不能单纯应用理论计算。要充分尊重老年人的个人饮食习惯、经济条件和市场条件,尽量争取老年人能与家属一起进餐。要注意老年人进餐与血糖、尿糖变化的规律,如血糖和尿糖增多,饮食要适当减少,而当胰岛素用量较大时,两餐间或晚睡前应加餐,以防止低血糖反应的发生。

2. 运动疗法的照护 运动疗法为糖尿病康复治疗的基本方法之一,主要适用于2型糖尿病无并发症的肥胖和超重者及病情稳定、1型糖尿病血糖控制良好、无酮症酸中毒的老年人。运动疗法有助于:降低血糖;改善心功能,增加肾血流量,最终改善肾功能;改善中枢神经的调节作用,促进机体内新陈代谢,减轻精神紧张及焦虑;促进健康,增加机体抵抗力,减少感染机会;增强自信心,提高生活质量;预防或延缓糖尿病并发症的发生,从而减少本病的致残率和致死率。

(1)运动处方:应根据老年人的工作、生活习惯、个体差异及病情而定。通常采用将风险降至最低的个体化运动处方,一般取运动试验最高心率的70%~80%作为靶心率。运动持续的时间可以根据个体的耐受能力而定,一般以每次20~30 min为佳,每天运动1次或每周3~4次。糖尿病老年人最适宜的是低至中等强度的有氧运动,即有较多肌群参加的持续性周期性运动,如步行、慢跑、登楼、游泳、划船、有氧体操及球类等活动,也可利用活动平板、功率自行车等器械来进行,运动方式因人而异。

(2)运动疗法注意事项:运动方案的制订应详细地询问老年人病史及进行体格检查,并进行血糖、血脂、血酮体、肝肾功能、血压、心电图、运动负荷试验、胸片、关节和足的检查,还要根据每位老年人的生活、工作习惯和个体差异制订运动处方。运动前应随身携带糖尿病急救卡或者手环(注明姓名、疾病、地址、电话号码),携带饼干或糖果,并随时补充水分;运动实施前后要有热身活动和放松活动,以避免心脑血管事件发生或肌肉关节的损伤。

病情控制不佳的老年人、有急性并发症的老年人、慢性并发症在进展期的老年人不宜参加运动;运动训练的时间最好安排在餐后1~2 h进行,清晨空腹时不宜运动;用胰岛素治疗的老年人在药物作用高峰时避免运动;胰岛素注射部位以腹壁脐旁为宜,应尽量避开运动肌群,以免加快该部位胰岛素吸收引起低血糖反应;在运动中,出现胸痛、胸闷症状,应立即停止运动,原地休息,含服硝酸甘油,如不缓解应立即就医。最好与他人一起运动,发生意外时可得到及时救助。

若发生低血糖应立即停止运动,口服含糖饮料或食品,若不能缓解,应立即就医;运动后不宜立即洗冷水浴或热水浴,以免引起血压升高或降低,并仔细检查有无足部皮肤损伤。适当参与家务劳动,但需提醒老年人一般的家务劳动并不能代替运动治疗;糖尿病老年人应避免激烈运动,开始尽量在医护人员监护下实施,然后逐渐过渡到在自我监护下完成。要定期复查,并根据饮食、药物治疗等情况调整运动量,如在运动后神清气爽、体力增进、血糖和血脂下降为康复运动有效果;反之,多饮、多食、多尿症状加重,血糖和尿糖增多或并发症出现则应减量直至停止运动。

3. 药物疗法的照护 药物治疗分为口服降糖药和注射胰岛素治疗两大类。口服降糖药分为磺脲类、双胍类、胰岛素增敏剂等;而胰岛素制剂按起效作用快慢和维持作用时间长短又可分为短(速)效、中效和长(慢)效胰岛素。在一般治疗和饮食治疗的基础上,根据病情需要选择胰岛素制剂和剂量,同时要监测血糖,及时调整胰岛素剂量。胰岛素泵可模拟正常胰岛素分泌模式,治疗时胰岛素输注方式较为符合生理状况,吸收更有预测性,可减少发生严重低血糖反应的危险。

4. 预防低血糖 低血糖是糖尿病治疗过程中常见的并发症。轻度低血糖时出现心慌、手抖、饥饿、出冷汗等表现,严重时可昏迷,甚至死亡。预防低血糖需注意:定时、定量进食;注射胰岛素后30 min内进食;药物治疗逐渐加量,谨慎进行调整;在进行体力活动前吃一些碳水化合物类食物;不要饮酒过多;如出现低血糖症状,意识清醒的老年人应尽快口服含糖饮料,如橙汁、糖水、可乐等,或吃一些糖果、点心,意识不清的老年人应立即送医院治疗。

5. 心理干预 糖尿病是一种慢性疾病,病程较长,老年人易出现各种心理障碍,如焦虑、失望或易于激动等,而不良的心理行为对病情的控制不利。因此,要重视糖尿病老年人的心理干预,采取有效的心理疏导措施,减少对老年人的各种不良刺激。通过有计划、有目的地与老年人进行交谈,倾听其对病情的诉说,耐心向其讲解糖尿病的有关知识,采用音乐疗法、座谈会、观光旅游等形式,使老年人正确认识疾病,消除不良的心理因素,保持情绪稳定。

6. 糖尿病足的防治　糖尿病足是中晚期糖尿病老年人的常见并发症,也是糖尿病致残的主要原因之一。对糖尿病除采取积极控制血糖、改善下肢循环、防治糖尿病并发症等综合治疗外,还应重点放在"高危足"自我照护上,尤其对糖尿病史在 5 年以上者必须提高警惕。糖尿病足的特点是下肢疼痛、皮肤溃疡、间歇性跛行和足部坏疽。早期常不被重视,如出现腿部皮肤发凉、足部疼痛和间歇性跛行,晚期则下肢发黑、继发感染、局部溃疡不愈合,严重者发生糖尿病性肢端坏疽,此时不得不采取截肢手术,致使老年人残疾。糖尿病足的防治措施:减轻足部压力,使用治疗性鞋袜,穿合体鞋(不穿高跟鞋),鞋袜要舒适透气;正确修剪趾甲,经常检查足部有无外伤与破损;正确处理伤口,对于小伤口应先用消毒剂(如酒精)彻底清洁后用无菌纱布覆盖,若伤口在 2~3 天仍未愈合应尽早就医;避免使用碘酒等强烈刺激性的消毒剂和紫药水等深色消毒剂;不用刀削足部鸡眼,不使用鸡眼膏等腐蚀性药物以免发生皮肤溃疡;冬季注意足部保暖;平时可进行患肢伸直抬高运动、踝关节屈伸活动、足趾背屈和跖屈活动等,但禁忌长时间的行走或跑步。

五、健康教育

糖尿病的健康教育是康复照护的一个重要组成部分,健康教育的意义不仅是让老年人改变不良的生活习惯,了解如何控制饮食及如何服药等,而且还有利于改善老年人心理状况,确保糖尿病治疗的完整性、连续性和时效性。应根据老年人的具体情况制订糖尿病健康教育计划,通过举办专题讲座或看专题录像、召开病友联谊会、发放宣传资料、设立糖尿病老年人照护专题门诊或电话随访等多种形式有针对性地开展健康教育,同时强调老年人自身在防治糖尿病中所起的关键作用。

(一) 疾病知识宣教

使老年人及家属了解糖尿病的基本知识和慢性并发症的危害,使其知道糖尿病是慢性疾病,需要终身治疗,老年人及家属要充分理解,并以积极心态配合康复治疗的实施。同时,要宣传饮食控制和运动治疗的目的及重要性,使老年人达到理想的体重,以延缓和减轻糖尿病慢性并发症的发生或发展。

(二) 饮食指导

告知老年人及其家属糖尿病饮食原则和基本方法,如各类食品的营养价值、热量计算方法、三餐热量分配比例和如何编制食谱等。根据病情指导老年人灵活运用食品交换表,选择适合食物,制订出自己的一日食谱。

(三) 自我监测指导

1. 疾病的监测　教会老年人如何自我观察和记录病情,包括每天饮食,精神状态,体力活动,胰岛素注射及血糖、尿糖、尿酮的检查结果等。

2. 血糖及尿糖检测　指导老年人掌握有关检测的具体要求和方法。向老年人推荐简单、方便、准确的血糖仪,教会其检测血糖、尿糖的方法,使其能进行自我监测。

(四) 运动训练指导

鼓励适量运动,从短时间、小运动量开始,循序渐进。方法有定量步行法、定距离或定时间的走与慢跑结合、练太极拳和气功等,并告知老年人运动实施的方式和运动中的注意事项。

(五) 用药指导

介绍口服降糖药和胰岛素的种类,胰岛素自我注射的方法,使用后可能出现的并发症和不良反应以及应急处理等。

NOTE

（六）生活方式指导

老年人应注意保持全身和局部清洁,勤换衣裤;让其了解精神因素和不良生活习惯对老年人的影响;向老年人及其家属进行外出旅游的保健指导,并劝导老年人禁烟。

（七）预防并发症

介绍如何进行皮肤照护及足部照护,如何处理各种应急情况,嘱咐随身携带急救卡或个人信息手环,遇到感冒、发热等情况不要停止注射胰岛素,必要时应适当增加剂量,以防酮症酸中毒的发生。

【重点】

饮食疗法的照护是糖尿病照护的重要措施之一,饮食疗法的照护原则是摄取适量的热量、营养均衡及正确而规律的饮食习惯。宜予低糖、低脂、高维生素、富有蛋白质和纤维素的饮食。改变不良的生活方式,保持血糖稳定于正常范围。

知识链接

自 测 血 糖

检测前在专业医务人员的介绍下详细阅读使用说明书,熟练掌握血糖仪的操作步骤,确保血糖仪与血糖试纸的号码相对应;然后清洁手部,采血时,最好选择无名指指尖两侧皮肤较薄处,因为手指两侧血管丰富,而神经末梢分布较少,在该部位采血相对痛感弱,而且出血充分,不会因为出血量不足而影响测试结果。采血前可将手臂下垂10 s,使指尖充血,取出配备的采血针,扎针后,让血慢慢溢出即可,切忌用力挤压扎针的部位,以免稀释血液标本,使得血糖的测试结果偏低。将血样涂在测试条相应区域,15～30 s后将测试条插入血糖仪,再从显示屏上读出血糖结果。测试条会受到温度、湿度、光线、化学物质等因素的影响而发生变化,因此要注意测试条的储藏,避免潮湿,要放在干燥阴凉的地方,手指等不要触及测试条的测试区,购买测试条时要选用单独包装、有效期长的。

课后思考

1. 名词解释

糖尿病。

2. 问答题

糖尿病饮食疗法的照护有哪些措施?

3. 案例分析题

患者,女,66岁,因出现多饮、多尿、多食,体重明显减轻5天,于2015年8月6日8:00步行入院。查体温36.5 ℃,脉搏78次/分,呼吸22次/分,血压155/80 mmHg。入院诊断为2型糖尿病。请描述该患者药物疗法的照护内容。

（李　敏）

任务二　慢性阻塞性肺疾病的康复照护

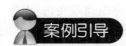

老年男性,80岁,因出现活动后气短、气促、咳嗽、咳痰15年,加重1天,于2015年9月1日8:00步行入院。查体温36.7 ℃,脉搏90次/分,呼吸28次/分,血压160/90 mmHg。入院诊断为慢性阻塞性肺疾病复发。请问该老年人康复照护重点有哪些方面?

一、概述

慢性阻塞性肺疾病(chronic obstructive pulmonary disease,COPD)是指以气道阻塞、气流减少为特征的一组慢性肺疾病的总称,如慢性支气管炎、支气管哮喘、肺气肿。COPD 的发展过程是渐进性的,病理改变大多是不可逆的,临床上可分为气肿型和支气管型。当慢性支气管炎、肺气肿老年人肺功能检查出现气流受限并且不能完全可逆时,可诊断为 COPD。由于 COPD 是一种不可逆性改变的疾病,最终会发展成慢性肺源性心脏病、呼吸衰竭、心力衰竭等,从而严重影响老年人的日常生活活动或工作能力,大大降低老年人的生活质量。

二、主要功能障碍

(一)有效呼吸减少

老年人在呼吸过程中的有效通气量降低,呼气末残留在肺部的气体增加,可影响气体的吸入;长期慢性炎症,呼吸道的分泌物引流不畅,影响了肺部充分的气体交换;部分慢性支气管炎老年人因年龄偏大,伴有不同程度的胸廓畸形,限制了胸廓的活动,导致肺通气量下降,出现缺氧症状,表现为劳累性气短、气促、咳嗽、咳痰等。

(二)病理性呼吸模式

慢性炎症使支气管壁逐渐破坏,特别是弹力纤维层破坏,支气管壁对抗压力的能力降低。呼气时增高的肺间质压首先使支气管壁过早塌陷,加重了气道狭窄。如用力呼气,则肺间质的压力增加和气道流速增加而导致支气管内产生负压效应,可使气道狭窄进一步恶化。此外,COPD 老年人由于呼吸困难而用力和快速呼吸,使胸腔内压力更为增大,从而使支气管壁塌陷更加恶化,肺泡通气量降低,解剖死腔增加,呼吸耗能增加,形成以呼气困难为特征性的异常呼吸模式。

(三)呼吸肌无力

老年人有效呼吸减少、呼吸困难及病理性呼吸模式的产生,均可影响膈肌、肋间肌、腹肌等呼吸肌的运动,因而产生呼吸肌无力。

(四)耗能增加和活动能力减退

在病理性呼吸模式中,辅助肌群也参与呼吸活动,气短、气促又使老年人精神和颈背部乃至全身肌群紧

【小贴士】
由于长期供氧不足,气短、气促造成 COPD 老年人精神紧张、烦躁不安、睡眠障碍,给老年人带来心理压力和精神负担。

张,增加了体能消耗。此外,老年人可因惧怕出现劳累性气短,不断限制自身活动,少数老年人甚至长期卧床,逐渐丧失了日常活动能力和工作能力。

三、康复评定

(一)一般评定

包括职业史、家族史、吸烟史、个人生活史、生活习惯、营养状况、活动及工作能力;既往的用药史、现病史、治疗情况、症状、体征;血常规、生化检查、动脉血气分析、痰培养、药物敏感试验、胸部 X 线和 CT 检查等。

(二)肺功能评定

包括呼吸功能的徒手评定,肺容量、肺通气功能、通气功能障碍分型的测定,呼吸气分析、呼吸肌功能测定、运动功能评定等。根据 Borg 量表改进的气短、气急症状的分级(南京医科大学)如下。1 级:无气短、气急。2 级:稍感气短、气急。3 级:轻度气短、气急。4 级:明显气短、气急。5 级:严重气短、气急,不能耐受。

(三)运动能力评定

1. 平板或踏车运动试验　①活动平板:装有电动传送带的运动装置,老年人在其上进行步行

或跑步,速度和坡度可调节。优点为接近日常活动生理,可以逐步增加负荷量。各种坡度、速度的呼吸、心血管反应可以直接用于指导老年人的步行锻炼。②踏车运动:采用固定式功率自行车,可以通过电磁刹车或机械刹车的方式调整运动负荷。运动中记录呼吸、心率、心律变化,还可测量血压,受检者心理负担较轻,还可选择卧位进行。但一些老年人或不会骑车者比较难适应。

2. 定量步行评估 让老年人步行 6 min 或 12 min,记录其所能行走的最长距离,也可采用定距离行走,计算行走时间来作为评定方式,此试验与平板或踏车运动有良好的相关性。

(四)日常生活活动(ADL)能力评定

COPD 老年人常有日常生活活动障碍,如自我照顾、日常活动、人际交往、家务劳动等障碍,所以应进行 ADL 能力评定。

(五)心理评定

COPD 老年人由于呼吸困难和对窒息的恐惧,经常处于焦虑状态。此外,由于慢性缺氧可引起器质性脑损害,故 COPD 老年人也可表现有认知、情绪等神经精神症状。

(六)严重程度评定

主要根据吸烟等高危因素史、临床症状、体征及肺功能检查等综合分析确定。第一秒用力呼气容积(FEV_1)指尽力吸气后尽最大努力快速呼气,第一秒所能呼出的气体容量。

1. COPD 的严重程度分级 具体见表 6-2。

表 6-2 COPD 的严重程度分级

分 级	分 级 标 准
0级(高危)	有罹患 COPD 的危险因素,肺功能在正常范围 有或无慢性咳嗽、咳痰症状
Ⅰ级(轻度)	$FEV_1/FVC<70\%$,$FEV_1\geqslant80\%$预计值 有或无慢性咳嗽、咳痰症状
Ⅱ级(中度)	$FEV_1/FVC<70\%$,50%预计值$\leqslant FEV_1<80\%$预计值 有或无慢性咳嗽、咳痰症状
Ⅲ级(重度)	$FEV_1/FVC<70\%$,30%预计值$\leqslant FEV_1<50\%$预计值 有或无慢性咳嗽、咳痰症状
Ⅳ级(极重度)	$FEV_1/FVC<70\%$,$FEV_1<30\%$预计值 或 $FEV_1<50\%$预计值,伴慢性呼吸衰竭

注:FVC 为用力肺活量。

2. 根据 Borg 量表改进的气短、气急症状的分级 具体见表 6-3。

表 6-3 气短、气急症状的分级

分 级	临 床 表 现
1级	无气短、气急
2级	稍感气短、气急
3级	轻度气短、气急
4级	明显气短、气急
5级	严重气短、气急,不能耐受

3. COPD 病程分期 急性加重期指在疾病过程中,短期内咳嗽、咳痰、气短和喘息加重,痰量增多,呈脓性或黏液脓性,可伴发热等症状;稳定期则指老年人咳嗽、咳痰、气短等症状稳定或症状轻微。

四、康复照护

(一)康复目标及照护原则

1. 康复目标 改善顽固和持续的气道功能和体力活动能力障碍,预防并发症;消除疾病遗留的功能障碍,发掘呼吸功能潜力,提高生活质量,降低住院率;稳定或逆转肺部疾病引起的病理生理和精神病理学的变化,尽可能恢复至最佳功能状态。

2. 照护原则 改善心肺功能和预防并发症;以呼吸和运动训练为主,发掘呼吸功能潜力;改善和维持体力,提高对运动和活动的耐力;提高机体免疫力和调适心理状态;强调自然放松、量力而行、持之以恒。

(二)照护措施

COPD老年人虽然都是康复的对象,但肺功能中等或较重度的损害、在正规治疗下病情稳定、没有严重合并症和并发症的COPD老年人则是最理想的康复对象。

1. 保持良好环境 保持室内空气清新,每天定时通风2次,每次15~30 min,避免刺激性气体、烟尘等;保持室内温度在18~28 ℃,湿度50%~70%。睡眠时保持环境安静、心情放松,辅以适合的照明。

2. 呼吸训练

(1)肌肉松弛训练:COPD老年人常因气促、气急而产生焦虑和恐惧,使辅助呼吸肌群处于紧张状态,组织耗氧量增加,进一步加重缺氧,产生恶性循环。这一训练通过放松紧张的辅助呼吸肌群,尤其是放松肩部和颈部的辅助呼吸肌,减少不协调呼吸,降低呼吸肌耗氧量,缓解呼吸困难症状,提高呼吸效率。

(2)腹式呼吸法:肺气肿患者的呼吸常采用比较浅快的胸式呼吸为主,为代偿低氧和高二氧化碳而动用辅助呼吸肌参与呼吸运动,但这对改善通气功能影响不大,相反增加了呼吸肌的耗氧量。腹式呼吸又称膈呼吸,主要靠腹肌和膈肌的收缩进行,腹式呼吸较胸式呼吸缓慢而深长,可增加潮气量,减少残气量,降低呼吸功耗,减轻呼吸困难症状。因此,腹式呼吸对于有CO_2潴留的COPD老年人是非常有益的。训练开始每日2次,每次10~15 min,以后逐渐增加次数和时间,争取成为自然呼吸习惯。

(3)缩唇呼气法:又称吹笛样呼气法,由于COPD老年人支气管受到慢性炎症的侵蚀,细支气管塌陷、变形,失去了对呼气状态胸腔内压力增加时的支撑力,从而妨碍了气体的呼出。缩唇呼吸是提高支气管内压最简单的方法,其通过增加呼气时的阻力,防止支气管及小支气管被增高的胸内压过早压瘪,增加肺泡内气体排出,减少肺内残气量,从而可吸入更多的新鲜空气,缓解缺氧症状。

(4)缓慢呼吸:有助于减少解剖死腔,提高肺泡通气量。因为当呼吸急促时,呼吸幅度必然较浅,潮气量变小,解剖死腔所占的比值增加,肺泡通气量下降,而缓慢呼吸可纠正这一现象,但过度缓慢呼吸可增加呼吸功,反而增加氧耗,因此每分钟频率宜控制在10次左右。

(5)胸部扩张呼吸:医护人员用手掌在老年人两侧下胸壁或胸背部加压,用力程度以老年人能耐受为度,或在胸壁局部或腹部放置一定重量的沙袋让老年人对抗,老年人同时进行积极的吸气,对肺不张或肺膨胀不全者,充分吸气后应保持3 s,这将比普通呼吸有效得多,尤其在术后。

(6)呼吸操训练:深呼吸与扩胸、弯腰、下蹲和四肢活动等相结合的各种体操运动,分为卧、坐、立位体操。原则上先从卧位体操开始锻炼,熟练掌握后按顺序转移到坐位和立位体操。

3. 排痰训练 有效咳嗽和体位引流排痰是一种帮助过多的支气管分泌物由气道排出的技术,能在不加重支气管痉挛的前提下,增加分泌物清除效率。

(1)有效咳痰。临床上并非所有的咳嗽都可排除气道内分泌物,而无效的频繁咳嗽还易导致疲倦、胸痛、呼吸困难及支气管痉挛加重。所以咳嗽训练的目的就是让老年人控制无效咳痰,学会有效咳嗽,以促进气道分泌物的排出。

（2）体位引流。置老年人于特殊体位,将肺与支气管所存积的分泌物,借助重力作用使其流入大气管并咳出体外,称体位引流。①实施要点:体位,即患侧肺处于高位,其引流的支气管开口向下,便于分泌物顺体位引流咳出,临床上应根据病变部位不同采取相应的体位引流;嘱老年人间歇深呼吸并尽力咳痰,照护人员轻叩相应部位,提高引流效果;痰液黏稠不易引流时,可给予蒸汽吸入、超声雾化吸入、祛痰药,有利排出痰液;每日 2～4 次,每次 15～30 min,宜选择空腹时进行。②注意事项:观察老年人的反应,如出现头晕、面色苍白、出冷汗、血压下降等,应停止引流;观察引流液的色、质、量,并及时记录,如引流液大量涌出,应注意防止窒息;如引流液每日少于 30 mL,可停止引流。

4. 运动疗法　慢性肺部疾病的老年人在缓解期主要采用医疗体操和有氧训练,包括上、下肢训练及呼吸肌训练,全身运动锻炼可增强四肢肌力和耐力,减少了代谢和通气的需要,有助于缓解呼吸困难和提高机体免疫力。

5. 氧疗　COPD 老年人如 PaO_2 持续低于 50 mmHg(6.67 kPa)或动脉血氧饱和度(SaO_2)＜90％,可通过气管导管、鼻塞导管或面罩每天给氧,但长期高浓度吸氧会导致老年人氧中毒、高碳酸血症和吸收性肺不张等,严重时可出现 CO_2 麻醉。家庭氧疗一般采用鼻导管吸入氧气,COPD 老年人每天进行持续低流量低浓度氧疗(流量 1～2 L/min,吸氧持续时间每天 10～15 h),必须经常检查流量表。长期氧疗的目的是使老年人在静息状态下,达到 $PaO_2 \geqslant 60$ mmHg(8.0 kPa)和(或)使 SaO_2 升至 90％,以维持重要器官的功能,保证周围组织的供氧,延缓肺心病的发生,明显改善生活质量。

6. 心理照护　由于 COPD 病程较长,老年人因缺氧造成的呼吸困难又极大地限制了其活动范围和强度,使部分老年人丧失工作能力,甚至生活自理能力,此时老年人容易产生焦虑、沮丧、自卑、忧郁等心理。指导老年人学会放松肌肉,可减压和控制惊恐,有助于减轻呼吸困难及焦虑,鼓励家庭、朋友和社会的支持,使他们能从容面对现实,以增强战胜疾病的信心。

五、健康教育

（一）呼吸和排痰指导

可使老年人掌握正确的呼吸方式,注意保护呼吸道清洁卫生和保持居住环境空气的清新和通畅。鼓励老年人每日饮水约 2000 mL,要注意少量多次饮用。指导老年人家属掌握叩击排痰技巧,即五指并拢,向掌心微弯曲,呈空心掌,腕部放松,迅速而规律地叩击,从下至上、由外到内,每侧叩击 3～5 min。

（二）家庭用氧指导

照护人员要主动向老年人和家属提供有关家庭氧疗的咨询和帮助:①提供吸氧装置。一般采用氧气瓶或制氧机,而氧气枕给氧时间短,达不到长期氧疗的目的。②指导老年人如何使用设备及调节方法,并告知经常检查导管是否通畅,定期更换保持清洁。COPD 老年人应酌情采用持续低流量低浓度鼻导管吸氧,切忌长时间、高流量吸氧。防止老年人吸入的氧气过冷或过于干燥,以免刺激气道收缩和痉挛,加剧呼吸衰竭和心力衰竭,故可用电加温湿化瓶或将吸氧管放在暖水袋上。③教会老年人及其家属观察口唇、甲床、鼻尖、颊部皮肤黏膜及肢端的颜色,告知不随意调节氧流量以及进行安全用氧的教育。在氧气使用过程中应防止火灾及爆炸,在吸氧过程中禁止吸烟,运送装置时防震动。

（三）合理膳食指导

COPD 老年人应摄入充足的热量、蛋白质及富含维生素的食物,以增加免疫力和减少感染的机会。

（四）积极防治呼吸道感染

COPD 老年人发生呼吸道感染,往往易并发呼吸衰竭和心力衰竭。因此,COPD 老年人在冬季要注意保暖,可采用耐寒训练、食醋熏蒸、增强体质等方法来预防感冒,如已有呼吸道感染者应尽早用药治疗。

（五）劝导戒烟及改善环境

应劝导老年人戒烟,因为戒烟有助于减少呼吸道黏液的分泌,降低感染的危险性,减轻支气管壁的炎症,使支气管扩张剂发挥更有效的作用。此外,应经常开窗通风,避免吸入煤烟、油烟及油漆、清洁剂等释放出的各种刺激性气体。

（六）用药指导

当老年人同时服用几种药物时,应嘱后服祛痰剂,且服后不宜马上饮水,以免冲淡药物降低疗效。对使用喷雾剂的老年人,应向老年人演示正确使用喷雾剂的方法及喷雾量,确保老年人在家中正确的使用。

（七）坚持长期运动

COPD康复是一项长期、艰苦的工作,锻炼应量力而行,其难度、强度和量都应循序渐进。运动时和运动后均不该出现明显气短、气促或剧烈咳嗽,如果出现与平常不同的变化,如疲劳、乏力、头晕等,应暂停训练,并及时就诊。

（八）定期随访复查

COPD老年人可能并发自发性气胸、肺部感染、呼吸衰竭、慢性肺源性心脏病、消化性溃疡等疾病,因此嘱咐老年人应定期门诊随访。

知识链接

COPD的预防

1. 减少职业性粉尘和化学物质吸入　对于经常接触职业性粉尘的人群,如煤矿、金属矿、棉纺织业、化工行业及某些机械加工等工作人员应做好劳动保护。

2. 戒烟　吸烟是导致COPD的主要危险因素,不去除病因,单凭药物治疗难以取得良好的疗效。因此阻止COPD发生和进展的关键措施是戒烟。

3. 减少室内空气污染　避免在通风不良的空间燃烧生物燃料,如在室内生炉火取暖、被动吸烟、烧柴做饭等。

4. 积极预防和治疗上呼吸道感染　秋冬季节注射流感疫苗,避免到人群密集的地方,保持空气新鲜,发生上呼吸道感染应积极治疗。

5. 加强锻炼　根据自身情况选择适合自己的锻炼方式,如散步、爬楼梯、游泳、慢跑、爬山、打太极拳、跳舞等。

6. 呼吸功能锻炼　可通过做呼吸操、腹式呼吸功能锻炼、唱歌、吹口哨、吹笛子等进行肺功能锻炼。

7. 耐寒能力锻炼　可采取从夏天开始用冷水洗脸,每天坚持户外活动等方式锻炼耐寒能力。

> 【重点】
> 呼吸训练是COPD的康复照护的重点,包括肌肉松弛训练、腹式呼吸法、缩唇呼气法、缓慢呼吸、胸部扩张呼吸和呼吸操训练。

课后思考

1. 名词解释

COPD。

2. 问答题

COPD的照护措施有哪些?

3. 案例分析题

患者,男,86 岁,因出现活动后气短、气促、咳嗽、咳痰 16 年,发现症状加重 3 h,于 2016 年 1 月 1 日 8:00 步行入院。查体温 36.8 ℃,脉搏 108 次/分,呼吸 28 次/分,血压 160/90 mmHg。入院诊断为 COPD 复发。请问该患者进行肺功能康复照护有哪些措施?

(李　敏)

任务三　癌症的康复照护

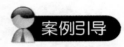

老年男性,65 岁,因出现咳嗽、咳痰、痰中带血丝 1 月而步行入院。查体温 37.8 ℃,脉搏 98 次/分,呼吸 27 次/分,血压 150/85 mmHg。入院诊断为肺癌。请问如何照护该老年人?

一、概述

癌症(cancer)是目前危害人类健康和影响生活质量的难治性疾病,具有发病率高、死亡率高、致残率高的特点。近年来,随着疾病谱的改变,全世界的癌症发病率逐年上升。虽然医学技术的发展使癌症老年人的存活率有所提高,但不少老年人仍然承受着巨大的躯体功能障碍、心理创伤以及经济负担,如 70% 的晚期癌症老年人有剧烈的疼痛。癌症康复(cancer rehabilitation)是通过医患双方的共同努力,对老年人采取综合的治疗方法,改善躯体功能,调整心理状态,增进身体健康,以延长生存期,提高生活质量。

二、主要功能障碍

癌症引起的功能障碍主要分为两大类,即肿瘤本身所致的功能障碍和肿瘤治疗所致的功能障碍。

1. 肿瘤本身所致的功能障碍　①原发性损伤:如肿瘤破坏骨关节致肢体活动功能障碍。②继发性损伤:如恶性肿瘤的消耗引起的营养不良、贫血,长期卧床引起肌力减退、肌肉萎缩、关节挛缩、下肢深静脉血栓形成等。③癌性疼痛(癌痛):癌症有关的急性癌痛和慢性癌痛;既往有慢性疼痛疾病,此次又有与癌症有关的疼痛;有药物成瘾病史,又有与癌症有关的疼痛等。癌症产生疼痛的原因主要为肿瘤压迫、肿瘤浸润、肿瘤治疗损伤产生的疼痛,如手术、放疗、化疗损伤神经等组织所致。

2. 肿瘤治疗所致的功能障碍　①手术损伤:如乳腺癌根治术后肩关节活动障碍与上肢淋巴结性水肿,肺癌肺叶切除术后呼吸功能下降。②放疗损伤:如骨髓造血功能抑制。③化疗损伤:如消化系统的不适、骨髓造血功能抑制、多发性神经病变。

> **【小贴士】**
> 世界癌症日是由国际抗癌联盟(UICC)于 2000 年发起,定于每年的 2 月 4 日,旨在倡导新的方法促进各组织间的合作,加快癌症研究、预防及治疗等领域的进展,为人类造福。

三、康复评定

(一)癌症疼痛评定

在对癌症老年人进行疼痛评估时应注意:首先要相信老年人的主诉,鼓励其详细讲述疼痛的感受,仔细倾听并进行评估;注意全面评估疼痛,包括了解癌症和疼痛史、程度、性质,对生存质量的影响和镇痛的治疗史等;动态评估疼痛包括对疼痛的发作、治疗效果和转归的评估。疼痛作为一种主观感受,常使用量表评估其程度。

1. 视觉模拟疼痛量表（visual analogue scale，VAS） 使用一条长约 10 cm 的游动标尺，一面标有 10 个刻度，两端分别为"0"和"10"，"0"表示无痛，"10"代表剧痛（图 6-1）。使用时将有刻度的一面背向老年人，让其在直尺上标出能代表自己疼痛程度的相应位置，评估者根据标出的位置为其评出等级。临床评定以"0～2"为"优"，"3～5"为"良"，"6～8"为"可"，"大于 8"为"差"。VAS 亦可用于评估疼痛的缓解情况。

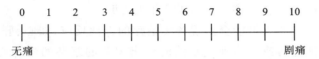

图 6-1 视觉模拟疼痛量表

2. Wong-Banker 面部表情量表（face rating scale，FRS） 采用从微笑至悲伤哭泣的 6 种面部表情表达疼痛程度。0＝非常愉快，无疼痛；1＝有一点疼痛；2＝轻微疼痛，3＝疼痛较明显；4＝疼痛较严重；5＝剧烈疼痛，但不一定哭泣（图 6-2）。此法尤其适用于急性疼痛或表达能力丧失的人。

图 6-2 Wong-Banker 面部表情量表

（二）活动功能评定

原则和方法与一般评估相似。以下介绍活动功能评定的五级分类标准。0 级：任何正常活动均不受限。1 级：强体力活动受限，但可行动并能完成轻体力工作。2 级：能活动，生活也可以自理，但不能做任何工作，卧床时间少于清醒时间的 50%。3 级：仅有部分自理能力，卧床或坐于轮椅上的时间多于清醒时间的 50%。4 级：生活完全不能自理，整日卧床或坐轮椅。

（三）心理状态评定

癌症老年人在诊治过程中会出现非常强烈而严重的反应及心理变化，包括从病程开始时的震惊、恐惧、否认，逐步过渡为淡漠、悲伤、抑郁、绝望等情绪。在早期尤其是病情恶化或治疗后严重不良反应出现时，老年人的情绪波动更为明显。老年人往往不能面对现实，以至于不配合，甚至拒绝治疗。

（四）营养状况评定

通过了解体重、机体骨骼肌容量、脂肪厚度、血清蛋白和肾功能等评定老年人全身的营养状况。

四、康复照护

癌症康复的主要目标是改善生活质量、提高生存率、延长生存期。在癌症老年人的康复过程中照护工作起着重要的作用。从癌症确诊及治疗后的一般照护到康复阶段的各种功能恢复的康复治疗及照护，从化疗的毒副反应照护到放疗的保护皮肤照护，从各种癌症的饮食指导到器官残损后的康复照护等都属于康复照护的内容。对于癌症老年人的心理康复则贯穿于疾病发展和治疗的全过程。

（一）心理康复

癌症老年人的心理应激反应常比普通疾病者更为强烈。因此，照护人员要充分了解老年人的心理问题，采用积极的心理干预措施。做好心理照护有利于提高老年人心理免疫与应急能力，减轻治疗不良反应，对癌症老年人的康复有积极意义。

1. 癌症早期 老年人及家属的精神心理状态发生剧烈的变化，开始极力否认患病，进而陷入极度痛苦、情绪抑郁、低落、悲观、恐惧、焦虑。照护人员要充分了解老年人的思想情绪，向老年人和家属讲解有关知识，引导其正确对待肿瘤，稳定情绪，积极治疗。进行肿瘤有关康复知识的宣教，让老年人和家属了解有关治疗、手术、康复程序以及饮食、社会活动等知识，以利于治疗的开展和老年人的早日康复。此外，还要了解老年人的经济状况，必要时了解所属单位给老年人提供的条件和经济支持程度，尽可能从多方面给予老年人帮助。

2. 癌症治疗前后 老年人可能会出现各类治疗的毒性反应，如心、肝、肾、神经系统等功能损害，器官的缺损、功能障碍或形体外貌缺陷时会出现新的复杂的精神心理变化，从而对进一步治疗失去信心。而沉重的治疗费用负担、家属可能对其嫌弃等使老年人烦躁、忧郁甚至悲观厌世。

（1）治疗前，应使老年人充分了解治疗目的、方法和治疗后可能会出现的各种不良反应或功能障碍，使之在治疗前有充分的认识，树立信心，积极主动克服困难及配合治疗，学习掌握正确的处理方法和康复治疗技术。

（2）治疗中，应严密监测老年人的心理和情绪变化，对有悲观、回避、崩溃、轻生倾向等老年人应及时针对性地给予支持和指导，使其稳定情绪，接受现实，防止意外。同时，要为老年人创造良好的康复环境，制订循序渐进的体能恢复计划，如散步、保健操、气功以及文体活动；指导老年人术后进行肢体功能训练、对并发症的处理、辅助装置的配置等。采用成立"癌症康复联谊会""病友会"等形式组织癌症老年人互相交流、互相鼓励，起到群体康复的作用。

3. 癌症晚期 老年人病情已经发展到不可能好转的程度，老年人深受剧痛，面临死亡，精神处于绝望、崩溃状态。此时更应给予心理支持，安慰疏导，稳定情绪，尽力减轻老年人生理上的痛苦，在为其应用镇痛药的同时进行精神支持，关怀体贴，并做好家属安慰工作。在癌症终末期可将老年人安置于温暖、亲切的环境中，做好临终关怀。

（二）癌痛康复

疼痛可存在于癌症老年人的各个时期，其治疗及照护目标是尽可能让老年人无疼痛，提高生活质量和延长生存期。

1. 药物治疗 目前首选 WHO 推荐的"癌痛三阶梯治疗方案"。第一阶梯：轻度癌痛，常用非阿片类镇痛药，如阿司匹林等，必要时用镇痛辅助药。第二阶梯：中度癌痛及第一阶梯治疗效果不理想时，一般选用弱阿片类药，如可待因等，也可并用第一阶梯的镇痛药和镇痛辅助药。第三阶梯：对第二阶梯治疗效果不好的重度癌痛，则选用强阿片类药，如吗啡，也可辅助第一、第二阶梯的用药。

2. 其他治疗方法 包括神经阻滞疗法、经皮电刺激疗法、神经外科手术、老年人自控镇痛疗法、激素疗法、运动疗法、物理疗法和中医中药等。

（三）营养治疗

营养治疗对癌症康复非常重要。恶性肿瘤老年人往往因食欲减退、消化功能障碍等致营养不良，使老年人难以完成有关综合治疗，不利于术后的放疗、化疗，也易导致免疫功能下降而使癌症复发。因此，要注意老年人的食谱，合理膳食，保证足够的蛋白质、维生素和热量。合理饮食既能满足癌症老年人的营养需要，提高机体免疫力，又能辅助抑制癌细胞的生长，还可提高老年人对手术、放疗、化疗的耐受力，并补充疾病的消耗，恢复体力。营养治疗的原则是供给充足的蛋白质和碳水化合物，供给适宜的热能，限制脂肪的摄入，补充维生素和矿物质。

（四）功能训练

老年人经手术、放疗或化疗后，体能明显下降，且有可能伴随出现器官或肢体功能障碍，应尽早为其制订一个适合其自身的康复运动计划。必要时需配备康复器具，如假肢、助行器、轮椅、人工喉等。

（五）癌症治疗后功能障碍的康复照护

1. 肺癌 肺癌(lung cancer)又称原发性支气管肺癌,肿瘤细胞源于支气管黏膜或腺体,常有区域性淋巴结和血行转移,早期常有刺激性干咳和痰中带血等症状,病情进展速度与细胞的生物学特性有关。肺癌为当今世界各地最常见的恶性肿瘤之一,是一种严重威胁人类健康和生命的疾病,半个世纪以来,世界各国肺癌的发病率和死亡率都有上升趋势。

（1）康复治疗原则:早期予以根治手术后,结合放疗、化疗和中药等综合康复疗法,远处转移的晚期老年人以姑息治疗为主。肺癌的预后取决于早发现、早诊断、早治疗。康复照护目标:使老年人疼痛减轻,对肺癌的有关知识大体了解,并熟悉术后康复训练知识。

（2）术后康复照护措施:注意饮食及呼吸功能训练。①营养与饮食:术后饮食的恢复视手术和老年人的具体情况而定。肺癌根治切除术一般是在全身麻醉下进行手术,因此应待老年人完全清醒、无恶心呕吐后方可进食,先给予流质饮食,以后视情况改为半流质或普食。选择高蛋白和富含维生素 C 的食物,以促进恢复。②呼吸功能训练:呼吸肌功能锻炼的目的是改变浅而快的呼吸为深而慢的有效呼吸,建立适应老年人日常生活的有效呼吸模式,提高其生活能力,改善心理状态。术后卧床期间鼓励老年人做深呼吸运动,帮助其多翻身、拍背,促进气道内分泌物排出。肺部分切除老年人注意利用体位引流促使切口渗液的引流,保持呼吸道通畅。训练前准备:环境相对安静,尽量减少刺激。要求老年人思想集中,肩背放松;先吸后呼,吸鼓呼瘪;吸时经鼻,呼时经口;深吸细呼,不可用力。

常用的呼吸肌功能锻炼方式有腹式呼吸、缩唇呼气、膈肌起搏(体外膈神经电刺激)、吸气阻力(阈值)器呼吸锻炼等,可以加强胸、膈呼吸肌肌力和耐力,改善呼吸功能。主要介绍以下几种。

a.缩唇呼吸,通过深吸慢呼,提高支气管内压,防止呼气时小气道过早陷闭,以利肺泡气体排出。这是最常用的呼吸控制训练的方法。具体方法如下:指导老年人呼气时腹部内陷,胸部前倾,尽量吸气后,将口唇缩小(呈吹口哨样),尽量缓慢将气呼出,以延长呼气时间。呼气流量以能使距口唇 15～20 cm 处的烛焰倾斜而不熄灭为度。以后可逐渐延长距离至 90 cm,并适当延长时间。吸气和呼气时间比为 1:2 或 1:3,尽量深吸慢呼,每分钟 7～8 次,每次 10～20 min,每天训练 2 次。b.腹式呼吸(也称膈式呼吸),训练腹式呼吸有助于提高肺的伸缩性,降低呼吸频率,同时通过腹肌主动的舒张与收缩来加强膈肌运动,提高肺泡通气量,减少功能残气量,并增加咳嗽、咳痰能力,缓解呼吸困难症状,改善换气功能。具体方法如下:指导老年人取立位、坐位或平卧位,初学时,以半卧位容易掌握。两膝半屈(或膝下垫小枕),使膈肌放松,两手分别放于前胸部和上腹部。用鼻缓慢吸气时,膈肌最大限度下降,腹肌松弛,腹部手感向上抬起;胸部手放原位不动,抑制胸廓运动;呼气时,腹肌收缩(腹部手感下降)帮助膈肌松弛,膈肌随腹腔内压增加而上抬,增加呼气潮气量。同时可配合缩唇呼吸,每天进行锻炼,时间由短到长,逐渐习惯于平稳而缓慢的腹式呼吸。当腹式呼吸能无意识进行时,即开始边行走边做腹式呼吸练习,此时步调要配合呼吸,吸气两步,呼气四步,直至能做到一边步行一边腹式呼吸为止。c.胸部扩张呼吸,治疗者对胸部局部施加一定压力,让老年人对抗压力扩张局部胸壁,并进行积极的吸气,对肺不张或肺膨胀不全者,充分吸气后应保持 3 s,治疗者用手掌在老年人两侧下胸壁或胸背部加压,用力程度以老年人能耐受为度,或在胸壁局部或腹部放置一定重量的沙袋让老年人对抗。d.呼吸训练器,常用的是诱发性肺量计(Triflo Ⅱ)。护士协助老年人取半坐位或坐位,嘱老年人先呼气至不能再呼出为止,含住 Triflo Ⅱ 的口含嘴,深吸气,使 Triflo Ⅱ 的球保持在顶部 2～3 s,将口含嘴拿开,以缩唇方式缓慢将气吐出。做两次正常呼吸,再重复以上动作,每小时做 10 次以上,可与腹式呼吸或胸式呼吸配合。e.呼吸操训练,缩唇呼气配合肢体动作,吸气用鼻,呼气用嘴。不能进行上肢主动运动的老年人,可进行被动上肢运动的呼吸操训练。方法一:双侧手臂上举吸气,放下呼气,10～20 次;双手放于身体侧面,交替沿体侧上移下滑,上移吸气,下滑呼气,10～20 次;双肘屈曲握拳,交替向斜前方击拳,出拳吸气,还原呼气,10～20 次;双腿交替抬起,屈膝 90°,抬起吸气,放下呼气;吹悬挂小球训练。方法二:扩胸深吸气,下蹲慢呼气;抱头吸气,转体呼气;单举上臂吸气,双手压腹呼气;卧位腹式缩唇呼吸。f.有条件时,可指导康复期老年人进行膈肌起搏、吸气阻力器呼吸锻炼,以锻炼后老年人自觉舒适为宜,防止过度锻炼,使膈肌负担加重或 CO_2 排出过多。

2. 胃癌 胃癌(gastric carcinoma)在胃恶性肿瘤中占 95% 以上。到目前为止,胃癌仍是人类常见的恶性肿瘤,居全球肿瘤发病和癌症死亡率的第二位,在我国各种恶性肿瘤中居首位。男性胃癌的发病率和死亡率均高于女性,男女比例约为 2:1,发病年龄以中老年居多。

(1)康复治疗原则:外科手术切除加区域淋巴结清扫是目前唯一可能治愈胃癌的手段。即使是进展期胃癌,如果无手术禁忌证或远处转移,也应尽可能手术切除。早期也可在内镜下行高频电凝切除术,结合化疗、放疗等综合康复疗法。康复照护目标:使老年人疼痛减轻,对胃癌的有关知识大体了解,并熟悉术后康复训练知识。

(2)术后康复照护措施:防止术后并发症如出血、十二指肠残端破裂、胃肠吻合口破裂或瘘、残胃蠕动无力(或称胃排空障碍)、术后梗阻等。预防的照护措施:术后视老年人情况合理安排进食,注意一次进食量不可过多,饮食应易消化、少刺激,适当遵医嘱予以促胃动力药物,避免过甜、过咸、过浓的饮食,指导老年人循序渐进地活动。

3. 乳腺癌 乳腺癌(breast cancer)是危害女性健康常见的恶性肿瘤。近几年我国的发病率明显增多,几乎占女性恶性肿瘤的首位。乳腺癌的发病与体内雌激素水平、遗传、放射线和电离辐射以及食物中脂肪含量过高等因素有关。转移越早,其愈后越差。

(1)康复治疗原则:早期予根治手术后,结合放疗、化疗和中药等综合康复疗法。康复照护目标:使老年人疼痛减轻,对乳腺癌的有关知识大体了解,并熟悉术后康复训练知识。

(2)术后康复照护措施:防止患侧上肢水肿和上肢功能障碍。预防的照护措施:术后加压包扎时将患侧肢体同时固定,同时注意观察患侧肢体远端的血液供应情况。鼓励老年人抬高患侧上肢,做手臂上举运动,防止因疼痛而拒动。避免在患侧测量血压、注射及抽血,以免引起患肢循环受损及感染。嘱老年人在日常生活中要注意保护患侧肢体,避免割伤、抓伤、灼伤及蚊虫叮咬,避免使用刺激性强的清洁剂。嘱老年人尽量避免使用患侧肢体劳动,更不能长时间提取重物或下甩患侧肢体。

(3)上肢功能训练。术后 1~3 天练习患侧手的功能,如伸指、握拳、腕关节的活动;术后 3~5 天(负压吸引拔除)练习坐位肘部的屈伸活动;术后 5~8 天(胸带松解)练习用患侧上肢的手摸同侧耳及对侧肩;术后 9~13 天,协助老年人练习患侧上肢的屈伸、抬高、内收,肩关节抬高至 90°;术后 2 周开始练习肩关节各项活动,如双手放颈后,由低头位练至抬头挺胸位,进而练习手越过头顶摸到对侧耳部。出院后,继续练习扶墙抬高,并逐渐以肩关节为中心,做向前、向后的旋转运动及适当的后伸和负重训练,如举杠、拉绳等运动。

五、健康教育

通过发放肿瘤健康教育资料等进行语言教育、书面教育、电话咨询等各种具有针对性的健康教育,增加其依从性,使老年人积极配合治疗与照护。

(一)保持积极乐观心理

多与老年人沟通交流,鼓励老年人保持积极乐观心理,保持充足的睡眠,精神饱满,生活规律且丰富多彩。

(二)合理均衡的营养

注意调节饮食,保证足够营养的摄入,饭菜要清淡可口,荤素和粗细搭配得当。限制饮酒,尽量少吃盐,不要盲目忌口,也不必常规食用营养补充剂。

(三)合理运动

以低强度、短时和多次重复的耐力运动为宜,循序渐进地参加适当的体育锻炼,如慢跑、健身操、瑜伽、太极拳等有氧运动。鼓励老年人进行力所能及的日常生活自理活动和重返社会参加适宜的工作。锻炼强度因人而异,但应持之以恒。若在锻炼后轻微出汗,无疲劳感,身心感到轻松、舒畅、食欲睡眠良好,说明运动恰当,否则应调节运动量。

（四）合理规范化用药

按照医嘱服药,坚持治疗,积极治疗其他并发症,不要盲目服用药物或保健品。

（五）定期随访

出院后定期随访,咨询医务人员,如病情突然变化、出现特殊不适或其他问题应随时就诊。

知识链接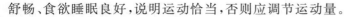

　　目前最节约卫生资源和最有效的预防癌症措施就是培养良好的生活方式,包括以下几方面。远离烟酒,烟草是癌症发生最重要的独立因素,吸烟和饮酒对致癌还有协同作用。养成良好饮食习惯,饮食要科学,要荤素搭配,少吃腌制、熏制、油炸及含亚硝酸盐类的食品,如火腿、熏肠、熏鱼、腊肉、罐头食品、午餐肉、炸土豆片等;少吃高脂肪、高胆固醇食物如动物内脏、蛋黄、人造奶油、奶油、黄油、猪油;多吃具有抗癌、防癌作用的食品,并提倡生食,如西红柿、十字花科蔬菜、大豆制品、柑橘类水果、麦芽与麦片、葱、姜、蒜、酸奶等。

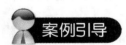

1. 名词解释

癌症。

2. 问答题

肺癌患者的照护措施有哪些?

3. 案例分析题

患者,男,72 岁,因出现咳嗽、咳痰、痰中带血丝 10 天而步行入院。查体温 37.9 ℃,脉搏 100 次/分,呼吸 27 次/分,血压 150/85 mmHg。入院诊断为肺癌。请问该患者的照护重点是哪些方面?

（李　敏）

【难点】

癌症老年人的心理照护是难点,因为疾病导致的痛苦不仅仅来自于身体,还与心理相关。癌症基本上无望治愈,疾病带给老年人生理疼痛,以及治疗照护所需费用的经济压力,还有家属长期陪伴照护的压力,常常让老年人感觉自己是一个沉重的负担,心理上很难坚强乐观。因此,照护人员及时掌握老年人的心理问题,主动进行心理干预措施,真正让癌症老年人积极康复。

任务四　高血压的康复照护

案例引导

　　老年男性,60 岁,因出现头晕 10 年加剧伴头痛 1 天而步行入院,既往有高血压史 10 年。查体温 37.8 ℃,脉搏 96 次/分,呼吸 23 次/分,血压 180/100 mmHg。入院诊断为高血压脑病。请问如何照护该老年人?

一、概述

　　高血压(hypertension)是以体循环动脉压增高为主要表现的临床综合征。原发性高血压是以血压升高为主要临床表现,伴或不伴有多种心血管危险因素的综合征,通常简称为高血压。高血压是多种心脑血管疾病的重要病因和危险因素,影响重要脏器,如心、脑、肾的结构与功能,最终导致这些器官的功能衰竭,迄今仍是心血管疾病死亡的主要原因之一。继发性高血压是指由某些确定的疾病或病因引起的血压升高,约占所有高血压的5%,及早明确诊断能明显提高治愈率或阻止病情进展。与高血压有关的危险因素有年龄、肥胖、遗传、膳食不合理、职业、缺少体力活动、血脂异常、糖尿病、精神因素、心理压力和社会因素等。高血压起病及进展大多缓慢,早期多无临床症状,一旦出现症状,往往已经出现心、脑、肾并发症,但少数老年人可表现为急进重危或具特殊表现。本病患病率城市高于农村,北方高于南方,高原少数民族地区患病率较高,男女两性患病率差别不大。

二、主要功能障碍

(一)一般表现

高血压通常起病缓慢,早期常无症状,可以多年自觉良好而在体格检查时发现血压升高,少数老年人则在发生心、脑、肾等并发症后才被发现。高血压老年人可有头痛、眩晕、心悸、气急、疲劳、耳鸣等症状,但并不一定与血压水平相关。体检时可听到主动脉瓣第二心音亢进、主动脉瓣区收缩期杂音。长期持续高血压可有左心室肥厚并可闻及第四心音。高血压初期只是在精神紧张、情绪波动后血压暂时升高,随后可恢复正常,以后血压升高逐渐趋于明显而持久,但一天之内白昼和夜间血压水平仍可有明显的差异。高血压后期的临床表现常与心、脑、肾功能不全或靶器官并发症有关。

> **【小贴士】**
>
> 长期不良的饮食习惯容易导致高血压,例如高盐、多油、高胆固醇的饮食习惯,日积月累导致血管硬化,胆固醇沉积在血管壁,血液黏稠,水钠潴留,最终发展成高血压。因此,应养成饮食清淡和适当锻炼的良好习惯。

(二)靶器官损害

1. 心脏损害 长期压力负荷增高,儿茶酚胺与血管紧张素Ⅱ等生长因子都可刺激心肌细胞肥大和间质纤维化。高血压主要引起左心室肥厚和扩张,根据左心室肥厚和扩张的程度,可以分为对称性肥厚、不对称性室间隔肥厚和扩张性肥厚。长期高血压发生心脏肥厚或扩大时,称为高血压心脏病。高血压心脏病常合并冠状动脉粥样硬化和微血管病变,最终可导致心力衰竭或严重心律失常,甚至猝死。

2. 脑部损害 长期高血压可形成微小动脉瘤,血压骤然升高可引起破裂而致脑出血。高血压也可促进脑动脉粥样硬化发生,引起短暂性脑缺血发作及脑动脉血栓形成。血压极度升高可发生高血压脑病,表现为严重恶心、呕吐、头痛、不同程度的意识障碍、昏迷或惊厥,血压降低后症状可缓解。

3. 肾脏损害 高血压造成的肾脏损害与高血压的程度及持续时间等因素密切相关。长期持久血压升高可致进行性肾硬化,并加速肾动脉粥样硬化的发生,可出现蛋白尿、水肿、肾功能损害等,但肾衰竭并不常见。

4. 动脉血管改变 除心、脑、肾病变外,高血压可通过影响血管内皮与平滑肌细胞、内膜通透性而使动脉壁增厚、变硬,导致动脉粥样硬化。动脉粥样硬化常发生于大、中动脉血管壁,一般情况下无明显症状,多因其他并发症如冠心病、急性心肌梗死、脑卒中等而发病。

5. 视网膜 视网膜小动脉早期发生痉挛,随着病程进展出现硬化改变。血压急剧升高可引起视网膜渗出和出血。

三、康复评定

(一)血压评估

采用国际上统一的标准,即收缩压≥18.6 kPa(140 mmHg)和(或)舒张压≥12 kPa(90 mmHg)即诊断为高血压。根据血压增高的水平,可分为三级(表6-4)。

表 6-4 血压水平的定义和分类

类　别	收缩压/mmHg	舒张压/mmHg
理想血压	<120	<80
正常血压	<130	<85
正常高值	130～139	85～89
1 级高血压(轻度)	140～159	90～99
亚组:临界高血压	140～149	90～94
2 级高血压(中度)	160～179	100～109
3 级高血压(重度)	≥180	≥110
单纯收缩期高血压	≥140	<90
亚组:临界收缩期高血压	140～149	<90

注:当收缩压和舒张压分属于不同分组时,以较高的级别作为标准。

(二)日常生活活动能力评估

原发性高血压老年人由于活动时过分忧虑,往往限制活动,使运动耐力下降。

(三)药物疗效评估

长期使用药物难免有不良反应,也有经济压力;对脉压很小的舒张期高血压,药物治疗效果不佳;单纯药物治疗不能有效纠正由于缺乏运动导致的健康相关问题。

(四)并发症评估

原发性高血压常并发脑血管意外、心肌梗死、肾功能障碍等严重并发症,这些并发症往往导致严重残疾。

(五)心理评估

脑衰弱综合征使老年人易疲乏,注意力不集中,记忆力差,工作能力下降。老年人过分注意自己的病情,或对病症发作感到恐惧、忧虑,亦可伴兴奋、烦躁不安,不利于控制血压。因此,应注意评估老年人的情绪变化及高血压对老年人的生活、工作的影响,了解老年人的个性特征、职业及人际关系状况。

四、康复照护

(一)一般照护

1. 合理休息 紧张而体力活动较少是高血压的危险因素。指导老年人注意劳逸结合,保证充足的睡眠,避免过度紧张和劳累,鼓励老年人参加力所能及的工作和体力活动。指导轻度高血压老年人坚持工作,适当参加体力活动;中度高血压老年人应适当休息,保证充足睡眠;严重高血压,尤其舒张压在 16.4 kPa(110 mmHg)以上者宜卧床休息。

2. 饮食照护 合理的饮食习惯是高血压治疗的基础,有着药物治疗不能替代的作用。轻度血压升高的老年人,仅仅通过改变饮食习惯即可取得明显的效果。指导老年人进清淡、易消化、低热量、低脂肪、低胆固醇和低盐(每日食盐量以不超过 6 g 为宜)、适当蛋白质的饮食;避免过度饱餐,体重超重者应控制食量,戒烟酒,多食蔬菜和水果,补充钾、钙、铁等多种矿物质。

(二)病情观察

对血压持续升高的老年人,每日在固定条件下测血压 2～4 次,必要时坐卧位比较、两上肢比较、上下肢比较,并认真做好记录。如发现血压急剧增高,伴有剧烈头痛、头晕、恶心、呕吐、面色潮红、气促、视物模糊、肺水肿等,应立即报告医师,尽快采取紧急措施。

(三)指导康复锻炼

1. 运动训练 经常参加体育运动,可使体重减轻,血压下降,有利于血中胆固醇等物质清除,延缓血管硬化的发生与发展,减少药物用量,减少药物不良反应,提高心肺功能,增强运动系统功能,缓解心理压力。总的训练时间为每次 30～60 min,每日 1 次,每周至少 3 次。训练效应的产生至少需要 1 周,达到较显著降压效应需要 4～6 周。训练方式主要有如下两种。

(1) 有氧训练:①一般性运动,如步行、慢跑、骑车、游泳、爬楼梯、慢节奏的交谊舞等;②球类运动,如排球、篮球等;③家务劳动,如擦汽车、擦窗户或地板、园艺活动、扫雪、扫树叶等。活动强度越大,越要注重准备活动和结束活动。运动时心率应维持在 100～125 次/分,50 岁以上者运动心率一般不超过 120 次/分,停止活动后心率应在 3～5 min 内恢复正常。

(2) 循环抗阻训练:在一定范围内,中低强度的抗阻运动可产生良好的降压作用,但并不引起血压的过分升高。常采用最大一次收缩力的 40% 作为运动强度,做大肌群的抗阻收缩,每节运动重复 10～30 s,10～15 节为 1 个循环,每次训练 1～2 个循环,每周 3 次,8～12 周为 1 个疗程。

2. 放松训练　指导老年人使用放松术,如拳操(常用降压舒心操、太极拳和其他形式的拳操)、缓慢呼吸、生物反馈、放松性按摩、穴位按摩、音乐疗法等。

(四) 用药照护

遵医嘱给予降压药治疗,用药后观察血压,以判断疗效,并注意副作用。应掌握老年人所用降压药的种类及剂量,尤其在服首剂药物或加量或几种降压药合用时,要注意血压变化,防止直立性低血压。一旦出现,应立即嘱老年人取头低足高位平卧,大多数能恢复,一般不需应用血管收缩药治疗。降压力求稳妥,一般血压应维持在 19.9/13.3 kPa(150/100 mmHg)。

(五) 心理照护

心理照护是非药物治疗中十分重要的内容,主要有支持性心理治疗、情绪治疗、松弛疗法、音乐疗法等。及时消除老年人的悲观情绪,关心和体贴老年人,使其树立战胜疾病的信心,积极配合治疗,以利于血压经常保持在正常或接近正常水平。

五、健康教育

(一) 卫生知识宣讲

让老年人了解高血压的危害及导致血压升高的可能因素,避免各种诱因;指导老年人坚持服药治疗,讲解有关降压药的名称、剂量、用法、作用与不良反应,教育老年人必须遵医嘱服药,不可随意增减药量或突然撤换药物。服用首剂降压药时,应向老年人说明,当体位变动时,动作应尽量缓慢,特别是夜间起床小便时更要注意,以免血压突然降低,引起昏厥而发生意外;指导老年人适应治疗饮食,坚持低盐、低脂、低胆固醇饮食,多吃新鲜蔬菜和水果,防止便秘;教育老年人改变不良行为方式,鼓励适当参加体育运动,注意劳逸结合;嘱老年人定期随访。指导老年人对防治效果进行正确的自我评价,教会老年人及家属定时测量血压并记录,学会自我观察及照护。若血压持续升高或出现头晕、头痛、恶心等症状时,应及时就医。

(二) 康复训练教育

运动训练强调采用中低强度、较长时间、大肌群的动力性运动(有氧训练),以及太极拳、放松疗法等各类放松性活动。运动训练强调持之以恒,如果停止训练,效果将在 2 周内完全消失。运动训练只是治疗高血压的辅助方法,不要轻易撤除药物治疗,特别是 2 级及以上高血压的老年人。

(三) 心理健康指导

使老年人了解精神因素与高血压的关系,共同寻找致病的心理社会因素并加以预防。指导老年人采用有效的心理调适与保健方法,消除精神紧张和压抑心理,增强战胜疾病的信心。了解老年人的性格特征和有无引起精神紧张的心理社会因素,根据老年人不同的性格特征给予指导,训练自我控制的能力,同时指导亲属要尽量避免各种可能导致老年人精神紧张的因素,尽可能减轻老年人的心理压力和矛盾冲突。

知识链接

　　高血压药分类目前有以下几类:利尿剂、β受体阻滞剂、钙通道阻滞剂(CCB)和血管紧张素转换酶抑制剂(ACEI)。利尿剂:有噻嗪类、祥利尿剂和保钾利尿剂。β受体阻滞剂:常用的有美托洛尔、阿替洛尔、比索洛尔、卡维洛尔、拉贝洛尔。钙通道阻滞剂:又称钙拮抗剂,主要有硝苯地平、维拉帕米和地尔硫革。根据药物作用持续时间,其又可分为短效和长效。除心力衰竭外钙拮抗剂较少有禁忌证。ACEI:常用的有卡托普利、依那普利、贝那普利、西拉普利。其降压效果起效缓慢、逐渐增强。ACEI具有改善胰岛素抵抗和减少尿蛋白的作用,对肥胖、糖尿病和心脏、肾脏靶器官受损的高血压老年人具有相对较好的疗效,特别适用于伴有心力衰竭、糖耐量减退或糖尿病肾病等的高血压老年人。

课后思考

　　1. 名词解释

　　高血压。

　　2. 问答题

　　高血压的照护措施有哪些?

　　3. 案例分析题

　　患者,男,65岁,因出现头晕8年加剧伴头痛1 h而步行入院,既往有高血压史8年。查体温37.7 ℃,脉搏98次/分,呼吸22次/分,血压189/105 mmHg。入院诊断为高血压脑病。请问如何对该患者进行缓解症状照护?

（李　敏）

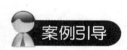

任务五　冠心病的康复照护

案例引导

　　老年男性,65岁,因发现高血压10年,近2天情绪激动突然出现胸痛、胸闷而步行入院,查体温37.1 ℃,脉搏90次/分,呼吸24次/分,血压175/98 mmHg。入院诊断为冠心病。请问如何照护该老年人?

一、概述

　　冠状动脉粥样硬化性心脏病(coronary atherosclerotic heart disease,CHD),简称冠心病,是指冠状动脉粥样硬化使血管狭窄、闭塞,或因冠状动脉功能性改变(痉挛)导致心肌缺血缺氧或坏死而引起的心脏病,也称缺血性心脏病。根据冠状动脉病变的部位、范围、血管阻塞程度和心肌供血不足的发展速度不同,可分为无症状型冠心病、心绞痛型冠心病、心肌梗死型冠心病、缺血性心肌病型冠心病、猝死型冠心病五种类型。冠心病的发生与高血压、高脂血症、缺乏体力活动、肥胖、吸烟及心理社会等因素有关,冠心病是威胁人类健康的主要疾病之一。

　　冠心病康复是指综合采用身体、心理、行为和社会活动的训练与再训练,帮助老年人缓解症

【重点】

老年人一旦形成了不良的饮食习惯,很难改变,而对于高血压老年人而言,合理的饮食习惯是高血压治疗的基础,有着药物治疗不能替代的作用。因此,可以循序渐进地指导老年人逐渐改变饮食习惯,宜进清淡、易消化、低热量、低脂肪、低胆固醇和低盐(每日食盐量以不超过6 g为宜)、适当蛋白质的饮食;避免过度饱餐,戒烟酒,多食蔬菜和水果,补充钾、钙、铁等多种矿物质。体重超重者应控制食量和适当锻炼。

状,改善心血管功能,在生理、心理、社会、职业和娱乐等方面达到理想状态,提高生活质量。现代心脏康复的观点强调早期下床、运动训练、早期重复运动实验、健康教育和健康行为建立等方面。冠心病早期康复不仅可明显缩短急性心肌梗死老年人的住院天数和回归社会的时间,而且可通过控制危险因素减少复发率、降低发病率和病死率。

二、主要功能障碍

冠心病除了由于心肌供血不足直接导致的心脏功能障碍以外,还可产生一系列继发性躯体和心理障碍,它主要引发老年人以下几个方面的功能障碍。

(一)心血管功能障碍

老年人活动后心脏负荷增加、氧耗增加,造成心肌缺血。同时,冠心病的发生又可限制老年人的体力活动,从而使心血管系统适应性降低,导致循环功能减退。

(二)代谢功能障碍

脂肪和能量物质摄入过多及缺乏运动是代谢功能障碍的基本原因。老年人主要是脂质代谢和糖代谢障碍,如血胆固醇和甘油三酯增高,高密度脂蛋白胆固醇降低。同时缺乏运动还可导致胰岛素抵抗,除了引起糖代谢障碍外,还可促使形成高胰岛素血症和高脂血症。

(三)呼吸功能障碍

冠心病老年人由于横膈活动度降低,通气及换气功能障碍,运动能力和耐力降低。长期心血管功能障碍可导致肺循环功能障碍,降低了肺血管和肺泡气体交换的效率,从而诱发或加重缺氧症状。

(四)心理障碍

冠心病老年人常伴有不良生活习惯或心理障碍等,同时,长期的卧床制动会增加老年人的恐惧和焦虑情绪,这些负面的心理障碍也是影响老年人日常生活和治疗的重要因素。

三、康复评定

通过对老年人病史、体格检查和心功能分级、电生理、心电图、超声心动图、多普勒组织成像、心脏导管检查及核素扫描、运动负荷试验等有创或无创检查结果的分析来评估老年人心血管的功能状况。在此基础上,进行日常生活活动能力、社会参与能力、行为类型的评估对冠心病的康复治疗与照护同样具有重要的意义。康复评定将为制订运动处方、观察疗效、指导活动、判断预后等提供客观依据。

四、康复照护

冠心病的康复治疗主要包括医疗性运动(处方运动)、心理治疗、作业治疗、行为治疗及危险因素矫正等。康复治疗原则是减轻老年人的生理和心理影响,减少复发和猝死的危险。

(一)临床分期

根据冠心病康复治疗的特征,国际上将康复治疗分为以下 3 期(表 6-5)。

表 6-5 冠心病康复治疗分期

分 期	特 点
Ⅰ期康复(住院康复)	指急性心肌梗死(2 周以内)或急性冠状动脉综合征、冠状动脉旁路移植术(CABG)、经皮腔内冠状动脉成形术(PTCA)和心脏移植术后的早期康复,即住院后 6~14 日。发达国家此期已缩短到 3~7 天
Ⅱ期康复(出院后康复)	指老年人出院开始至病情稳定性完全建立为止,即出院后或病程的第 8~12 周,时间为 5~6 周

续表

分　期	特　点
Ⅲ期康复	指病情处于较长时期稳定状态或Ⅱ期过程结束的冠心病老年人,包括陈旧性心肌梗死、稳定型心绞痛及隐性冠心病,时间为4～6个月或1年

注:康复程序一般为2～3个月,自我锻炼则应持续终生。有人将终生维持的锻炼列为Ⅳ期康复。

(二)适应证与禁忌证

1. 适应证　隐性冠心病、稳定型心绞痛、急性心肌梗死、安装心脏起搏器、经皮腔内冠状动脉成形术后、冠状动脉旁路移植术后和心脏移植术后的老年人。具体要求:Ⅰ期康复,老年人生命体征稳定,无明显心绞痛,安静时心率低于110次/分,无心力衰竭、严重心律失常和心源性休克,血压基本正常,体温正常;Ⅱ期康复,与Ⅰ期相似,老年人病情稳定,运动能力达到3个代谢当量(METs)以上,家庭活动时无显著症状和体征;Ⅲ期康复,临床病情稳定者,包括陈旧性心肌梗死、稳定型劳力性心绞痛、隐性冠心病、冠状动脉分流术和经皮腔内冠状动脉成形术后、心脏移植术后或安装起搏器后的老年人。

2. 禁忌证　凡是康复训练过程中可诱发临床病情恶化的情况都被列为禁忌证,包括原发病临床病情不稳定或合并新临床病症,如:急性全身性疾病或体温超过38 ℃;安静时血压≥200/100 mmHg(26.7/13.3 kPa)或血压低于平常20 mmHg(2.67 kPa),除外药物因素、新近全身或肺部栓塞、急性心肌炎或心包炎、不稳定型心绞痛、严重的主动脉狭窄、血栓性静脉炎、严重心律失常、心力衰竭或心源性休克等情况。

(三)康复治疗方案及程序

1. 冠心病Ⅰ期康复　①康复照护目标:通过适当的活动,减少绝对卧床休息所带来的不利影响,争取尽早生活自理和出院,从监护下的活动过渡到家中无人监护和安全的活动。当急性心肌梗死老年人的生命体征稳定,无明显心绞痛,安静时心率低于110次/分,无心力衰竭、严重心律失常和心源性休克时即可开始渐进性体能活动。具体目标:低水平运动试验阴性,可以按正常节奏连续行走100～200 m或上下1～2层楼而无症状和体征;运动能力达到2～3 METs,能够适应家庭生活;老年人理解冠心病的危险因素及注意事项,在心理上适应疾病的发作并能处理生活中的相关问题。②康复治疗方案与监护:一旦生命体征稳定,无合并症时即可开始。床上活动从床上的肢体活动开始,也包括呼吸训练,以循序渐进地增加活动量为原则。肢体活动一般从远端肢体的小关节活动开始,从不抗地心引力的活动开始,强调活动时呼吸自然、平稳,没有任何憋气和用力的现象,以后逐步开始进行抗阻活动。抗阻活动可以采用捏气球、皮球或拉皮筋等方法,一般不需要专用器械。吃饭、洗脸、刷牙、穿衣等日常生活活动可以早期进行。具体可采用阶梯式训练方案:根据老年人的自我感觉,尽量进行可以耐受的日常活动。活动时心率增加小于10次/分,次日训练可以进入下一个阶段。如运动中心率增加20次/分左右,则需要继续同一级别的运动。如心率增加超过20次/分或出现任何不良反应,则应退回到前一阶段运动,甚至暂时停止运动训练。为了保证活动的安全性,可在医学或心电监护下开始所有新的活动。

2. 冠心病Ⅱ期康复　此期的康复治疗原则为保持适当的体力活动,逐步适应家庭活动,等待病情完全稳定。康复的目标是保持并进一步改善出院时的心功能水平,逐步恢复生活完全自理,提高生活质量。适用于老年人运动能力达3 METs以上,临床病情稳定的心肌梗死老年人、冠状动脉分流术后和经皮腔内冠状动脉成形术后老年人。此期的康复活动多在家庭或有专门康复医疗设备的医院内进行的,在回家的前1～2周内老年人需要最初的适应,所以应只保持出院前相同的运动水平,即保持每日的步行和出院计划中的身体活动。当老年人确认自己没有任何不适,并已习惯每日的身体活动量后,再逐渐进入正规的康复训练。因心肌梗死后瘢痕形成需要6周左右的时间,在此之前,病情仍有恶化的可能性。①常用的运动方式:户内外的行走、医疗体操、气功、家庭卫生、厨房活动、园艺活动、邻近区域购物和作业治疗等。②运动训练强度:运动训练的强度(即靶强度)可用心率、心率储备、METs、主观记录劳累记分等方式表达。靶强度与最大强度的差值是训练的安全系数。运动强度应逐步达到最大耗氧量的 60%～80%或年龄预期最大心率的 70%～85%。③运动锻炼时间:每次运动时间应逐渐达到 20～30 min(包括准备运动和整理运动在内)。训练频率指每周训练的次数,应逐步达到 3～4 次/周。④安全监护:一般活动,无需医生监测,但在进行较大强度活动时,可采用远程心电图监护系统监测,或由专业的康复人员多次观察康复治疗程序,以确保安全性。对于在运动中没有异常表现的老年人可以通过自我监护或在家属的帮助下过渡到无监护活动。对于运动中出现明显不适者,应至少每周 3 次到医院康复门诊进行监护下的康复运动训练。老年人在恢复后期应进行功能性运动试验,以评估身体负荷能力和心血管功能,试验中一旦 ST 段显著下移即可评估出最大身体负荷能力。试验的结果可用于决定老年人是否能恢复工作、锻炼及性活动,并且可用于评价治疗效果。进行该试验的早晚主要取决于心脏损伤的范围、老年人年龄、重返工作的愿望。个别年龄大、危险性高的老年人,只能持续停留在低水平的运动训练。

3. 冠心病Ⅲ期康复 此期的康复治疗原则是以大肌群活动和等张运动为主,选择性地增加等长运动以改善肌力和耐力,并经过审慎耐心的康复后,以提高老年人日常生活活动能力和改善预后。康复的目标是要巩固康复成果,控制危险因素,改善和提高心血管功能和体能,最大限度地恢复其生活和工作。此期为冠心病的重要康复阶段,主要是针对那些病情处于较长时期稳定状态的冠心病老年人,康复程序一般进行 2～3 个月,自我锻炼应该维持终生。此期应以等张和节律性的有氧运动为主,通过运动训练可以增加外周骨骼肌和自主神经系统适应性,改善外周、中心血流动力学及心功能,从而提高人体的运动能力。此外,有氧运动还可降低冠心病的危险性,控制血压、血脂、血糖水平,改善糖耐量和心理状态。①常用运动方式:行走、慢跑、游泳、骑自行车、瑜伽等,但无论哪一种方法都要注意安全,尤其是那些有中度或明显骨质疏松的老年人应防止出现骨折和意外。在增强心血管功能的同时,改善肌力及耐力也很重要。无论何种类型的运动训练,运动处方中都应明确写出应做的准备活动和训练活动。②运动训练强度:运动一般持续 10～60 min,具体视个人耐受情况而定,在额定运动总量的前提下,训练时间与强度成反比。③运动训练频率:多数采用每周 3～5 天的训练频率。④合适运动量主要标志:运动时稍出汗,轻度呼吸加快但不影响对话,早晨起床时感舒适,无持续的疲劳感和其他不适感。

(四)康复照护

1. Ⅰ期康复照护 ①目标:保持现有的功能水平和防止"废用"的出现;消除焦虑和忧郁,树立信心;缩短住院天数,使老年人能够适应家庭生活;理解冠心病的危险因素和注意事项,在心理上适应疾病的发作并能处理生活中的相关问题,为出院后的康复打好基础。②康复照护措施:心理照护,早期的心理康复照护是急性心肌梗死早期康复的先导,是成功的保障。突然的心前区疼痛、胸闷等症状使老年人产生濒死感及对死亡的恐惧感,加之医院的环境让其感到压抑、紧张和焦虑,此时应将老年人安置在安静、舒适的环境,同时安慰老年人,减轻老年人的焦虑、抑郁程度,促进心脏功能的恢复;合理饮食,适量摄入蔬菜、水果等含高纤维素的食物,保持排便通畅。心肌梗死老年人在急性期进餐时宜采取半卧位,半卧位进餐能减轻心脏负荷并有助于心理及消化功能改善。在可耐受的前提下,早期活动可促进肠蠕动,增加食欲,利于排便,必要时遵医嘱适当给予缓泻剂,避免排便时过度用力而加重病情。严格掌握适应证和禁忌证,康复照护计划应遵循个体化原则,根据老年人年龄、病情、心理状况、有无基础疾病和并发症等制订和调整方案。此期主要在床上活动,可早期进行呼吸训练和日常生活活动能力训练,床上活动一般从肢体活动开始,从远端小关节开始,从不对抗阻力活动开始,注意活动时呼吸自然和平稳,无任何憋气和用力现象。以后逐步开始抗阻力活动,可采用捏气球、皮球等。当老年人出现如下症状应暂停运动、减少运动强度或将运动强度返回到前一阶段水平:心率增加到 120 次/分以上;收缩压上升 30 mmHg 以上或下降 20 mmHg 以下;心电图提示 ST 段上升>2 mm 或下降>1 mm 以及重度心律失常(如频发室性期前收缩);自觉胸痛、呼吸困难、面色苍白、心悸、疲劳、眩晕、出冷汗、步态蹒跚等。制订出院计划,当老年人达到训练目标后,在出院前应制订一个完整的家庭康复计划,以实施在家中的Ⅱ期康复。

2. Ⅱ期康复照护 ①目标:保持和进一步改善出院时的心脏功能水平;从日常生活自理逐步过渡到恢复正常的社会生活;老年人恢复治疗的信心;针对老年人自己的危险因素改变原有的生活习惯,主动地改变老年人自己的生活方式并介入所处的环境和社会。②康复照护措施:康复活动监测,注意循序渐进,活动时不可有气喘和疲劳,所有上肢超过头顶的活动均为高强度活动,应避免或减少。训练时要注意保持一定的活动量,可制订合理的作业和日常活动的程序,但应减少不必要的动作和体力消耗。再次对老年人和家属讲解可能发生的疾病恶化和运动造成的严重反应的主要表现以及处理方式;指导运动训练时,要鼓励老年人终生运动,定期检查和修正运动处方,避免过度训练和竞技性运动,冠心病老年人以低强度和中等强度运动训练较为安全。根据老年人的具体情况,在确保安全的前提下,因人而异的制订个体化康复运动方案。合适的运动量是在运动时稍出汗,轻度呼吸加快,但不影响说话,次日晨起感觉舒适,无持续的疲劳感其他不适感。运动时如出现胸部不适、气短、无力、骨关节疼痛等应停止运动,及时就医检查处理。坚持锻炼,持之以恒,才能使疗效逐渐积累,以恢复和提高自理能力;老年人每周需要门诊随访一次,有任何不适均应暂停活动,及时就诊。

3. Ⅲ期康复照护 ①目标:在安全的前提下,巩固Ⅱ期康复成果,以明显改善老年人的临床表现,提高心血管功能和身体活动能力;休息或运动时心电图无变化或与以前心电图比较有改善;日常活动时不引起心绞痛发作;进一步改善老年人的心理状态和控制危险因素;最大限度地恢复老年人的生活与工作能力。②康复照护措施:根据老年人的情况,在确保安全的前提下,制订个体化的康复运动方案,循序渐进。根据老年人兴趣选择训练项目,兴趣可以提高老年人参与并坚持康复治疗的积极性和主动性,使康复活动更具系统性和长期性。

【小贴士】
对长期使用阿司匹林、他汀类药物者,在医生的指导下遵循用药原则,并在家中常备或随身携带硝酸甘油等急救药物,以便发病时自己或家人能及时取到并服用。此外,应经常注意药物有效期;硝酸甘油应放在深色密闭玻璃瓶内。

定期检查和修正运动处方时,注意周围环境因素对运动康复的影响,如寒冷和炎热气候要相对降低运动量和运动强度。避免过度训练和竞技性运动,只在感觉良好时运动;遇感冒或发热时,应在症状和体征消失2天以后再恢复运动。不宜在饱餐、饮浓茶及咖啡后2h内锻炼,运动后也勿立即洗浴。如出现胸部不适、无力、气短、骨关节疼痛等应停止运动,及时就医。

五、健康教育

通过讲座、问答或发放宣传资料的形式,向老年人及家属介绍心脏正常的解剖与功能,冠心病的基本知识,做好自我防护知识指导,使之了解冠心病的危险因素与预防,如避免感染、失眠、饱餐、便秘、情绪激动等诱因,并能适时简单处理突发心脏事件。对冠心病老年人,早期应注意控制病情的发展,积极参加康复治疗,并定期到医院检查。

知识链接

冠心病老年人还需注意以下方面:饮食宜选择低热量、低动物脂肪、低胆固醇、低盐、适量蛋白质、易消化、清淡的食物;多食富含不饱和脂肪酸的食品,如鱼类;多食富含维生素C和粗纤维的新鲜蔬菜和水果;少食多餐,避免过饱,严禁暴饮暴食。有吸烟或者酗酒史者,指导其循序渐进地进行戒烟与限酒。运动可改善老年人周围血管尤其是动脉的内皮功能,要鼓励老年人终生运动。但在心脏康复的个体运动处方中,训练水平应根据老年人的实际情况直接决定,实践证明低强度和中等强度运动训练的作用并不亚于高强度的运动训练,且较安全。注意调节心理,教会老年人处理应激的技巧和放松方法,采用解释、保证、说服、暗示、教育等对老年人施加良好的心理影响,保持心理平

【重点】
冠心病的分期康复照护是重点内容,分为Ⅰ期康复照护、Ⅱ期康复照护、Ⅲ期康复照护,根据老年人的病情分期选择恰当的照护措施。

衡,合理安排作息,保持情绪稳定。

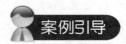

1. 名词解释

冠心病。

2. 问答题

冠心病的照护措施有哪些?

3. 案例分析题

患者,男,65岁,因发现高血压10年,近2天情绪激动突然出现胸痛、胸闷而步行入院,查体温37.1℃,脉搏90次/分,呼吸24次/分,血压175/98 mmHg。入院诊断为冠心病。请问该患者饮食照护有哪些方面需要照护?

(李　敏)

任务六　脑卒中的康复照护

案例引导

老年男性,68岁,因突发言语障碍、右侧肢体功能障碍5 h,于2015年1月7日9:00被平车推入院。查体温37℃,脉搏80次/分,呼吸22次/分,血压160/95 mmHg。入院诊断为缺血性脑卒中。

请问:1. 如何制订该老年人的康复照护计划?

　　　2. 该老年人康复照护重点有哪些方面?

一、概述

脑卒中又称脑血管意外,是指由于急性脑血管破裂或闭塞,导致局部或全脑神经功能障碍持续时间超过24 h或引起死亡的神经功能缺损综合征。脑卒中按发病原因可分为缺血性脑卒中和出血性脑卒中,前者发病率高于后者。脑卒中是我国的常见病,其发病率、致死率和致残率都相当高。在改善老年人的功能障碍、提高其生活自理能力、减轻社会及家庭负担等方面,脑卒中的康复治疗及照护显得尤为重要。

二、主要功能障碍

起病突然是脑卒中的主要特点,发病即会出现相应的症状和体征。根据不同病因又会出现不同症状。

(一)缺血性脑卒中

根据脑动脉狭窄、闭塞后神经功能障碍的轻重和症状的持续时间可分为三种类型。

1. 短暂性脑缺血发作　神经功能障碍持续时间不超过24 h,老年人表现为突发的单侧肢体无力、感觉麻木、一时性黑矇及失语等大脑半球供血不足的表现,或以眩晕、复视、步态不稳、耳鸣及猝倒为特征的椎基底动脉供血不足表现。症状可反复发作,自行缓解。

2. 可逆性缺血性神经功能障碍　发病似短暂性脑缺血发作,但神经功能障碍的持续时间超过24 h,可达数天,也可完全恢复。

3. 完全性脑卒中　症状较上述两类型严重,神经功能障碍长期不能恢复。

(二)出血性脑卒中

突然出现意识障碍、偏瘫,重症者可出现昏迷、完全性瘫痪及去皮质强直、生命体征紊乱。

三、康复评定

(一)运动功能评定

运动功能评定主要是对肌力、肌张力(运动模式)、肌肉协调与平衡能力进行评定。Brunnstrom 偏瘫运动功能六阶段评估法是脑卒中偏瘫的运动功能评定中最常用的评定运动模式的一种方法。6 阶段分别为:Ⅰ期——迟缓阶段;Ⅱ期——出现痉挛和联合反应阶段;Ⅲ期——连带运动达到高峰阶段;Ⅳ期——异常运动模式阶段;Ⅴ期——出现分离运动阶段;Ⅵ期——正常运动状态。

> 【小贴士】
> 我国每年新发病例约 200 万,死于脑卒中者近 100 万,大约 3/4 的存活者不同程度地丧失劳动能力,严重影响老年人的日常生活,并给家庭和社会带来沉重负担。

(二)感觉功能评定

感觉功能评定包括老年人的痛温觉、触觉、关节觉、振动觉、皮肤定位觉、实体觉、体表图形觉、两点辨别觉是否异常或消失。

(三)言语功能评定

评估老年人的发音情况及各种语言形式的表达能力,包括听、说、读、写和手势表达。脑卒中老年人常伴有言语-交流功能障碍,故还要进行言语障碍的评定。

(四)认知功能评定

主要评估老年人对事物的注意、识别、记忆能力以及评估老年人的理解和思维有无出现障碍。

(五)摄食及吞咽功能评定

1. 症状评定　评估发生持续时间、频率、过程、诱发因素、伴随症状等。

2. 实验室评定　视频荧光造影检查(VFG),即吞钡试验,能精确显示吞咽速度和误吸是否存在;咽部敏感试验则主要反映咽部黏膜的敏感程度,从而间接确定感觉障碍的阈值和程度。脑卒中老年人咽部感觉障碍程度与误咽有关。

(六)日常生活活动能力和生存质量(QOL)评定

由于脑卒中疾病本身的影响使老年人出现认知、感觉、运动、言语等多种功能障碍并存,常常削弱其衣、食、住、行、个人卫生等日常生活活动能力,使其基本动作和技巧能力下降或丧失。临床上常采用 PULSES 评定法、Barthel 指数评定法或功能独立性评定法(FTM)对老年人日常生活活动能力和生存质量进行评定。

(七)情绪障碍的康复评定

脑卒中老年人常易出现抑郁、焦虑等不良情绪体验,影响康复的进程与预后。评价时可根据老年人的症状表现做出判断,更客观的评定是采用相应的心理评定量表。常用抑郁评定量表有 Beck 抑郁问卷(BDI)、自评抑郁量表(SDS)、抑郁状态问卷(DSI)、汉密尔顿抑郁量表(HRSD);常用焦虑评定量表有焦虑自评量表(SAS)、汉密尔顿焦虑量表(HAMA)。

(八)平衡功能评定

三级平衡检测法在临床中应用较多。Ⅰ级平衡是指在静态下不借助外力,老年人可以保持坐位或站立位平衡;Ⅱ级平衡是指在支撑面不动(坐位或站立位),身体某个或几个部位运动时可以保持平衡;Ⅲ级平衡是指老年人在外力作用或外来干扰下仍可以保持坐位或站立平衡。

四、康复照护

(一)急性期的康复治疗与照护

1. 积极预防和处理临床并发症　脑卒中老年人极易并发冠心病、高血压、低血压、心肌梗死等,应积极进行临床治疗和心电监护。

2. 正确体位的摆放　①仰卧位:头部垫枕,稍偏向健侧,面部朝向患侧。患侧肩胛下放一软枕,使肩部上抬前挺,上臂外旋稍外展,肘关节伸展,腕关节背伸,掌心向上,手指伸展,均置于软枕上。患侧髋下垫一软枕,使髋关节内旋,患侧臀部、大腿及小腿中部外侧下放一沙袋,其长度要足以支撑整个大腿外侧,以防髋关节屈曲、外展和外旋。膝关节稍垫起使之微屈并向内。此体位易引起压疮及增强异常反射活动,应尽量少用,或与健侧、患侧卧位交替使用。②健侧卧位:健侧在下,患侧在上。老年人头部、胸前均垫一软枕,使其患肩前伸、肩关节屈曲约90°,下面也用一软枕支撑,肘关节伸展,腕、指关节伸展放于软枕上。患侧下肢髋、膝关节自然屈曲向前,放在身体前面另一软枕上。健侧下肢髋关节伸展,膝关节轻度屈曲,背后靠放一软枕,使躯干呈放松状态。③患侧卧位:患侧在下,健侧在上。躯干稍向后旋转,后背用软枕支撑、健侧上肢放在身上或身后的软枕上,避免将其放在胸前,以免因带动整个躯干向前而引起患侧肩胛骨后缩。患侧肩胛带向前伸、肩关节屈曲,肘关节伸展、腕关节背伸,掌心向上、手指伸展张开。患臂前伸、前臂外旋,将患肩拉出以避免受压和后缩。患侧下肢伸展,患腿髋关节略后伸,膝关节轻度屈曲。健腿屈髋、屈膝向前,腿下放一软枕支撑防止压迫患侧下肢。

3. 被动活动　如病情较稳定,病后3~4天起对患肢所有的关节都应做全范围的关节被动运动,以防肌肉挛缩、关节挛缩或疼痛所致的二次致残。先从健侧开始,然后参照健侧关节活动范围再做患侧。一般按从肢体近端到远端的顺序进行,动作要轻柔缓慢。重点进行肩关节外旋、外展和屈曲,肘关节伸展,腕和手指伸展,髋关节外展和伸展,膝关节伸展,足背屈和外翻。在急性期每天做2次,以后每天做1次,每次做3遍。在老年人意识清醒后尽早开始做自助被动运动。

4. 按摩　对患肢进行按摩可促进血液、淋巴回流,防止和减轻水肿,同时又是一种运动感觉刺激,有利于运动功能恢复。按摩要轻柔、缓慢、有节律地进行,不使用强刺激性手法。对肌张力高的肌群用安抚性质的推摩,对肌张力低的肌群则予以按摩和揉捏。

5. 理疗　如电疗法、光疗法、磁疗法和传导热疗法等。

(二)恢复期的康复治疗与照护

1. 体位变换　具体见表6-6。

表6-6　恢复期体位变换表

体 位 变 换	操 作 步 骤
被动向健侧翻身	1. 旋转下半部躯干,再旋转上半部躯干 2. 照护人员一手放在颈部下方,另一手放在患侧肩胛骨周围,将老年人头部及上半部躯干转呈侧卧位 3. 一只手放于患侧骨盆将其转向前方,另一手放在患侧膝关节后方,将患侧下肢旋转并摆放于自然半屈位
被动向患侧翻身	1. 将患侧上肢放置于外展90°的位置 2. 让老年人自行将身体转向患侧,若老年人处于昏迷状态或体力较差时,则可采用向健侧翻身的方法帮助老年人翻身
主动翻身动作训练	1. 老年人双手手指交叉在一起,上肢伸展 2. 先练习前方上举,并练习伸向侧方 3. 在翻身时,交叉的双手伸向翻身侧,同时屈曲的双腿倒向该侧,至侧卧位,然后返回仰卧位,再向另一侧翻身

2. 上肢训练　①自助被动运动:老年人取仰卧位,双手指交叉在一起,用健侧上肢带动患侧

上肢,在胸前伸手上举,然后屈肘,双手返回置于胸前。这类运动多需与他人进行的被动运动交替进行,双手指交叉在一起,双上肢伸展有利于缓解患侧上肢疼挛。②分离运动及控制能力训练:取仰卧位,支持患侧上肢于前屈90°,让老年人上抬肩部,便于伸向天花板或伸向照护人员的手并在一定范围内活动。让老年人用患侧手触摸自己的前额、脸颊等部位,或者让患侧肩外展90°,以最小限度的辅助完成屈肘动作,即嘱老年人用手触摸自己的嘴,然后再缓慢地返回至肘伸展位。

3. 下肢训练 ①桥式运动:目的是训练伸髋。取仰卧位,上肢放于身体两侧,或双手十指交叉,双上肢上举;双腿屈曲,足踏床,然后将臀部主动抬起,并保持骨盆成水平位,维持一段时间后慢慢地放下,即双桥式运动。在老年人可较容易地完成双桥式运动后,让老年人悬空健侧腿,仅患侧腿屈曲,足踏床抬臂,即单桥式运动。桥式运动可有效地防止站位时因髋关节不能充分伸展而出现的臀部后突。②屈曲动作训练:取仰卧位,上肢置于体侧,或双手指交叉举至头顶,照护人员一手将患侧足保持在背屈位、足掌支撑于床面,另一手扶持患侧膝关节,维持髋关节呈内收位,令患侧足不离开床而向头端,完成髋、膝关节屈曲,然后缓慢地伸直下肢,如此反复练习。此训练目的是抑制下肢伸肌异常运功模式的产生,促进下肢分离运动的出现。③伸膝分离运动:仰卧位,患侧膝屈曲,照护人员用手抓住患侧足,使其充分背屈和足外翻。随后缓慢地诱导患侧下肢伸展,让老年人不要用力往下蹬,并避免出现内收内旋。此训练目的是预防患侧足站立时足趾屈,并抑制小腿三角肌痉挛。④夹腿运动:取仰卧位,双腿屈曲,足踏床,先把两膝分开呈外旋位,然后让老年人主动合拢双膝,同时照护人员对老年人的健侧腿施加阻力,防止其内旋内收,以期通过联合反应来诱发患侧腿的内旋内收。此训练的目的是训练患侧髋的内旋和内收,防止行走时出现患侧腿外旋步态。⑤踝背屈训练:老年人取仰卧位,双腿屈曲,双足踏于床面,照护人员一手的拇指、食指分开,夹住患侧踝关节的前上方,用力向下按压,使足底支撑于床面,另一手使足背屈外翻。当被动踝背屈抵抗消失后,让老年人主动保持该位置,随后指示老年人主动背屈踝关节。用冰、毛刷快速刺激趾尖、趾背和足背外侧容易诱发踝背屈。

4. 平衡训练 ①坐位平衡训练:要求达到三级平衡,具体见本任务"平衡功能评定"内容。坐位平衡训练包括以下两种训练方法。a.坐位左右平衡训练:让老年人取坐位,照护人员坐于其患侧,一手放在老年人腋下,一手放其健侧腰部,嘱其头部保持正直,将重心移向患侧,再逐渐将重心移向健侧,反复进行。b.坐位前后平衡训练:老年人在照护人员的协助下身体向前或后倾斜,然后慢慢恢复中立位,反复训练。静态平衡(Ⅰ级平衡)完成后,进行自动动态平衡(Ⅱ级平衡)训练,即要求老年人的躯干能做前后、左右、上下各方向不同摆幅的摆动运动;最后进行他动动态平衡(Ⅲ级平衡)训练,即在他人一定的外力推动下仍能保持平衡。②坐位到站起平衡训练:训练开始时,先以健侧下肢负重,再逐渐过渡到双下肢负重。指导健侧手支撑床面,老年人双手交叉,让老年人屈髋、身体前倾,重心前移至双腿,然后做抬臂站起动作。老年人负重能力加强后,可让老年人独立双手交叉、屈髋、身体前倾,然后自行站立。③站立平衡训练:先起床站立,完成坐到站起动作后,逐步对老年人依次进行扶站、平行杠内站立、独自站立以及单足交替站立的Ⅲ级平衡训练,尤其做好迈步向前向后和向左向右的重心转移的平衡训练。

5. 步行训练 一般在老年人达到自动动态站立平衡以后,患侧腿持重达体重的一半以上,并可向前迈步时才开始步行训练。步行训练包括以下步骤:①步行前准备:先练习扶持站立位下患侧腿前后摆动、踏步、屈膝、伸髋等活动,以及患侧腿负重,双腿交替前后迈步和进一步训练患侧腿的平衡。②扶持步行:照护人员站在患侧,一手提住患侧手,掌心向前,另一手从患侧腋下穿出置于胸前,手背靠在胸前处,与老年人一起缓慢向前步行。训练时要按照正确的步行动作行走或平行杠内步行,然后扶杖步行(四脚杖→三脚杖→单脚杖)到徒手步行。③改善步态训练:步行训练早期常有膝过伸和膝打软(膝突然屈曲)现象,应进行针对性的膝控制训练。如出现患侧骨盆上提的划圈步态,说明膝屈曲和踝背屈差,应重点训练。④复杂步态训练:如高抬腿步,走直线,绕圈走,转换方向,跨越障碍,各种速度和节律的步行以及训练步行耐久力,增加下肢力量(如上斜坡),训练步行稳定性(如在窄步道上步行),训练协调性(如踏固定自行车)。⑤上下楼梯训练:

上下楼梯训练应遵照健侧腿先上、患侧腿先下的原则。照护人员站在患侧后方,一手协助控制患侧膝关节,另一手扶持健侧腰部,帮助将重心转移于患侧。健侧足先蹬上一层台阶,健侧肢支撑稳定后,重心充分前移,照护人员一手固定腰部,另一手协助患侧足抬起,髋膝关节屈曲,将患侧足置于高一层台阶。如此反复进行,逐渐减少帮助,最终能独立上楼梯。下楼梯时,照护人员站在患侧,协助完成膝关节的屈曲及迈步,老年人健侧手轻扶楼梯以提高稳定性,但不能把整个前臂放在扶手上。

6. 物理因子治疗 针对痉挛肌群施加适当温热刺激(热敷袋、蜡疗等)可以有效缓解肌痉挛,减轻疼痛。

7. 中医疗法 传统针灸与推拿能在一定程度上提高患肢肌张力,缓解痉挛,促进康复。

8. 心理康复 运用心理疏导,帮助老年人从认知上重塑自我,去除诱因,帮助老年人建立正常的情绪反应模式;促进老年人建立主动认知模式,鼓励老年人通过各种方式倾诉内心痛苦体验;对老年人的需要给予理解和支持;给予老年人安慰、激励、解释与积极暗示,指导其从正面、有利的方面看待现实,增强心理应激能力。

五、健康教育

向老年人及家属提供信息,使其了解脑卒中的病因和后果以及可能出现的并发症,告知其康复的目的与方法,以取得配合。告知老年人及家属改善不良的生活方式,控制基础疾病,注意日常生活安全防护等;鼓励老年人接受系统的康复治疗。

知识链接

患有心脑血管疾病的老年人尤其需要注意饮食结构的调整。老年人胆汁酸减少,脂肪酶活性降低,对脂肪的消化功能下降,加上脂肪摄入过多会促进动脉粥样硬化等疾病的发生,所以老年人脂肪摄入量不宜过多,占膳食总热量的20%为宜,一般不要超过30%。老年人要特别注意膳食脂肪酸的构成。不饱和脂肪酸有软化血管、降低胆固醇、预防动脉硬化的作用,而饱和脂肪酸的作用恰恰相反,所以要适当补充不饱和脂肪酸,减少饱和脂肪酸的摄入量。推荐使用植物油,少用猪油等动物油,每周保证2～3次的鱼类(以海鱼为主)摄入。随着年龄的增长,人体的糖耐量降低,胰岛素分泌减少,容易发生高血糖。另外过多的糖,尤其是蔗糖、葡萄糖等,可在体内转变为脂肪,引发动脉硬化等心脑血管疾病,因此不宜摄入过多的碳水化合物。果糖能迅速地转化为氨基酸,且不易转变成脂肪,因此老年人宜多吃水果、蜂蜜等含果糖的食品。

课后思考

1. 名词解释
脑卒中。

2. 问答题
脑卒中患者康复照护有哪些措施?

3. 案例分析题
患者,男,82岁,因突发左侧下肢功能障碍3 h,于2015年1月8日9:00被平车推入院。查体温36.8 ℃,脉搏82次/分,呼吸24次/分,血压170/96 mmHg。入院诊断为出血性脑卒中。请根据患者情况制订康复照护计划。

(李　敏)

【重点】
恢复期的康复治疗与照护对于老年人的康复非常重要,主要包括体位变换、上肢训练、下肢训练、平衡训练、步行训练、物理因子治疗、中医疗法、心理康复等。

任务七　骨折的康复照护

案例引导

老年女性,72 岁,因不慎摔倒后出现右下肢剧烈疼痛、不能行走 30 min,于 2015 年 6 月 8 日 10:00 被平车推入院。查体温 37.3 ℃,脉搏 100 次/分,呼吸 24 次/分,血压 170/95 mmHg。入院诊断为右侧胫腓骨骨折。

请问:1. 如何制订该老年人的康复照护计划?

　　　2. 对该老年人康复照护要注意哪些方面?

一、概述

骨折(fracture)是指骨的完整性破坏或连续性中断。骨折后的制动可引起肌力低下、肌肉萎缩、关节内粘连或韧带失去弹性,对功能活动有不同程度的影响。复位、固定与功能锻炼是骨折治疗的主要环节,而功能锻炼是骨折后康复的主要手段。通过系统、全面的功能锻炼,可保持基本的运动功能,恢复肌力和关节活动度,维持全身健康。骨折后的愈合过程一般分三个阶段,即血肿机化演进期、原始骨痂形成期、骨痂改造塑形期。

二、主要功能障碍

(一)关节活动范围受限

骨折后持续而可靠的固定易引起肢体各组织的废用性变化,如肌纤维的萎缩、关节挛缩、瘢痕粘连形成、局部血液循环障碍等;影响关节滑液的分泌与流动,减少了关节面之间的相互挤压,造成软骨营养障碍及萎缩,使关节软骨更易发生磨损、退变和破坏。

(二)肢体肿胀、疼痛和血液循环障碍

肢体制动、关节活动和肌肉的收缩减少,肌肉对血管、淋巴管的挤压作用减弱,加之卧床引起血流减慢、血液黏滞性增加,导致肢体血液回流障碍,出现肢体的肿胀、疼痛,进一步影响肢体的功能活动。

(三)运动功能障碍

肢体制动影响了肢体正常的负重功能,骨骼应力负荷减少,骨骼承重能力受损。缺少运动易造成骨质疏松,导致肢体功能障碍。加上骨折造成的疼痛,活动或移动时疼痛加剧,使老年人部分或全部运动功能丧失。

(四)肌力和肌耐力减退

肢体制动后易发生肌纤维萎缩。早期的肌萎缩通过积极的肌力训练是可以避免和改善的,但若长期严重的肌萎缩不予纠正,肌肉即发生变性,出现肌肉的纤维样变,将丧失肌肉的收缩能力。

(五)其他功能障碍

长期卧床可引起坠积性肺炎、便秘、尿路结石及下肢血栓形成等并发症。骨折发生后老年人常出现紧张、恐惧、应激甚至休克,骨折恢复初期易产生对未来生活能力的担忧,对身体完全康复的疑虑等,久

> **【小贴士】**
>
> **成人常见骨折平均愈合时间**
>
> 掌骨骨折:2 周。
>
> 肱骨外科颈骨折:7 周。
>
> 肋骨骨折:3 周。
>
> 胫骨骨折:7 周。
>
> 锁骨骨折:4 周。
>
> 胫腓骨干骨折:8 周。
>
> 尺、桡骨骨折:5 周。
>
> 股骨干骨折:8 周。
>
> 肱骨干骨折:6 周。
>
> 股骨颈骨折:12 周。

病导致老年人精神抑郁、悲观等心理变化。

三、康复评定

(一)骨折愈合情况评定

对局部骨关节及全身状况进行相应的评价。注意骨折对位对线、骨痂形成情况;观察是否存在延迟愈合或未愈合、畸形愈合、假关节形成等愈合不良情况;注意有无神经损伤、肌肉萎缩、关节挛缩、骨化性肌炎等并发症。

(二)关节活动度(ROM)评定

了解非固定关节有无活动受限,常采用关节量角器测量法。

(三)肌力、肌耐力评定

了解非固定关节的肌力和健侧肌力,常采用徒手肌力测定法评定。

(四)肢体长度及其周径测量

常用无伸缩皮尺测定肢体长度及肢体周径(围度),以了解肢体有无缩短或增长、肌肉有无萎缩或肿胀。需注意与健侧对比。

(五)步态分析

通过步态分析可以了解有无异常步态及其性质和程度。

(六)日常生活活动能力评定

对上肢骨折老年人重点评定清洁卫生、穿衣、洗漱、进餐、写字等情况;下肢骨折老年人重点评定步行、负重等功能。

四、康复照护

(一)一般情况照护

定时监测老年人生命体征变化,观察骨折及伤口情况、外固定的稳固性、肢体血运及皮肤情况,防治压疮、泌尿系统结石、肺炎、静脉血栓等并发症的发生。根据老年人病情的不同特点制订相应的照护指导方法,帮助老年人提高自我照护的能力。

(二)饮食照护

骨折老年人由于创伤或手术,机体遭受不同程度的损伤,疗程一般较长,且伤后大多食欲不振,消化吸收能力减弱,导致营养供应不足,影响创伤的修复。应根据骨折的不同时期给予合理的饮食调护,促进骨折的早日康复。早期宜进清淡、易消化而富有营养的食物,如鱼汤、蛋类、水果及蔬菜等,忌食辛辣、油腻食物。中期是骨痂形成期,宜给高蛋白及富含铁、钙的食物,如猪肝、瘦肉、牛奶等。后期宜进高热量、补肝肾的食品,多喝骨头汤,适量增加水果及蔬菜等。

(三)康复锻炼

1. 阶段性康复锻炼 在骨折的康复治疗中,最重要的是功能锻炼。及早进行功能锻炼能促进骨折愈合,缩短骨折愈合时间,防止关节粘连、肌肉萎缩等。根据骨折的病理及愈合过程,功能锻炼及照护通常分三期进行,每期的康复训练可根据实际情况配合理疗。①早期:伤后1~2周内。此期患肢肿胀、疼痛、骨折断端不稳定,容易再移位。因此,此期康复的主要目的是促进患肢的血液循环,以利消肿和固定。具体方式有抬高患肢、冰敷、骨折远端向心性按摩和主动活动。其中主动活动是极其重要的康复治疗措施,一般可采用患肢肌肉的等长收缩活动,即肌肉收缩不会引起肢体的运动,骨折部位的上、下关节应固定不动。肌肉收缩应有节奏地缓慢进行,可从轻度收缩开始,无痛时逐渐增加用力程度,直到最大力量收缩。每次收缩持续数秒,然后放松,再重复训练,每小时训练5~10 min。原则上除了骨折处上下关节不运动外,身体的其他部位均应进行正常的活动。②中期:伤后2周至伤后2~3个月,基本达到骨折临床愈合。此期患肢肿胀逐渐消退,疼痛减轻,骨折断端有纤维连接,并逐渐形成骨痂,骨折处日趋稳定。因此,此期康复的目的首先是巩固第一阶段的成效,其次是减轻肌肉的进一步萎缩,并增加血液循环、促进骨折愈合。训练方式除继续做患肢的肌肉收缩锻炼外,可在医护人员或健侧肢的帮助下,逐渐恢复骨折部位近端、远端未固定关节的活动,并逐渐由被动活动转为主动活动。伤后 5～6 周,骨折处有足够的骨痂形成,可进一步扩大活动的范围和力度,由一个关节到多个关节逐渐增加主动的关节屈伸活动,防止肌肉萎缩,避免关节僵硬。病情允许下,应尽早起床进行全身活动。③后期:伤后 2～3 个月到 1 年以上。此期骨痂改造塑形已基本完毕,骨骼有了一定的支撑力,外固定已拆除,但多存在邻近关节的活动度下降、肌肉萎缩等功能障碍。因此,此期康复的目的是恢复受累关节的活动度,增强肌肉的力量,使肢体功能恢复正常。训练方式以抗阻力活动和扩大关节活动范围为主,加上肌力恢复训练。其中运动疗法是最重要的方法,辅以适当的理疗,也可装配支具、扶拐、手杖、轮椅等作为必要的功能替代。训练中所加阻力不宜过大,以免造成损伤。

2. 康复锻炼的重点 ①上肢康复锻炼的重点:上肢的主要功能是手的运用,而上肢任何关节运动的受限都会影响手的功能。因此,在治疗上肢骨关节损伤时,除损伤局部关节的功能恢复外,其他部位都应在治疗过程中进行功能锻炼,以预防功能障碍的发生。当关节功能不能得到充分的恢复时,则必须保证其有效的、起码的活动范围,即以各关节的功能位为中心而扩大活动范围。②下肢康复锻炼的重点:下肢的主要功能是负重和行走。人体在站立负重时,稳定的程度与重心的高低、承重面的大小、重心线与承重面的关系三个因素有关。各关节在行走时的活动范围与步距有关。要保证下肢正常的负重和行走,就要求下肢各主要关节稳定,且具备一定的活动范围。因此康复照护的重点是维持下肢各关节的活动范围,进行下肢有关肌肉肌力的训练及关节稳定性和协调性的训练。

(四)治疗相关性照护

1. 石膏和夹板固定 将肢体略抬高,有助于血液回流和消肿。注意观察患肢血运,若发现患肢严重肿胀,皮肤发凉、发紫或发白,疼痛加重或发麻,应立即报告医生及时处理。保持石膏或夹板的清洁干燥,避免浸水和重物压迫。若肿胀消退或石膏夹板松动时,应重新固定。下肢石膏固定时,患肢不能踩地,以免石膏折断。石膏内出现瘙痒时,不要用坚硬物搔抓,否则会损伤皮肤。听从医生指导,定期复查。

2. 皮牵引和骨牵引 定时翻身,避免皮肤压疮破溃。老年人多做深呼吸和拍背、多饮水,防止感染。多吃蔬菜、水果,防止大便干燥。骨牵引老年人,针孔应保持干燥,每天酒精消毒两次。

3. 手术切开固定 保持伤口敷料清洁干燥。密切观察伤口创面及敷料等情况。若伤口出现红肿或流脓,应马上请医生查看。体温超过 38 ℃以上者,应及时打开敷料,观察创面有无红、肿、热、痛等情况,同时遵医嘱合理使用抗生素。钢板、螺钉的取出时间根据骨折愈合情况而定。

(五)心理照护

老年人大多因突然的事故造成骨折,心理一时难以承受,因而易产生焦虑、担忧和轻生的念头,影响康复。应给予充分理解并积极进行心理疏导,指导常用的心理调适和保健方法,使之以正确的心态应对,积极配合治疗,以心理康复促进机能康复。

五、健康教育

(一)疾病知识教育

宣传骨折的卫生保健常识,加强安全教育,避免骨折的发生。宣传骨折后残疾的三级预防措施,减少并发症的发生。告知老年人遵医嘱服药的重要性以及用药治疗时可能出现的不良反应与处理方法。定期进行复诊,从而对自身病情做到早发现、早治疗。

(二)康复锻炼指导

向老年人及家属讲解康复锻炼的重要性、方法、目的和注意事项。强调锻炼循序渐进,应遵循活动幅度由小渐大、锻炼强度由弱渐强、锻炼次数由少渐多的原则。骨折期间应遵医嘱固定关节,特别在骨痂成长初期良好的固定与制动对骨折的恢复是至关重要的。同时,进行静力练习和正常关节肌肉的活动,以防止肌肉萎缩,促进骨折愈合。

(三)日常生活指导

老年人因骨骼脱钙致骨骼脆性增加,轻度损伤即有可能导致骨折,应加强锻炼与饮食调养,补充含钙高的食品。根据老年人病情变化选择合适的康复照护内容。叮嘱老年人保持良好的生活习惯,并时刻注意身心健康,在轻松愉悦的情况下工作、生活。

【重点】

康复照护和健康教育对于老年人的康复非常重要,主要内容包括一般情况照护、饮食照护、康复锻炼、治疗相关性照护、心理照护、疾病知识教育、康复锻炼指导和日常生活指导等。

知识链接

老年人骨折后期饮食

骨折一个月以后,基本没有什么特殊的禁忌,可以食用富含高营养的,富含钙、铁和磷的食物。如猪骨汤、羊骨汤、牛骨汤、老母鸡汤等,都是骨折老年人较好的营养品。骨折后需要补充一些微量元素,如锌、铁、锰等,多吃一些水果、蔬菜;动物内脏也要适当补充,注意心血管疾病老年人或者高胆固醇血症老年人应减少动物内脏的摄入。如果没有其他病症,还可以适当饮些药酒促进痊愈。多注意营养搭配,避免辛辣刺激性的食物,视情况适当活动或锻炼,以助于老年人康复。

课后思考

1. 名词解释

骨折。

2. 问答题

骨折的康复锻炼有哪些内容?

3. 案例分析题

患者,男,67岁,因不慎摔倒后出现右下肢剧烈疼痛、活动障碍 50 min,于 2015 年 6 月 6 日 9:00步行入院。查体温 36.3 ℃,脉搏 90 次/分,呼吸 24 次/分,血压 160/90 mmHg。入院诊断为右侧胫腓骨骨折。请对患者进行健康教育。

(李 敏)

任务八 类风湿性关节炎的康复照护

案例引导

老年男性,60岁,因出现对称性掌指关节疼痛、肿胀、僵硬、晨僵明显、活动受限 1 个月,步行入院。查体温 37.9 ℃,脉搏 97 次/分,呼吸 22 次/分,血压 140/85 mmHg。入院诊断为类风湿性关节炎。请问该老年人康复照护重点有哪些方面?

一、概述

类风湿性关节炎(rheumatoid arthritis,RA)是一种以对称性、多关节、小关节病变为主的慢性全身性自身免疫病。主要病理改变为关节滑膜炎症、细胞浸润、血管翳形成。本病呈全球性分布。

类风湿性关节炎常起病缓慢,有乏力、肌肉酸痛、体重下降及低热等全身症状,常以掌指关节、腕关节和近端指骨间关节受累最多见,多呈对称性发病。根据类风湿性关节炎的病情变化,临床将其分为急性期、亚急性期和慢性期。早期表现为关节疼痛、肿胀、僵硬、晨僵明显、活动受限,逐渐导致关节破坏、强直,晚期表现为特异性畸形。可伴有关节外表现,如类风湿性结节、脉管炎、胸膜炎、间质性肺炎、心包炎、巩膜炎、肾脏疾病等。此病虽不直接引起死亡,但可造成严重残疾,影响老年人日常生活和生产劳动,增加家庭及社会的负担,是康复医学中重要的防治对象之一。

【小贴士】

类风湿性关节炎在我国人群患病率为 $0.4\% \sim 1.0\%$,发病高峰年龄为 $25 \sim 55$ 岁,男女之比为 $1:3$。其发病原因尚不完全明确,目前认为与感染、免疫、内分泌失调及受寒、受潮、劳累等因素有关。

二、主要功能障碍

(一)运动功能障碍

受累关节疼痛、肿胀、僵硬、关节破坏、强直、畸形,导致老年人关节活动受限甚至功能丧失,精细运动失衡,出现运动障碍。

(二)多系统功能障碍

本病损害心、肺、肾、神经等组织和器官,导致其相应功能异常,生活质量下降,甚至危及生命。

(三)日常生活活动能力障碍

穿脱衣服、洗澡、进食、取放东西、移动身体、上下楼梯、如厕等活动障碍,生活自理能力下降或缺失。

(四)心理障碍

长期病痛折磨使老年人痛苦不已,食无味、寝难安,加上对疾病预后的恐惧和无奈无助心理,导致精神心理异常。常见心理障碍有焦虑、抑郁、疑病和强迫障碍。

三、康复评定

(一)病情分期

一般分为四期。Ⅰ期:软组织肿胀,骨质疏松。Ⅱ期:软骨下骨轻度侵蚀,关节间隙稍狭窄。Ⅲ期:软骨下骨明显侵蚀、破坏、囊性变,关节间隙明显狭窄。Ⅳ期:关节半脱位,关节间隙纤维性、骨性融合。

(二)关节功能分级

一般分为四级。Ⅰ级:功能状态完好,能完成平常任务(能自由活动)。Ⅱ级:能从事正常活动,但有一个或多个关节活动受限或不适(中度受限)。Ⅲ级:只能胜任一般职业性任务或自理生活中的一部分(显著受限)。Ⅳ级:大部分或完全丧失活动能力,需要长期卧床或依赖轮椅,很少或不能自理生活(卧床或轮椅)。

(三)关节活动度评定

老年人关节功能常受限。早期类风湿性关节炎因软组织的挛缩而关节活动范围减小,晚期关节活动范围的受限常因骨性或纤维性僵直所致。评定目的是了解关节活动范围是否影响日常生活和动作的完成,从而决定康复治疗的内容。常采用关节量角器法测量关节活动范围。

(四)肌力评定

由于本病累及指间、掌指等关节较多,故肌力评定多采用握力计法。若手的小关节畸形,使用握力计困难,可采用血压计法。

（五）其他

除上述评定项目之外,根据具体情况,可采用相关量表或方法,对老年人进行疼痛评定、日常生活活动能力评定、生活质量评定及步态分析等。

四、康复照护

（一）休息与制动

1. 全身休息 指导老年人采取正确的休息措施。活动期老年人应该卧床休息并保证充足睡眠,但是卧床休息时间要适度,不可过长,一般夜间不少于 8 h,白天不少于 1 h 的睡眠较为适宜。过分的静止休息容易造成关节僵硬、肌肉萎缩、体能下降,因此应动静合理安排。

2. 局部制动 急性期或手术后的关节可用夹板制动,以消肿止痛,但不能长期使用,且每日应除去夹板,进行主动或主动-辅助关节活动度训练,否则将妨碍关节的活动功能。一般连续夹板固定 2～3 周不会引起关节活动受限,超过 3 周产生可逆转的关节挛缩和骨质疏松。夹板可用不同的材料制成,如石膏或塑料,外形要和受累关节相一致。制动时应将关节置于最佳功能位。

（二）正确体位和姿势

不适当体位和不良姿势常常引起肢体挛缩。正确体位和姿势:站立时,头部应保持中位,下颌微收,肩取自然位,不下垂、不耸肩,腹肌内收,髋、膝、踝均取自然位;坐位时采用硬垫直角靠椅,双足底平置地面,膝呈 90°屈曲;卧床时枕头不宜过高,尽量避免用软床垫,以防髋、膝关节屈曲畸形,足部放置支架,防止被服下压双足,引起足下垂等。仰卧位、侧卧位交替,炎症控制后应立即开展运动疗法。

（三）合理使用辅助用具

如果已造成四肢关节活动功能障碍,影响日常生活,则应训练健侧肢操作及使用辅助用具,必要时调整、改善家居环境,以适应残疾者的需要。助行器可减轻负重和改变重力线、减轻关节畸形发展、缓解疼痛、消肿,防止由于关节不稳定而进一步受损,但这些设备可增加上肢受累关节的额外负重。因此,助行器上应有把手,以减少对手、腕、肘或肩部的负重。对潜在畸形者可应用固定夹板防止关节进一步损伤和畸形出现。晚上和白天不活动时可用夹板固定;在活动时去除夹板,并逐步减少固定时间。

（四）康复锻炼

1. 维持关节功能 ①被动活动训练:在受累关节无法达到充分活动时进行。在被动关节活动度训练前可先做热疗。训练时要注意多轴关节的各个活动轴位、活动范围和运动量以使老年人仅感到稍有疼痛和稍引起或加重关节肿胀为限。此外,应注意避免可能加重畸形的情况,如手腕病变者应防止过于强力的抓握或提捏。②主动活动训练:在受累关节可耐受范围内进行,宜3～4 次/日,每次活动不同关节。训练前可对相应关节进行湿热敷等治疗,有利于增加活动范围、减轻疼痛。训练时尽可能进行全范围包括各可动轴位的活动。③牵张训练:在老年人有肌腱、关节囊等挛缩时,可考虑进行牵张训练。根据老年人情况选择被动牵张、持续机械被动牵张或重复机械牵张。训练前为减少疼痛,可应用温热疗法、超声波疗法或系夹板。注意:急性炎症期不做被动牵张;中等量至大量积液、关节不稳定时避免牵张;病变晚期老年人过度牵张可引起关节囊破坏。④关节操:可有效预防关节僵硬,改善关节活动能力,恢复关节活动范围。在做操前先对受累关节进行轻柔的按摩或热疗,可防止损伤,提高效果。做操时用力应缓慢,切忌粗暴,尽量达到关节最大的活动范围,但以不引起关节明显疼痛为度。如有条件在温水中练关节操,则既舒适效果又好。

2. 肌力锻炼 ①等长收缩:用于保护炎症性关节病变老年人的肌力。因可使肌肉产生最大张力而对关节的应力最小,每日只要有数次的最大等长收缩就能保持或增加肌力和耐力,故等长收缩训练对关节炎老年人是简便、安全、可行的方法。②等张收缩：关节炎症已消失的老年人可进行等张运动。水中是等张运动的良好环境，由于浮力使作用于关节的应力减少，一定的水温更有助于关节周围肌肉等软组织松弛，故水中等张运动很适宜于关节炎老年人。

（五）日常生活活动能力训练

对生活自理能力减退者，应鼓励其尽可能自理生活。方法：①为了达到生活自理，有时需要改变某些生活用具的结构，如使用长软把柄的餐具，清洁口腔可用电动牙刷或特别加宽、加大把柄的牙具，自我脱穿宽大的内衣等。②活动中使关节处在最稳定的功能位，如避免膝关节扭曲，应该先站立，然后再转体；在卧、坐、站立时，均要保持良好的姿势；任何动作产生疼痛时，即应立刻停下；避免静力性用力，以避免这种力持久作用于关节的一个平面而易引起损伤等。③避免加重关节畸形的活动，如不进行强力的抓握或提捏物件；开罐头可用固定于架子上的开罐器而不用手来拧盖；用毛巾时，不是拧干而是压干；尽量利用身体的近侧而不是用手或手指，如用前臂而不是手托住书或购物袋；需避免使掌指关节和腕关节推向尺侧的各种压力和动作，如熨衣服、床单时向桡侧熨，旋转把柄时向桡侧旋转等。

（六）心理照护

类风湿性关节炎无特异疗法，老年人带病生存期长，容易产生异常的心理状态如焦虑、恐惧等。应鼓励老年人共同参与康复计划的制订，帮助其树立战胜疾病的信心，并获得必要的家庭支持。

五、健康教育

（一）疾病知识教育

针对本病起病诱因、发病特点进行科普教育、健康讲座等，积极防治该病，降低致残率，提高生活质量。指导老年人定期到医院检查，监测病情变化，观察康复治疗效果。严遵医嘱，不得擅自决定增减药量、改变药物种类或长期不复诊。指导家属辅助和督导老年人服药和进行各种功能训练，尽量满足其基本生活所需，鼓励老年人建立与疾病斗争的信心。

（二）关节保护指导

关节炎老年人在日常生活中应重视保护关节，合理使用关节。指导老年人遵循下列原则来更有效地保护好受累关节。①姿势正确：休息时要让关节保持良好的姿势，工作时应采用省力姿势和动作，并常更换姿势和动作，以免关节劳损或损伤。②劳逸结合：工作与休息合理安排，需长时间持续工作时，应在中间穿插休息，最好能让关节轮流休息。③用力适度：不要勉强干难胜任的重活，用力应以不引起关节明显疼痛为度。④以强助弱：多让大关节、强关节为小关节、弱关节代劳，以健全的关节扶助有炎症的关节，减轻其负担。⑤以物代劳：使用各种辅助器具协助完成日常生活活动，以弥补关节功能缺陷，减轻关节负担。⑥简化工作：把复杂工作分成多项简单工作来完成，充分利用省力设备或器材完成工作。

知识链接

急性期老年人全身症状严重，关节肿痛明显，应以卧床休息为主，减少活动，并保持关节处于功能位。平时指导老年人加强饮食营养，注意补充蛋白质与纤维素，适当补充维生素D和钙剂。日常生活中注意锻炼身体，强健体魄，增强机体对发病因素的抵抗能力。工作中劳逸结合，有张有弛。避免过劳、过饥、过寒，避免长时间在潮湿寒冷环境下睡眠、工作，注意保暖，天气转凉时主动采取有效缓解措施如理疗、针灸、药物等。

【重点】
康复锻炼对于老年人的康复很重要，主要内容包括维持关节功能、肌力锻炼。

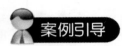
课后思考

1. 名词解释

类风湿性关节炎。

2. 问答题

类风湿性关节炎的康复照护有哪些措施?

3. 案例分析题

患者,男,63岁,因出现对称性掌指关节疼痛、肿胀、僵硬、晨僵明显、活动受限1周,步行入院。查体温37.7 ℃,脉搏90次/分,呼吸23次/分,血压130/80 mmHg。入院诊断为类风湿性关节炎。请问如何照护该患者?

(李　敏)

任务九　骨关节炎的康复照护

案例引导

老年男性,61岁,因受凉、劳累后出现膝关节酸胀痛,并活动受限1个月,步行入院。查体温36.9 ℃,脉搏80次/分,呼吸20次/分,血压130/80 mmHg。入院诊断为膝关节炎。请问该老年人康复照护重点有哪些方面?

一、概述

骨关节炎(osteoarthritis,OA)是一种常见的慢性关节疾病,也称骨性关节病、退行性关节炎、增生性关节炎、老年性关节炎和肥大性关节炎等。其主要病变是关节软骨的退行性变和继发性骨质增生,多见于中老年人,女性多于男性,男女之比为1:2。其发病与遗传、内分泌、代谢障碍及外伤和劳损等因素有关。多发于膝关节、髋关节、脊柱及手指关节等部位,其中膝关节的发生率最高。起病缓慢,常常没有症状,呈良性的发展过程。

二、主要功能障碍

(一)关节疼痛

关节疼痛为骨关节炎首发症状。本病常起病缓慢,偶在受凉、劳累或轻微外伤后才感到关节酸胀痛,负重时加重。酸胀痛感觉和放射学检查的结构改变并不绝对呈正比,即有放射学改变并不一定有症状,但有症状往往有放射学改变。手关节的骨关节炎放射学改变较多,但症状较其他关节轻;髋关节炎比膝关节炎少见,但症状较重。

(二)关节僵硬

长时间不活动,关节可出现暂时僵硬和酸胀感,活动后僵硬逐渐消失,酸胀减轻。但活动过度,仍然会出现酸胀痛和活动受限。关节面凹凸不平,甚至关节面破裂、骨赘形成游离体等病程较长的老年人,关节活动时有粗糙的磨擦音,有时会发生关节交锁。

(三)关节变形

关节软骨磨损和骨质增生导致骨赘形成和关节畸形,骨赘刺激肥厚的滑膜皱襞时疼痛加重,关节畸形使其活动受限,但无关节强直。

（四）肌肉萎缩

一般无肌肉萎缩或痉挛。当关节长期活动受限,支撑关节的肌肉可发生废用性萎缩无力。

（五）心理障碍

骨关节炎老年人病程长,症状时轻时重,活动能力受限,老年人常会产生焦虑、抑郁等消极心理,易加重病情。

三、康复评定

（一）疼痛评定

可采用视觉模拟疼痛量表(VAS)进行评定,对治疗前后的评定结果进行比较。该指数越大,疼痛程度越大。

（二）肢体围度和关节周径测量

主要了解患肢和患病关节周围的肌肉有无萎缩,患病关节有无肿胀或膨大。

（三）关节活动范围测定

关节活动障碍是骨关节炎的主要临床表现之一,通过关节活动范围(ROM)测定可了解关节活动受限程度。可利用通用量角器或方盘量角器进行测定。

（四）肌力测定

骨关节炎老年人因肢体运动减少,可致废用性肌萎缩、肌力减弱。肌力测定可反映患肢肌肉的状态。常用的测定方法为徒手肌力检查法、等长肌力测定法和等速肌力测定法,其中等速肌力测定法可定量评定肌肉功能。

> **【小贴士】**
> 骨关节炎终末期最突出的症状是关节疼痛,负重或过度活动后疼痛加剧,休息后减轻,可伴有关节肿胀、活动受限及畸形的发生,导致关节功能减退甚至功能丧失。因此,早期诊断与早期康复治疗对防止骨关节炎致残有重要意义。

（五）日常生活活动能力评定

严重的骨关节炎常影响老年人日常生活活动能力,应进行日常生活活动能力评定,以了解老年人日常生活活动能力水平。

（六）生活质量评定

骨关节炎老年人的生活质量可用 Meenan 的关节影响测定量表来测定。

四、康复照护

（一）一般照护

注意休息,保护关节,避免过度活动或损伤。急性期关节肿胀、疼痛明显,应卧床休息,支具固定,防止畸形。

（二）用药指导

合理的药物治疗可以减轻老年人的关节疼痛和炎症,保持关节运动功能,延缓病情发展。应指导老年人用药,尤其是非甾体药物服用的注意事项及阶梯用药的意义。

（三）康复锻炼

1. 关节活动训练 适宜的关节活动可以促进关节内滑液循环,改善软骨营养,减轻滑膜炎症,防止关节僵硬。可先进行关节不负重的主动运动,如肩、肘、腕等关节常采用摆动运动训练的方式。下肢宜采取坐位或卧位进行训练,以减少关节的负荷。如关节活动障碍明显,可利用康复器械进行关节连续被动运动(CPM)训练,必要时可做恢复关节活动范围的功能牵引治疗。

2. 肌力训练 在急性炎症期或关节固定期,虽然关节不宜做运动,但为保持肌力,可进行肌肉静力性收缩。恢复期或慢性期,可在关节能耐受的情况下,加强关节主动运动,适当进行抗阻

NOTE

力练习。①等长康复训练：每次等长收缩坚持 5 s 以上，然后放松，重复进行 30～40 次，可增强肌肉力量，防止肌肉萎缩，对关节炎老年人是简便安全而可行的方法。②伸展康复训练：可改善肌肉的协同能力，防止挛缩，对下肢骨关节炎老年人能改善步态。③耐力康复训练：如膝关节不负重情况下进行蹬固定自行车、游泳、平地步行等适宜的耐力训练，每次时间应少于 10 min。

3. 有氧训练 全身大肌群参加的有氧运动有利于脂质代谢，配合适当饮食控制，可促使体重标准化，从而减轻关节负荷，缓解骨关节炎的症状。根据老年人的耐力和喜好可选择游泳、自行车、散步、太极拳、园艺等项目，以提高机体有氧代谢能力。

（四）辅助器使用指导

辅助器如关节支持用具、夹板、手杖、助行架、轮椅等的使用，能保护病变部位，减少负重，防止和矫正畸形，有利于病变组织恢复。应训练老年人健侧肢操作及正确使用辅助器。

（五）理疗指导

物疗主要有针灸、中频电疗、蜡疗、热敷、中药热浴、红外线、温泉浴等。若一种方法镇痛效果欠佳，可采取多种方法联合应用，如电疗加热疗、蜡疗加中药热浴等，分别在每天不同时间进行。

（六）心理照护

帮助老年人进行心态调整，以积极、乐观的心态面对，避免焦虑、抑郁等不良情绪，有助于减轻疼痛，促进康复。

五、健康教育

（一）疾病知识教育

向老年人讲解骨关节炎的自然病程及对运动、心理、工作和休闲活动等的影响。指导老年人监测病情变化，观察康复治疗效果，及时就诊。

（二）关节保护指导

主要讲解腰背肌、股四头肌等的等长锻炼，让老年人掌握锻炼的要点和方法，知晓锻炼的原理和意义，并指导老年人在日常生活中保护和合理使用关节，方法如下。①减少每日总运动量。老年人的运动量应根据患病关节的耐受度来确定。运动中一旦关节出现疼痛，说明运动量过大，应立即停止运动。②使用较大和较有力的关节。③劳逸结合，动静平衡。预防慢性劳损，避免长时间对某一关节反复给予过大的运动负荷。④避免或减少屈膝运动，如爬山、上下楼梯等。⑤防止运动中受伤。关节受伤，特别是重大外伤，会增加这些关节患骨关节炎的危险。

【重点】
康复锻炼对于骨关节炎老年人的康复非常重要，主要内容包括关节活动训练、肌力训练和有氧训练。

知识链接

骨关节炎的发生和发展除有一定的遗传倾向、机体本身的因素外，还有其他一些诱因，如肥胖、高血压、糖尿病、更年期疾病、外伤、过度使用、不良姿势、受凉及受潮等，避免诱发因素可以较好地控制骨关节炎的发生和发展。指导老年人适当增加维生素 C、维生素 E、维生素 A 等抗氧化剂的摄入，改变吸烟等不良生活习惯。

课后思考

1. 名词解释
骨关节炎。

2. 问答题
骨关节炎的康复照护措施有哪些？

3. 案例分析题

患者,男,62 岁,因受凉、劳累后出现膝关节酸胀痛,并活动受限 1 个月,步行入院。查体温 36.5 ℃,脉搏 82 次/分,呼吸 18 次/分,血压 130/80 mmHg。入院诊断为膝关节炎。请问如何照护该患者?

(李　敏)

任务十　颈椎病的康复照护

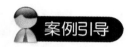

老年男性,70 岁,因出现双下肢发麻、沉重,随之行走困难,步态不稳,后出现双侧上肢麻木、疼痛,手无力 1 个月,步行入院。查体温 37.0 ℃,脉搏 90 次/分,呼吸 22 次/分,血压 155/85 mmHg。入院诊断为脊髓型颈椎病。请问该老年人康复照护重点有哪些方面?

一、概述

颈椎病(cervical spondylosis,CS)是因颈椎间盘、骨关节、软骨、韧带、肌肉、筋膜等发生退行性改变及其继发改变,致脊髓、神经、血管等组织受到损害,如压迫、刺激、失稳等,由此产生的一系列临床症状和体征。颈椎间盘退行性变是颈椎病发生和发展的最基本病因。本病好发于中老年人,以长期伏案工作者多见。随着现代从事低头工作方式的人群增多,造成颈椎病的患病率不断上升,且发病有年轻化的趋势。

二、主要功能障碍

颈椎病根据其受累的主要部位所产生的表现,通常分为颈型、神经根型、脊髓型、椎动脉型、交感神经型。如果两种以上类型同时存在,称为混合型。

(一)运动、感觉功能障碍

各型颈椎病功能障碍存在差异。①颈型主要表现是枕颈部痛,颈活动受限,头偏向固定于一侧。颈部肌肉紧张,有压痛点。②神经根型表现为颈肩痛伴单侧或双侧上肢麻痛,部位常与受累神经支配区域一致,颈活动时加重;棘突旁有压痛和放射痛。患侧上肢乏力、沉重或持物坠落。颈椎活动受限,以后伸及患侧受限为著。③脊髓型表现为下肢双侧或单侧发麻、沉重,随之行走困难,步态不稳。以后出现一侧或双侧上肢麻木、疼痛,手无力,晚期可出现瘫痪。

> 【小贴士】
>
> 　　颈肩腰腿痛是一组以引起颈肩腰腿疼痛为主要症状的疾病的总称,是骨科常见病。近 50 年来,世界各国对颈肩腰腿痛的病因、发病机制、诊断、分类、康复治疗、手术指征及手术方法等进行了大量研究,取得了很大进展。早期诊断与早期康复治疗对减轻疼痛、提高老年人生活质量、预防并发症等有重要意义。

(二)神经功能障碍

交感神经型表现为交感神经兴奋激惹的症状,少数出现抑制症状。①交感神经兴奋的症状有头痛、偏头痛、头晕,可伴有恶心呕吐、睑裂增大、视物模糊、眼球胀痛、瞳孔散大、心动过速、心前区痛、血压升高。此外,还有外周血管痉挛、肢体发凉、多汗等症状。②交感神经抑制的症状有头昏眼花、眼睑下垂、流泪、鼻塞、心动过缓、血压偏低、胃肠蠕动增加或嗳气等。

(三)脑部功能障碍

短暂阵发眩晕为椎动脉型的主要症状,可同时伴有颈肩或颈枕部疼痛、恶心、呕吐、耳鸣、耳聋、视物不清、记忆力减退、行走不稳等症状。眩晕常与颈部活动有关,有些老年人在颈部突然转动时跌倒,但意识大都存在。

三、康复评定

(一)颈椎活动度评定

颈椎病的老年人通常有不同程度的颈椎活动受限。颈椎可沿冠状轴做屈伸运动,沿矢状轴做侧屈运动,沿纵轴做侧旋运动,以评定颈椎活动度范围。

(二)肌力测定

肌力测定是指对肌肉或神经-肌肉损害进行确切评定的手段。肌力测定的方法有多种,目前临床多采用徒手肌力检查法。

(三)颈椎生理曲度检查

颈椎病老年人常因椎旁肌的急慢性病变、颈椎退行性改变等因素而导致颈椎生理曲度改变,常见的有颈椎生理弯曲减小或后凸畸形、斜颈等。

(四)脊柱稳定性评定

评价脊柱不稳定的标准有多种。对退行性脊柱不稳定,目前临床多使用过屈过伸动态 X 线片检查,与邻近的椎间隙成角超过 15°或移位超过 3 mm,就能诊断为脊柱不稳定。

四、康复照护

(一)保持正确体位与睡姿

选择长度与高度合适的枕头。一般枕头长度在 40～60 cm 或超过自己的肩宽 10～16 cm 为宜,高度以 10～12 cm 为宜;枕芯填充物不要太软。一个理想的睡眠体位应该是使头颈部保持自然仰伸位,胸部及腰部保持自然曲度,双髋及双膝略呈屈曲状,如此可使全身肌肉、韧带及关节获得最大限度的放松与休息。避免长期低头工作,注意定期改变头颈部姿势、定期远视、调整桌面或工作台的高度与倾斜度、适时进行工间活动等。

(二)康复锻炼

康复锻炼的主要作用是通过颈背部的肌肉锻炼,增强颈背肌肉力量,保持颈椎的稳定性,缓解肌痉挛,减轻疼痛。运动疗法有多种,较常用的是徒手操,每日 3～4 次,长期坚持有较好疗效。徒手操最适用于颈椎病早期,对于有明显症状的神经根型、椎动脉型及脊髓型颈椎病老年人,应在医生指导下进行。此外,体操、拳术、扩胸器及哑铃等上肢体育锻炼用品的使用也是颈椎病老年人常常采用的运动方法。有诱发症状的动作如侧颈、转头、颈后伸等则应避免。

(三)颈围的照护

颈围的作用是固定颈椎于适当的体位,维持正常的生理曲度,限制颈椎的异常活动。颈椎病急性发作时,使用颈围有制动和保护作用,有助于组织的修复和症状的缓解。急性期过后颈围应去除,长期应用颈围会引起颈部肌肉萎缩、关节僵硬,不利于颈椎病的康复。需注意颈围的高度必须合适,以保持颈椎处于中间位,过高或过低均起不到治疗的作用,最好给老年人定做。

(四)颈椎牵引

颈椎牵引是治疗颈椎病常用的保守治疗方法。通过牵引治疗可缓解肌肉痉挛,增大椎间孔和椎间隙,减轻神经根压迫,整复滑膜嵌顿及小关节脱位。颈椎牵引主要用于神经根型颈椎病,也可用于椎动脉型和交感型颈椎病,颈型及脊髓型颈椎病老年人则不宜采用本治疗。牵引前做引颈试验有助于判断预后,如症状减轻则疗效较好,症状加重则不宜牵引。每次牵引时间为 15～20 min,每日 1 次,2～3 周为 1 个疗程。常采用坐位,头前倾 15°～30°。牵引重量自 5 kg 开始,逐日递增 1 kg,最大重量可达 15 kg。颈枕牵引带使用时要注意枕间距,过小会压迫颈总动脉及其分支,着力点要侧重于枕部。牵引带支架应足够宽,保证撑开牵引带不压迫颞浅动脉,否则可能会发生头晕。牵引力可随时调整,以颈部无疼痛不适,颌面、耳、颞部无明显压迫感为宜。牵引治疗后要询问老年人的自觉症状,嘱老年人休息片刻方可离开。

（五）理疗

理疗是一种无创治疗,有消炎、消肿、止痛、解痉等作用。颈椎病老年人常用的理疗方法有高频电疗、石蜡疗法、离子导入疗法、低频脉冲、低频磁疗、经皮电刺激疗法等。要注意在急性椎间盘突出压迫椎间孔的神经根时,禁用较强烈的热疗。高频电疗时老年人身上不能携带金属物,颈椎手术有内固定钢板和人工心脏起搏器者禁用此疗法。电极板必须有绝缘物包裹,以防电击伤。同时,密切观察各种治疗后老年人的皮肤情况、治疗效果和不适反应。

（六）日常生活活动能力训练

训练老年人生活自理能力,参加适当的家务劳动,有计划地进行肌力训练,以恢复相应的肌力。尤其是手部活动应着重加以训练,避免肌肉萎缩,从而改善手的功能。

（七）心理照护

康复工作中始终要坚持心理康复,充分调动老年人积极性,树立战胜疾病的信心,积极配合,让老年人掌握必要的颈椎病知识和康复技术,进行主动康复。

五、健康教育

（一）疾病知识教育

告知老年人疾病的诱因、临床表现、治疗与照护措施、日常保健等知识。根据疾病的特点,指导老年人定期复查,及时发现病情变化及治疗过程中的问题,制订随访办法,使疗效更加巩固和持久。

（二）康复训练指导

运动训练时应注意以下几个方面:①医疗体操应由医生选择动作和规定运动量;②运动应缓慢进行,幅度由小逐步增大,避免快速运动;③脊髓型及椎动脉型颈椎病发作期应当限制运动;④骨质增生明显者需慎重进行;⑤颈椎病术后老年人,因恢复和愈合的基本条件之一是局部制动,故在术后 3 个月内应禁止做颈部运动和体操。

知识链接

日常生活中注意防治颈椎病

避免寒冷、潮湿、过劳,戒烟酒,改变不良的工作和生活习惯,如长期低头、卧床阅读、看电视,无意识的甩头动作,枕头过高过软等,设法避免各种运动损伤、工伤、生活意外伤、交通事故等多种损伤。

课后思考

1. 名词解释
颈椎病。

2. 问答题
颈椎病的康复照护措施有哪些?

3. 案例分析题
患者,男,72 岁,因出现双下肢发麻、沉重,随之行走困难,步态不稳,后出现双侧上肢麻木、疼痛,手无力 1 个月,步行入院。查体温 36.0 ℃,脉搏 90 次/分,呼吸 22 次/分,血压 160/85

【重点】
康复照护对于老年人的康复很重要,主要内容包括保持正确体位与睡姿、康复锻炼、颈围的照护、颈椎牵引、理疗、日常生活活动能力训练、心理照护。

mmHg。入院诊断为脊髓型颈椎病。请问如何照护该患者？

（李　敏）

任务十一　肩关节周围炎的康复照护

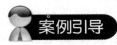 案例引导

　　老年男性,66 岁,因出现右侧肩部疼痛、功能障碍 1 个月,步行入院。查体温 36.9 ℃,脉搏 87 次/分,呼吸 21 次/分,血压 130/80 mmHg。入院诊断为右侧肩关节周围炎。请问该老年人康复照护重点有哪些方面？

一、概述

　　肩关节周围炎(periarthritis of shoulder joint),简称肩周炎,俗称冻结肩,是肩周、肌腱、肌肉、滑囊及关节囊的慢性损伤性炎症。以活动时疼痛、功能受限为其临床特点。软组织退行性变、对各种外力的承受能力减弱是本病的基本因素,长期过度活动、姿势不良等所产生的慢性致伤力是主要的激发因素。

二、主要功能障碍

（一）肩关节疼痛

　　主要表现为肩关节周围疼痛,可放射至三角肌附着点下缘,甚至可达肘关节。多数老年人在肩关节周围可触到明显的压痛点。其疼痛逐渐加重,肩关节活动时疼痛更剧烈。随着肩关节活动障碍程度加重,疼痛反而减轻。在日常生活活动中,如开门、提物、穿衣、梳头等常

> 【小贴士】
> 　　肩周炎多见于中老年人,50 岁左右易患,因而有"五十肩"之称。一般起病缓慢,3 个月左右方出现不同程度的功能受限。本病有自愈趋势,需 1～2 年,常因功能障碍而就诊。

可诱发严重的疼痛,持续 30 s 左右。晚间疼痛较重,可在熟睡中痛醒,需起床主动活动肩关节才能缓解疼痛。

（二）肩关节活动障碍

　　三角肌、冈上肌等肩周围肌肉早期可出现痉挛,晚期可发生废用性肌萎缩,导致肩关节活动受限。活动范围以外展和内旋受限为主,其次为外旋,肩关节屈曲受累常较轻。由于肩关节外展、内旋、外旋受限,因而常严重影响日常生活活动。

（三）感觉障碍

　　老年人肩怕冷,不少老年人终年用棉垫包肩,即使在夏天,肩部也不敢吹风。

三、康复评定

（一）疼痛评定

　　疼痛是肩周炎的主要症状之一,正确评估疼痛对于把握老年人的疼痛程度及是否达到理想的止痛效果具有十分重要的临床意义。目前用于评定肩周炎老年人的疼痛方法主要包括口述分级评分法(VRS)、视觉模拟疼痛量表(VAS)、简式 McGill 疼痛问卷(MPQ)等。

（二）关节活动度测定

　　测量关节活动度是对肩关节功能最为直观的反映。临床上常将前屈、外展、后伸、内旋、外旋五个动作分别进行测量,并加以比较,以此来评价肩关节功能状态。

（三）肌力测定

老年人肩关节周围肌肉如三角肌、冈上肌等常可发生废用性肌萎缩，导致肌力下降。准确的肌力测定有助于了解老年人的肩关节功能状况，并对疗效进行评定。常对肩关节五大肌群（前屈、外展、后伸、外旋及内旋肌群）的肌力进行综合评定。

（四）日常生活活动能力评定

对老年人重点评估穿上衣、梳头、翻衣领、系围裙、使用手纸、擦对侧腋窝及系腰带等日常生活活动情况。

四、康复照护

（一）保持合适体位

选择枕头应适应颈椎的生理解剖结构。睡眠时在患侧肩下放置一薄枕，使肩关节呈水平位，使肌肉、韧带及关节获得最大限度的放松与休息。健侧卧位时，在老年人胸前放置普通木棉枕，将患肢放在上面。一般不主张取患侧卧位，以减少对患侧肩的挤压。避免俯卧位，因为俯卧位既不利于保持颈、肩部的平衡及生理曲度，又影响呼吸道的通畅，应努力加以纠正。

（二）缓解疼痛

可服用消炎镇痛药物或舒筋活血药物，也可外用止痛喷雾剂、红花油等。适当理疗可改善血液循环，消除肌肉痉挛，防止粘连，并有一定的止痛作用。同时，可通过改变老年人对疼痛的认知和处理过程来帮助老年人学习自我控制和自我处理疼痛的能力，教会老年人肌肉完全放松运动、腹式深呼吸和局部自我按摩等，尽量减少使用患侧的手提举重物或过多活动肩关节。

（三）康复锻炼

功能锻炼是治疗肩周炎的主要手段。正确指导老年人坚持功能锻炼，可缩短病程，对提高肩周炎治愈率有重要作用。在病情的各阶段，肩周炎老年人均能进行相关的肩部锻炼。在早期能促进局部血液循环，改善营养代谢，预防粘连；在进展期能阻止粘连进一步发展，预防关节冻结；在后期能解除冻结，有利于肩部相关功能的恢复。方法：①弯腰晃肩法：老年人站立弯腰后患肢自然下垂。先前后甩动，后做环旋运动，幅度由小到大，频率由慢到快，反复数次。②直立爬墙法：老年人面对墙壁，用患侧手指沿墙缓慢向上爬动，使上肢尽量高举，以疼痛能忍受为最大限度，划一记号，再缓缓向下回到原处，反复进行，逐渐增加高度。③体后拉手：老年人双手向后，患侧上肢内旋并向后伸，由健侧手拉住患侧腕部，逐步拉向健侧并向上牵拉，反复数次。④展臂站立法：老年人上肢自然下垂，双臂伸直，手心向下缓缓外展，渐渐向上拉动抬起，到最大限度后停 2 min，然后回原处，多次练习。⑤甩手锻炼：老年人取站立位，做肩关节前屈、后伸、内收、外展运动，动作幅度由小到大，反复进行。⑥划圈法：划圈分为竖圈、横圈。可顺时针或逆时针方向各划15～20 圈，也可根据体质逐渐加量。

（四）生活照护

有些老年人因为病痛，生活上部分不能自理。应协助老年人穿衣、梳头、系腰带、刷牙、洗脸、进餐等，解决老年人生活中的困难，做好日常生活的照护。同时，鼓励老年人主动进行锻炼，尽快恢复生活自理能力。

（五）心理照护

老年人由于肩关节疼痛剧烈且活动功能障碍，易产生不同程度的恐惧、紧张、焦虑心理。应对老年人进行卫生知识的宣传，提高老年人对疾病的认识，从心理上配合治疗与照护，以心理康复促进身体康复。

五、健康教育

(一)疾病知识教育

根据肩周炎的发病机理对老年人进行针对性的卫生宣教,增加防病知识。关注病情变化,及时就诊。指导老年人保持稳定情绪,树立战胜疾病的信心。

(二)康复训练指导

运动锻炼注意事项:持之以恒、循序渐进才能收效;根据个人体质强弱、年龄差异、病情轻重等不同情况,选择不同运动方式;次数及运动量因人而异,运动量由小到大,逐步增加,不能操之过急;时间以晨起和睡前为佳;要柔软缓和,切忌用力过猛,即动静适度,尽量使全身肌肉、关节均得到锻炼。

(三)保护肩关节

在同一体位下避免长时间患侧肩关节负重;维持良好姿势,减轻对患侧肩的挤压;维持足够关节活动度范围和肌力训练;在疼痛时要注意局部肩关节的休息,防止过量运动;在疼痛减轻时,要尽量使用患侧进行日常生活活动能力的训练。

【重点】

康复锻炼对于肩周炎老年人而言是影响预后的重点,主要内容包括弯腰晃肩法、直立爬墙法、体后拉手、展臂站立法、甩手锻炼和划圈法。

知识链接

注意防寒保暖是预防肩周炎十分重要的措施。避免久居寒冷、潮湿环境,根据气候变化随时增减衣服,夏天切勿露卧受凉,避免久吹风扇,空调温度不宜过低,温差不宜过大。保持营养均衡,补充含钙及蛋白质丰富的食物,忌食生冷食物,戒烟限酒。不要过度劳累,保证充足、高质量的睡眠,避免各种过度的活动。

课后思考

1. 名词解释

肩周炎。

2. 问答题

肩周炎康复照护措施有哪些?

3. 案例分析题

患者,男,76岁,因出现左侧肩部疼痛、功能障碍2个月,步行入院。查体温36.5 ℃,脉搏80次/分,呼吸21次/分,血压135/80 mmHg。入院诊断为左侧肩周炎。请问如何照护该患者?

(李 敏)

任务十二 腰椎间盘突出症的康复照护

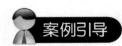

老年男性,60岁,因提重物突然出现腰痛和放射性下肢痛1 h,被平车推入院。查体温36.3 ℃,脉搏80次/分,呼吸18次/分,血压140/75 mmHg。入院诊断为腰椎间盘突出症。请问该老年人康复照护重点有哪些方面?

一、概述

腰椎间盘突出症(lumbar disc herniation,LDH),亦称为髓核突出(或脱出)或腰椎间盘纤维环破裂症,是因椎间盘退变,纤维环撕裂,髓核向后突出压迫脊髓、神经根或马尾神经所出现的综合征。多发生于20～60岁,男女比例为4:1。椎间盘退行性改变及积累性损伤是椎间盘突出的主要原因。L_4与L_5、L_5与S_1是腰椎间盘突出的最好发部位。临床分型有膨出型、突出型、脱出型、游离型等。

二、主要功能障碍

(一)疼痛

本病最突出的症状是腰痛和放射性下肢痛。疼痛的性质有麻痛、刺痛、放射痛及烧灼样痛等,以麻痛多见。疼痛可因腹压增高如咳嗽、打喷嚏、大笑或排便等加重,久站、久坐、劳累或受凉后可出现腰腿痛加重,相反卧床休息症状可减轻。下肢放射痛多起于腰骶部、臀后部,逐渐向下放射,不同节段的腰椎间盘突出症放射症状的区域不同。

> 【小贴士】
> 腰椎间盘突出症广泛地发生于各行各业,但以劳动强度较大的行业多见,长期从事重体力劳动、剧烈体育运动、伏案工作及弯腰工作、长期工作或居住在潮湿及寒冷环境中者易患本病。

(二)运动功能障碍

腰椎间盘突出时,腰椎的各方向活动均不同程度地受限。为减轻疼痛,老年人常出现腰椎生理性前突减小或消失及腰椎侧突。当腰椎侧突存在、腰椎向突侧弯曲时,腰腿痛加重明显。腰椎前屈受限也较常见。轻症老年人步态正常,病情发展后呈跛行步态,患肢步幅小,严重者需卧床休息,喜欢屈腰、屈膝、屈髋位。

(三)肌肉萎缩

受累神经支配的肌肉无力、萎缩。L_4神经根受累,胫前肌、股四头肌肌力减弱及萎缩;L_5神经根受累,趾长伸肌肌力减弱;S_1神经根受累,趾长屈肌、小腿三头肌肌力减弱,小腿三头肌萎缩。

(四)感觉功能障碍

受累神经支配区痛触觉异常(过敏或减退)。L_4神经根受压主要表现为小腿前内侧感觉异常;L_5神经根受压主要表现为足背内侧感觉异常;S_1神经根受压主要表现为足背外侧、足底感觉异常。

(五)神经功能障碍

马尾神经症状主要见于中央型髓核脱出症,临床上较少见。可出现会阴部麻木、刺痛,大小便功能障碍。女性可出现尿失禁,男性可出现阳痿,严重者可出现大小便失控及双下肢不全性瘫痪。

三、康复评定

(一)腰椎活动度评定

腰椎可沿冠状轴做屈伸运动,沿矢状轴做侧屈运动,沿纵轴做侧旋运动。腰椎的活动除与腰椎的结构有关外,还与年龄、性别、体重等因素有关。一般正常情况下,腰椎活动度如下:屈40°,伸30°,左右侧屈各30°,左右侧旋各30°。腰痛的老年人通常有不同程度的腰椎活动受限。

(二)肌力测定

腰痛的老年人常伴有腰肌及髂肌肌力减弱,当神经根或马尾神经受压时,尚可出现下肢肌力减弱。准确的肌力测定有助于了解老年人的功能状况,并对疗效进行评定。

(三)腰椎生理曲度的检查

腰痛老年人常因腰椎旁肌的急慢性病变、腰椎结构破坏或退行性改变等因素而致腰椎生理曲度改变,常见的有腰椎生理曲度减小或后突畸形、腰椎前突增加、腰椎侧弯等。

(四)脊柱稳定性评定

参见颈椎病的康复照护。

四、康复照护

(一)卧床休息

卧床休息是治疗腰椎间盘突出症的一种传统而有效的方法,要求卧硬板床。卧床休息要严格坚持,在症状缓解一段时间后可佩戴腰围下床,但不能做任何屈腰动作。如老年人因生活不便而不能坚持卧床休息则会影响疗效。卧床休息中最难坚持的是在床上大、小便。如果老年人不能接受平卧位排大、小便,可以扶拐或由人搀扶下地如厕,切忌在床上坐起排大、小便,以防腰部过度前屈,椎间盘更易后突。

(二)保持合适体位与姿势

合适的体位与姿势能减轻腰部负担,减少腰椎的受损。指导老年人保持正确的坐位、站立、行走、提物、家务劳动等的姿势,避免腰部过度弯曲,减少损伤的机会。一旦发现不良姿势应及时加以纠正,以免造成腰痛、腰肌紧张甚至发生脊柱侧弯等。睡眠姿势合理与否与腰痛有着十分密切的关系。仰卧位时,床垫要平,以免腰部过后伸,可在腰部另加一薄垫或令膝、髋保持一定的屈曲,这样可使肌肉充分放松,并使腰椎间隙压力明显降低,减轻腰椎间盘后突;侧卧位时一般认为右侧卧位最好,并在双上肢和双下肢之间各放置一软枕,在其后背放置硬枕,以稳定脊柱的受力。

(三)康复锻炼

腰痛与腰肌无力常同时存在,互为因果,形成恶性循环,使腰痛难以治愈。因此,加强腰椎旁肌尤其是伸肌的训练在治疗和预防腰痛中具有重要作用。腰椎功能训练方法有很多,大致可分为伸展训练和屈曲训练两大类。

1. 伸展训练 伸展训练可有效地减小腰椎间盘后纤维环的张力及神经根的张力,改变椎间盘内的压力,使椎间盘髓核前移。还可增强伸肌肌力、耐力和柔韧性,改善腰椎后突及骨盆后倾。因此,通过伸展训练可减轻腰痛症状。但对腰椎管狭窄症、重度腰椎滑脱症或腰椎间盘游离伴明显感觉异常和肌力减弱、背伸训练后症状加重者应慎用此训练。①俯卧法:双上肢后伸,上胸部及伸直的两下肢缓慢同时离床,做背伸运动,维持10~20 s后缓慢恢复俯卧位。该训练为最常用方法,适用于身体壮盛的老年人;老年人两下肢伸直交替做后伸上举动作或两下肢固定不动,上身逐渐向后做背伸运动。该方法适合年迈或肥胖老年人训练。②仰卧法:五点支撑法,以双足、双肘及头为支撑点,用力使躯干及下肢离床,做脊柱和髋关节过伸训练。此种方法疗效较好,但年迈老年人或合并颈椎病老年人应慎用此方法。四点支撑法,以双足、双肘为支撑点,用力使躯干及下肢离床,做脊柱和髋关节过伸训练。此方法可避免颈椎受力,弥补上述方法的不足,但疗效稍差。

2. 屈曲训练 当腰椎屈肌无力、腰椎前突增大、骨盆前倾及腰骶角增大时,应加强屈肌的肌力。屈曲训练可加强腹肌及屈髋肌的肌力,降低椎间关节和腰椎间盘后部的压力,扩大椎间孔,伸展腰伸肌,但腰椎间盘突出症直腿抬高试验阳性的老年人应慎用。常用屈曲训练的方法为Williams体操。

(四)正确使用腰围

佩戴腰围可以限制腰椎的运动,特别是协助背肌限制一些不必要的前屈动作,以保证损伤组织局部可以充分休息,在腰椎间盘突出症的治疗中使用较广。但其配戴和使用不是随意的,要使腰围对腰部真正起到保护作用,配戴时应注意:选择腰围的规格应与老年人体型相适应,一般上至下肋弓,下至髂嵴下,后侧不宜过分前突,前方也不宜束扎过紧,应保持腰椎良好的生理曲度。药物腰围、磁疗腰围等除了制动与保护功能以外,还能辅以中药、磁疗等作用,老年人可根据病情选用。腰围的配戴使用应根据病情灵活掌握,老年人经牵引或长期卧床治疗后,应严格遵医嘱佩戴腰围下地,以巩固治疗效果。当病情减轻,症状消失,则应及时取下腰围,加强自身腰背肌锻炼,以自身肌肉力量加强对腰椎的支撑和保护作用。否则,长期佩戴腰围会使腰背肌肉发生废用性萎缩及关节强直,这对于腰椎间盘突出症的治疗有害无益。

（五）腰椎牵引

腰椎牵引是治疗腰椎间盘突出症的有效方法。牵引能限制腰椎的活动,减轻椎后关节压力和椎间盘内压力,扩大椎间孔及神经根管入口,促进损伤组织的修复,缓解膨出或突出的椎间盘对神经根的压迫。常见方法有自体牵引(重力牵引)、骨盆牵引、双下肢皮牵引等。自体牵引是利用老年人下体重量进行牵引的方法。开始牵引时床面与水平面的夹角是 30°,以后每天增加 5°,牵引时间每次 4 h,一般在牵引的 8～10 天,倾角可达 70°～90°。治疗期间可配合理疗。骨盆牵引时,老年人卧硬板床,牵引重量因个体差异而不同,一般两周为 1 个疗程。牵引时双侧髂前上棘、股骨大粗隆部放置棉垫,防止压疮。牵引过程中,如果老年人症状、体征加重,应减轻牵引重量或停止牵引。孕妇、严重高血压、心脏病老年人禁用该法。

五、健康教育

（一）疾病知识教育

根据疾病特点进行病因、临床表现、防治措施等知识教育,指导老年人保持活动,尽量恢复工作。指导老年人克服焦虑、恐惧心理及病态行为,积极配合康复治疗,促进早日康复。

（二）康复训练指导

腰椎间盘突出症老年人普遍存在腰腹肌无力,影响腰椎稳定性,使症状迁延或易于复发,应提倡运动锻炼。急性期宜卧床休息 2～7 天,垫高小腿放松腰大肌;症状初步消退后宜尽早开始卧位腰腹肌运动,避免腰椎明显屈曲或过伸的动作;症状好转时,每日进行腰腹肌训练,至少持续3 个月,以后适当进行巩固性锻炼。

（三）家庭牵引指导

家庭牵引是治疗腰椎间盘突出症非常有效而且简便的方法,但需注意家庭牵引应在医生的指导下开展,牵引的姿势、重量、时间等都应遵医嘱进行。一般来说,牵引重量控制在老年人体重的 1/10～1/8。若牵引一段时间后(1 周左右),老年人症状无明显改善,则可适当增加重量。一般每日 1～2 次,每次持续半小时。牵引治疗原则上都需卧硬板床,以便于保持拉力;牵引所用的牵引带必须合身。根据牵引效果予以相应处理:牵引后症状若有所缓解,不应过早中止牵引,而应继续卧床结合牵引治疗,减少复发的可能;若症状无明显改善,应请医生及时帮助查明原因,采取相应的措施;若症状加重,应立即停止牵引,请医生做进一步的诊治。不适合进行牵引治疗的老年人,切不可在家中自行牵引。如诊断不明确、怀疑有腰椎破坏性疾病者,全身状况较差者,有明显骨质疏松的老年人,或牵引后即感症状加重、疼痛剧烈的老年人,均不适宜进行牵引治疗。

知识链接 -

日常生活中对腰椎间盘突出症的防治

注意平时的站姿、坐姿、劳动姿势及睡眠姿势等的正确性,纠正不良姿势和习惯。选择合适的坐具、卧具,经常变换体位,鞋跟高度一般以 3 cm 左右为宜,以防腰肌劳损。加强锻炼,增强体质,尤其加强腰背肌肉功能的锻炼,以提高腰椎的稳定性、灵活性和耐久性。合理使用空调,室温在 26 ℃较适宜,切忌对着腰部及后背吹,以免室温太低、凉

【重点】
腰椎间盘突出症老年人的康复照护重点是腰椎功能训练,训练的方法大致分为伸展训练和屈曲训练两大类,需要持之以恒进行训练。

气过重,使腰背肌肉及椎间盘周围组织的血运发生障碍,增加了发生腰痛的机会。药膳具有食物的营养和药物的治疗双重作用,且简单方便,易于坚持。症状较轻或病程较长的腰椎间盘突出症老年人可根据具体病情和条件,选择适于自己服用的药膳。

课后思考

1. 名词解释

腰椎间盘突出症。

2. 问答题

腰椎间盘突出症康复照护措施有哪些?

3. 案例分析题

患者,女,65岁,因提重物时突然出现腰痛和放射性下肢痛,立即被平车推入院。查体温36.0 ℃,脉搏82次/分,呼吸20次/分,血压150/85 mmHg。入院诊断为腰椎间盘突出症。请问如何照护该患者?

(李 敏)

任务十三 骨质疏松症的康复照护

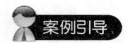

老年女性,60岁,因出现腰背部疼痛、起立时行走困难1个月,步行入院。查体温36.3 ℃,脉搏82次/分,呼吸20次/分,血压140/80 mmHg。入院诊断为骨质疏松症。请问该老年人康复照护重点有哪些方面?

一、概述

骨质疏松症(osteoporosis,OP)是指骨质减少、骨组织微细结构破坏引起骨脆性增加、易发生骨折的一种全身性、进行性的慢性代谢性骨病。骨质疏松症是由内分泌、免疫、营养、废用、遗传等多种因素共同作用的结果。根据发病机制,可将其分为原发性和继发性两大类。原发性骨质疏松症又分为绝经后骨质疏松症(Ⅰ型)和老年性骨质疏松症(Ⅱ型),占骨质疏松症发病总数的85%~90%。继发性骨质疏松症多见于大量服用皮质类固醇药物、性激素减少、酒精中毒、活动减少以及失重(如太空飞行等)和吸收不良等情况。临床上以老年人最为常见,发病率女性多于男性,两者之比为(2~6):1。

【小贴士】

随着老年人口的增加,我国骨质疏松症老年人数量急剧增加。在日常生活活动中,不经意的活动、轻微的损伤、日常的负重等轻微的外力作用均可造成脆性骨折。因此,平时需注意安全,加强营养,预防骨质疏松症。

骨质疏松症性骨折导致的功能丧失严重威胁人群身心健康,其昂贵的治疗费和较长的治疗周期给家庭和社会带来了沉重的负担,所以掌握防治该病的康复照护具有重要的现实意义。

二、主要功能障碍

(一)骨痛

原发性骨质疏松症常以不同程度的骨痛为主要临床表现,可发生在不同部位,最常见于腰背部,其特点是在长时间保持固定姿势,负荷增加或轻度外伤后疼痛加重或活动受限,严重时翻身、起立、坐及行走都有困难。

（二）脊柱变形

多在疼痛后出现。骨质疏松严重者,可有驼背。脊柱椎体前部多由松质骨组成,因骨量丢失,骨小梁萎缩,使椎体疏松而脆弱,负重或体重本身的压力使椎体受压变扁致胸椎后突畸形,形成驼背。

（三）骨折

其特点是无外力或轻度的外力作用下均可发生骨折,骨折的常见部位为肋骨、腰椎、髋部、桡骨、尺骨远端和股骨近端。椎体压缩性骨折多见于绝经后骨质疏松症老年人,主要表现为突然腰背锐痛、脊柱后突、不能翻身、局部叩击痛;髋部骨折以老年性骨质疏松症多见,通常于摔倒或挤压后发生。股骨颈骨折表现为腹股沟中点附近压痛,纵轴叩痛;股骨转子间骨折在大转子处压痛,病变下肢出现内收或外旋畸形,不能站立和行走。

（四）呼吸功能下降

胸腰压缩性骨折和脊柱后突、胸廓畸形可使肺活量和最大换气量显著减少。多数老年人肺功能随着年龄增加而下降,若再加上骨质疏松症所致胸廓畸形,老年人往往可出现胸闷、气短、呼吸困难等症状。

三、康复评定

（一）骨量和骨质量的评定

骨量是诊断骨质疏松症的重要指标,也是影响骨折发生率的重要指标。目前广为使用的评定方法是双能 X 线检查。WHO 将骨质疏松症的诊断标准定为低于标准 2.5 个标准差以上。骨质量指的是骨骼生物力学性能的特性,主要包括骨转换率、矿化程度、微损伤的堆积、骨基质蛋白、骨结构和骨大小等。

（二）疼痛评定

疼痛是骨质疏松症老年人的主要症状之一,也是限制其功能活动的重要因素。对于疼痛的描述应包括疼痛的强度、特点、时间、部位、疼痛的影响及影响疼痛的因素等。国际公认可靠的 McGill 疼痛问卷通过多项选词,对以上各个方面进行定级和描述。

（三）骨折评定

骨折是骨质疏松症老年人最常见的临床表现之一,并常导致严重的后果。骨折的评定主要涉及骨折的部位、程度及骨折的影响,包括疼痛、运动功能、生存质量的影响等,以评定老年人骨折的稳定程度,是否需要固定,能否承受运动产生的应力,运动对于骨折是否有益等。

（四）功能评定

对于功能的评定是骨质疏松症康复中重要的、必不可少的内容。运用广泛的 Barthel 指数评定法,它不仅可运用于偏瘫的评定,对于骨质疏松症的评定也可借鉴。此外功能独立性评价量表以及评定情绪的量表如汉密尔顿焦虑、抑郁量表等,对于骨质疏松症老年人功能的各个方面都提供了很好的评定途径。

（五）生活质量评定

骨质疏松症的最终损害在于生活质量,生活质量的问题是我们重点关注的问题之一。一般的生活质量评定都包括躯体、心理、社会方面健康的自我评价,经济状况等。较常用的量表有 SF-36 量表、WHOQOL-100 和 WHOQOL-BREF 量表。国内常用骨质疏松症老年人的生活质量量表,该量表包含 75 个条目,覆盖了与生活质量有关的 5 个维度（疾病、生理、社会、心理、满意度）和 10 个方面。

四、康复照护

(一)饮食调节

骨质疏松症老年人饮食需均衡。适量进食含蛋白质及钙丰富的食物如牛奶、鱼、豆制品。水果以橙、柑、西柚、奇异果等为佳,因其含有丰富的维生素C,有助于骨骼健康。减少钠盐摄入,少吃腌制食物,可减少钙质流失。戒烟酒,适量饮茶和咖啡,少喝碳酸饮料,忌辛辣、过咸及过甜等刺激性食品。

(二)正确姿势

指导骨质疏松症老年人有意识地持续保持良好的姿势,如卧位时用硬板床垫和较低的枕头尽量使背部肌肉保持挺直;站立时肩膀要向后伸展,挺直腰部并收腹;坐位时应双足触地,挺腰收颈,椅高及膝。尽量做到读书或工作时不向前弯腰,尽可能避免持重物走路,不要经常采取同一姿势,以免增加骨骼负担。

(三)疼痛照护

疼痛是骨质疏松症最常见的症状,缓解疼痛尤为重要。注意保暖及避免寒冷刺激,平时宜用温水,天气变化时注意增减衣物,睡卧时盖好衣被,避免受凉,可防止肌肉痉挛和缓解疼痛。因病情需要长时间处于同一体位如仰卧时,可在膝下垫软枕,将患膝置于膝关节屈曲位,减轻腰部压力。对于疼痛部位还可采取热敷、按摩、超短波治疗、中频电疗等方法达到消炎和止痛效果。

(四)运动照护

WHO明确提出骨质疏松症治疗的三大原则:补钙、运动疗法和饮食调节法,其中运动疗法是防治骨质疏松症最有效和最基本的方法。常用的运动方法如下:握力锻炼,用握力器每日坚持握力训练30 min以上,能防治桡骨远端和肱骨近端骨质疏松症;耐力运动,以慢跑和步行为主要方式,每日慢跑或步行2000~5000 m,能有效防治下肢及脊柱的骨质疏松症;俯卧撑运动,每日一次,尽量多做,注意每次所做数目不少于前一次,本运动能防治股骨颈、肱骨近端、桡骨远端骨质疏松症;伸展或等长运动,最大作用是增加耐力,在此训练过程中,相关部位骨的负荷应力增加,血液循环改善,骨密度增加,常用上肢外展等长运动、下肢后伸等长运动、躯干伸肌等长运动训练等。

(五)用药照护

骨质疏松症治疗药物大致分为三类。促骨矿化剂,如碳酸钙、维生素D等。口服钙剂不可与绿叶蔬菜同服,应增加饮水量,防止泌尿系统结石或便秘。抗骨吸收剂,如降钙素、雌激素等,降钙素不能口服,可肌内注射,使用期间要观察有无低血钙;雌激素使用者,应定期检查,防止肿瘤和心血管疾病的发生。促骨形成剂,如氟化钠及合成类固醇等,此类药宜晨起空腹时服用,服药后大量饮水,半小时内禁饮食,注意有无消化道反应。

(六)安全照护

跌倒是骨折及软组织创伤的主要因素,因此要注意居家安全。可采用Morse跌倒评分量表判断是否为跌倒高风险,及时采取有效措施,适当改造老年人生活环境,去除家庭和周边环境的障碍,如清除地板上零乱的物品、室内照明应充足、卫生间有防滑装置、穿平底鞋等,以防止跌倒或坠床的发生。外出锻炼或活动时要有人陪护,防止发生意外。尽量避免弯腰、负重等行为,防止骨折。

(七)心理照护

由于骨质疏松症病程较长,老年人容易有消极心理,易出现焦虑、悲观情绪。特别是伴发骨折的老年人,更要注意其特殊性。应加强对老年人生活上的支持,关心老年人,积极调动老年人的内在潜力,发挥他们的主动性,使老年人以最佳状态配合治疗。

五、健康教育

（一）疾病知识教育

根据老年人的年龄层、文化程度进行针对性教育，提高老年人的相关知识了解程度。向老年人讲解骨质疏松症的发生原因与危害，让老年人掌握一些简单的操作与知识，树立预防为主的观念，消除导致疾病进一步发展的危险因素。督促定期检查，尽早发现骨量减少和骨质疏松，以便早期防治。发现骨质疏松症要积极治疗，如应用降钙素、雌激素等。

（二）康复训练指导

运动注意事项：鼓励老年人多参加户外活动，增加接触阳光的时间，可促进维生素 D 的转化，利于钙的合成；根据老年人自身情况制订运动处方，量力而行，循序渐进，持之以恒。适宜的运动有太极拳、游泳、舞蹈、散步等，每周至少 3 次，每次 30 min。中老年人伴随心脑血管系统疾病者较多，运动前应行常规检查，运动项目中尽量避免倒立性、屏气性、暴发性等动作，以免发生意外事故。患骨质疏松症的年迈老年人应避免最大限度向前弯腰的训练动作，因其可能引起后背的扭伤和脊柱的压缩性骨折。

知识链接

保持良好的生活方式可以减少骨质疏松症的发生率，主要包括以下内容。合理膳食，调整膳食结构，增加乳及乳制品；可适当补充钙剂，增加饮食中钙的摄入。改变不良的生活习惯，禁烟酒。多进行户外运动、接受日光浴等，能提高骨量、减少骨量丢失，预防骨折。体育锻炼，刺激成骨细胞活动，有利骨质形成。保持良好心态，适当调节心情和自身压力，可保持弱酸性体质，从而预防骨质疏松症的发生。

课后思考

1. 名词解释

骨质疏松症。

2. 问答题

骨质疏松症康复照护措施有哪些？

3. 案例分析题

患者，女，65 岁，因出现腰背部疼痛 15 天，步行入院。查体温 36.5 ℃，脉搏 80 次/分，呼吸 20 次/分，血压 130/70 mmHg。入院诊断为骨质疏松症。请问如何照护该患者？

（李　敏）

任务十四　日常生活活动能力的康复照护

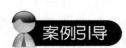

老年男性，70 岁，左侧肢体偏瘫恢复期，神志清楚，食欲好，查体温 37.1 ℃，脉搏 72 次/分，呼吸 18 次/分，血压 160/90 mmHg。根据老年人的情况，请问如何照护该老年人？

【重点】

运动和饮食对于骨质疏松症老年人的康复很重要，适量进食含蛋白质及钙丰富的食物，多吃富含维生素 C 的水果，有助于骨骼健康。饮食要清淡，少喝碳酸饮料，忌辛辣、过咸及过甜等刺激性食品。常用的运动方法有握力锻炼、耐力运动、俯卧撑运动、伸展或等长运动。

一、个人卫生的照护

（一）个人卫生

个人卫生是人保持自身清洁的基本需要。全身皮肤和黏膜的清洁，对于体温的调节和并发症的预防有重要意义，个人卫生直接影响着人的精神状态和社会交往。当老年人意识清醒时，即可用健侧手为自己洗脸；在床上能够保持 60° 坐位时就可鼓励老年人自己刷牙、刮胡子、梳理头发；能在轮椅上取坐位时，上述动作尽量到洗手间完成；偏瘫老年人可训练健侧手代替患侧手操作，继之训练患侧手操作、健侧手辅助，或只用患侧手操作；双手功能障碍者，可借助辅助器具尽快进行个人卫生训练，以提高自理生活的能力，增强老年人的自信心。

（二）个人卫生训练方法

1. 洗脸、洗手　毛巾一端固定在水池边，或用洗脸海绵或自己缝制的毛巾套；肥皂装在吊在水池边的网兜里，或在墙壁上安装按压式洗手皂液，这样，无论老年人单手还是双手操作都很方便。老年人坐在洗脸池前，用健侧手打开水龙头放水，调节水温，用健侧手洗脸、洗患侧手及前臂。洗健侧手时，患侧手贴在水池边伸开放置，涂过肥皂后，健侧手及前臂在患侧手或毛巾上搓洗。拧毛巾时，可将毛巾套在水龙头上或患侧前臂上，用健侧手将两端合拢，向一个方向拧干。

2. 刷牙、修剪指甲、梳头　打开牙膏盖时，用嘴打开盖子，也可借助身体将物体固定（如用膝夹住），用健侧手将盖旋开，刷牙的动作由健侧手或双手共同完成，必要时可用改良的长柄牙刷或电动牙刷代替；清洗义齿或指甲时，可将带有吸盘的毛刷、指甲锉等固定在水池边缘；剪指甲时，可将指甲剪固定在木板上，利用患侧手的粗大运动，即用手掌或肘按压指甲剪给健侧手剪指甲；选用手柄加长或成角的梳子梳头。

3. 排便、如厕动作　卧床老年人在床上使用便器时，患侧膝、患侧髋锁定在屈曲位，自己双手交叉抬高臀部（桥式运动），就可进行便器的插进和拉出。抓握功能差者，可将卫生纸缠绕在手上使用。随着床上体位转移能力的增强和抓握功能的恢复，由他人协助逐步过渡到自己取放便器。对于从轮椅转移到马桶排便的老年人，马桶最好高于地面 50 cm，且两侧必须安装扶手。轮椅到马桶转移法：将轮椅靠近马桶，刹住车闸，双足离开踏脚板而后将其移开；借助轮椅扶手支撑解开裤带，躯干交替向左右倾斜抬起臀部，顺势把裤子褪到大腿中部；以健侧手支撑轮椅椅面站起，然后握住马桶旁扶手，旋转身体坐在马桶上（双上肢均有力者，可一手按住椅面、另一手拉住马桶远侧的边缘，用两上肢支撑起两髋部后向马桶移动）；调整身体，从轮椅转移到马桶上，使两下肢位置摆放合适。

4. 洗澡　老年人必须具有足够的体力，方可开始主动向浴盆转移。轮椅到浴盆转移法：准备固定的木椅两把，一把放在浴盆一旁，另一把稍矮些的放在浴盆内，两把木椅与盆沿高度相同。矮木椅的脚底装上橡皮垫，用以保护浴盆并防止木椅滑动。老年人坐在紧靠浴盆的木椅上，脱去衣物，健侧手按在椅座上，健侧足踏在地板上，身躯移到木椅边尽可能向浴盆靠近；用双手托住患侧腿放入盆内，再用健侧手握住盆沿或墙壁上的把手，健侧腿撑起身体前倾，抬起臀部移至盆内木椅上，把健侧腿放入盆内；亦可用滑板（木板），下面拧两个橡皮柱固定在浴盆一端，老年人将臀部移向盆内木板上，将健侧腿放入盆内。洗涤时，用健侧手持毛巾擦洗或将毛巾一端缝上布套，也可选用两端带环的洗澡巾，套于患侧臂上协助擦洗，还可借用长柄的海绵浴刷擦洗背部和身体的远端。拧干毛巾时，将其压在腿下或夹在患侧腋下，用健侧手拧干。洗毕，出浴盆顺序与前面步骤相反。淋浴时，老年人若坐在淋浴凳或椅子上，洗澡较容易进行。

> **【小贴士】**
> 　　训练中应仔细观察老年人的实际活动能力，不断调整训练计划，使其最简单、最切实可行。训练后，要注意观察其精神状态和身体状况，如是否过度疲劳、有无身体不适，以便及时给予必要的处理。

（三）个人卫生的康复照护要点

（1）老年人自己调节水温时，先开冷水再开热水龙头；关闭时动作相反。当老年人失去痛觉和温度觉时，必须先测量水温，一般水温调节在 40～45 ℃。

（2）出入浴盆，对老年人来说是最危险的行动之一，训练时应始终有人在旁保护。出入浴盆可以向老年人最为方便的一侧进行，不必像其他转移活动那样总是向老年人的健侧进行。

（3）老年人出入浴室应穿防滑拖鞋，浴盆内的底部及淋浴处地面铺上防滑垫或塑胶垫。洗澡时间不宜过长，以免发生意外。

（4）下肢关节活动受限者，建议使用可调节坐便器；上肢活动受限、截瘫或手指感觉缺失者可使用安装在坐便器上的自动冲洗器和烘干器达到清洁的目的；如厕障碍者，建议夜间在床旁放置便器以免出入厕所之不便。

（5）注意观察老年人体温、脉搏、血压等全身情况，如有异常及时处理。

（四）注意事项

1. 训练前做好各项准备　如帮助老年人排空大小便，避免训练中排泄物污染训练器具；固定好各种导管，防止训练中脱落等。

2. 训练原则　训练应从易到难，循序渐进，切忌急躁。可将日常生活活动的动作分解为若干个细小的动作，反复练习，并注意保护，以防发生意外。

3. 训练时注意　要给予充足的时间和必要的指导，照护团队成员要有极大的耐性。为老年人选用适当的辅助用具，必要时对辅助用具及训练环境进行改制和调整，以达到最佳训练效果。

4. 心理照护　应贯穿训练全程，对老年人的每一个微小进步，都应给予恰当的肯定和赞扬，从而增强老年人的信心。

二、营养与饮食的照护

（一）饮食动作训练

饮食是人体摄取营养的必要途径，营养是保证人体健康的重要条件。对意识清楚、全身状况稳定、能产生吞咽反射、少量误咽能通过随意咳嗽咳出的老年人要进行饮食动作训练。经过基础训练后开始摄食-吞咽模式训练：从仰卧位转换为坐位、维持坐位的平衡、抓握餐具、使用餐具摄取食物、将食物送入口腔和咀嚼动作。

1. 摄食体位　因病情而异，一般选择坐位或半坐位。进食前应嘱老年人放松精神，保持轻松、愉快情绪，然后协助老年人身体靠近餐桌坐直（坐不稳时可使用靠背架），患侧上肢放在餐桌上。照护人员位于老年人正面或健侧，帮助老年人进食时保持对称直立的坐姿或头稍前屈45°左右，身体倾向健侧30°，这样可促使食物由健侧咽部进入食管；或将头部轻转向瘫痪侧90°，使健侧咽部扩大便于食物进入。

2. 食物选择　选择食物的首要标准是易于口腔移送和吞咽，不易误咽。根据老年人吞咽障碍程度和阶段，按胶冻样、糊状、普食三个阶段从易到难选择。先选择密度均一、有适当的黏性、不易松散且通过口腔时容易变形、不在黏膜上残留的食物，如蛋羹等既容易在口腔内移动又不易出现误咽的胶冻样食物。利手缺损者，块状食品更容易拿取。

3. 饮食动作训练的方法　①进食训练：将食物及餐具放在便于取放的位置，必要时将碗、盘用吸盘固定在饭桌上；用健侧手握持叉子（匙），把叉子（匙）放进碗内，用叉子（匙）取适量食物放进口中，咀嚼、吞咽食物；帮助老年人用健侧手把食物放在患侧手中，再由患侧手将食物放于口中，以训练健、患手功能的转换；当患侧上肢恢复一定主动运动时，训练完全用患侧手进食，开始训练时使用叉子或匙（尽量选用长粗柄、匙面小、边缘圆、不易黏上食物的硬塑匙），而后逐渐改用筷子（两根筷子顶端用一根小弹簧连接起来）；丧失抓握能力、协调性差或关节活动受限者，应将食具加以改良，如筷子加弹簧、使用盘挡、加长叉和勺的手柄或将其用活套固定于手上、使用前臂或手掌支架。②饮水训练：杯中倒入适量的温水，放于适当的位置；可用患侧手持杯，健侧手轻托杯底以协助稳定患侧手,端起后送至嘴边;缓慢倾斜茶杯,倒少许温水于口中,咽下;双手功能障碍者用吸管饮水;震颤麻痹和共济失调老年人则可在杯盖上开一小孔,插入吸管吸水,或使用挤压式柔软容器饮水。

(二)康复照护要点

(1)培养良好的进食习惯,尽量定时定量摄食;能坐起时勿躺着,能在餐桌上则勿在床边进食,严禁在水平仰卧位进食。

(2)每次进食前用冰块刺激或诱发吞咽动作,确保有吞咽反射再开始进食,初期进食宜用糊状食物,不宜饮水或进流质食物,以免呛咳。

(3)有吞咽障碍的老年人和年老体弱者,训练时照护人员应全程陪伴,并备吸引器在旁。

(4)如发生咳嗽、误咽应及时拍背,促使老年人咯出食物。误咽较多时,迅速将气管内食物吸出,以防窒息。

(5)训练期间,采取鼻胃管留置或其他方式,以补充不足的水分及营养。

三、排泄的照护

(一)排痰训练

1. 体位引流　体位引流是利用重力作用,将聚集在肺、支气管内的分泌物排出体外,又称重力引流。体位排痰法,即是利用体位引流的原理,根据病变部位和老年人经验(自觉有利于咳痰的体位),采取病变部位较气管和喉部为高的体位,以利于潴留的分泌物随重力作用流入大支气管,然后再经口咳出,从而改善肺通气。其目的是促进排痰,改善通气功能,促进肺膨胀,增加肺活量,预防肺部并发症。

2. 辅助排痰的其他方法

(1)保持合适的湿度。每天饮水总量不少于2000 mL,少量多次,每次30~50 mL。室内湿度维持在60%左右,可湿式清扫地面或室内放置加湿器。吸氧老年人注意氧气的湿化和温化。痰液黏稠者,引流前15 min先遵医嘱给予雾化吸入生理盐水。

(2)有效咳痰。控制无效咳嗽,掌握有效咳嗽方法。咳嗽前先深吸气数次以诱发咳嗽,争取肺泡充分膨胀,增加咳嗽频率,咳嗽在晨起、临睡前和餐前半小时应加强。①用力咳嗽将痰液咯出:老年人取坐位,双脚着地,胸部前倾,怀抱枕头,双臂交叉在胸前,利用胸腔内压和腹内压使膈肌上升,通过咳嗽时较强的气流将痰液咯出。②勤翻身:呼吸道分泌物多滞留在肺部低垂部位及疼痛部位,经常变换体位不仅可减少分泌物滞留的倾向,促进痰液排出,而且可以防止肺泡萎缩和肺不张,也可起到体位引流的作用。一般每1~2 h翻身一次,若痰量过多,每10~20 min翻身一次。③哈咳技术:嘱老年人深吸气,再用力呼气时说"哈",随气流引起哈咳。此方法可减轻老年人疲劳,避免诱发支气管痉挛,提高咳嗽、咳痰的有效性。④胸部叩击:指导老年人胸部叩击配合有效咳嗽,以提高引流效果。照护人员五指并拢,掌心握成杯状,依靠腕部的力量在引流部位胸壁上双手轮流叩击、拍打30~45 s,叩击的力量视老年人的耐受度而定;为避免老年人不适,可在叩击部位垫上毛巾,嘱老年人放松,自由呼吸;叩击时应有节律地叩击背部,叩击顺序应沿支气管走行方向,自下而上、由边缘到中央。⑤辅助咳嗽技术:对于腹肌无力、不能进行有效咳嗽者,照护人员可协助完成。照护人员面对老年人,双手压迫于老年人肋骨下角,嘱其深吸气,并尽量屏住呼吸,当其准备咳嗽时,照护人员的手向上向里用力推,帮助老年人快速呼气,引起咳嗽。

(二)膀胱功能康复训练

膀胱照护主要用于脊髓损伤、脑卒中、颅脑损伤等导致的神经性膀胱功能异常的老年人。膀胱照护的目的是恢复和改善老年人的膀胱功能,降低膀胱内压力,减少残余尿量,控制和消除泌尿系统并发症的产生,提高老年人的生活质量。

1. 膀胱功能训练方法　神经性膀胱功能失调(简称神经性膀胱)分为不同类型,每一种类型的神经性膀胱因其表现形式不同,训练方法也不尽相同。①盆底肌肉训练:嘱老年人在不收缩下肢、腹部及臀部肌肉的情况下自主收缩耻骨、尾骨周围的肌肉(会阴及肛门括约肌)。每次收缩维持 10 s,重复做 10 次为 1 组,3 组/天。这种训练可以减少漏尿的发生,适用于压力型尿失禁的老年人。②尿意习惯训练:训练应在特定的时间进行,如餐前 30 min、晨起或睡前。主要方法是鼓励老年人定时如厕排尿。白天每 3 h 排尿 1 次,夜间 2 次,可结合老年人具体情况进行调整。这种训练同样可以减少尿失禁的发生,并能逐渐帮助老年人建立良好的排尿习惯,适用于急迫型尿失禁的老年人。③激发技术:定时对老年人的排尿扳机点(排尿感觉的触发点)进行不同方法的刺激,促进排尿功能的恢复。如轻轻敲打耻骨上区、牵拉阴毛、摩擦大腿内侧、捏掐腹股沟、听流水声等辅助措施。适用于反射型尿失禁的老年人。④屏气法:老年人采取坐位,身体前倾,腹部放松,训练老年人收缩腹肌,从而增加膀胱及骨盆底部的压力,促使尿液排泄。适用于尿潴留导致的溢满型尿失禁。⑤手压法:双手拇指置于髂嵴处,其余手指放在下腹部膀胱区,用力向盆腔压迫,帮助排尿;也可用单拳代替手指加压,但不可过度用力。适用于尿潴留的老年人。

2. 膀胱的康复照护 要点:①进行膀胱照护前的评定时,根据老年人的病情、日常生活活动能力、家庭支持情况等综合评估,选择合适的膀胱管理方法;②预防自主神经反射异常;③实施清洁间歇导尿的老年人应遵守饮水计划,并指导老年人做好自我监控和并发症的监测、预防;④加强老年人的皮肤照护,保持皮肤清洁干燥,防止感染和压疮的发生。

(三)肠道排便功能康复训练

1. 反射性大肠的康复照护 反射性大肠的老年人主要表现为便秘。照护目标是养成规律的排便习惯,减少由于便秘导致的并发症,如肛裂、痔疮等。反射性大肠的照护技术包括指力刺激、腹部按摩、肠道功能训练等。①指力刺激:指力刺激可诱发粪团的排出。协助老年人取左侧卧位,护士的食指或中指戴指套,涂润滑油,缓缓插入肛门,用指腹一侧沿着直肠壁顺时针转动。每次指力刺激可持续 15～20 s,直到感到肠壁放松、排气、有粪液流出。如果发现老年人肛门处有粪块阻塞,可先用手指挖便的方法将直肠粪块挖清,然后再进行指力刺激。②腹部按摩:在指力刺激前或同时,可进行腹部顺时针按摩。让老年人屈膝放松腹部,护士用手掌自右向左沿着老年人的结肠解剖位置(升结肠、横结肠、降结肠、乙状结肠)方向,即自右下腹、右上腹、左上腹、左下腹做顺时针环状按摩,促进肠道蠕动,从而促进粪团的排出。③肠道功能训练:盆底肌训练、腹肌训练、模拟排便训练等。a. 盆底肌训练:老年人取仰卧位或坐位,双膝屈曲稍分开,轻抬臀部,缩肛提肛,维持 10 s,连续 10 次,每天练习 3 次,促进盆底肌功能恢复。b. 腹肌训练:通过腹肌的训练,可增强腹肌的收缩能力,提高排便时的腹内压,从而有助于粪便的排出。腹肌训练的常用方法有仰卧直腿抬高训练、仰卧起坐等。c. 模拟排便训练:选择适当的排便环境,根据老年人以往的排便习惯安排排便时间,指导老年人选取适宜的排便姿势,最好采取蹲位或者坐位,嘱老年人深吸气,往下腹用力,模拟排便。每日定时进行模拟排便训练,有助于养成定时排便的良好习惯。④药物使用:通便剂如开塞露、甘油等,能软化粪便、润滑肠壁、刺激肠蠕动而促进排便。⑤饮食与运动:多进食水果、蔬菜及粗粮等高纤维素、富含营养的食物,多饮水。指导老年人适当运动,增强身体耐力,促进肠蠕动。

2. 弛缓性大肠的康复照护 弛缓性大肠与反射性大肠不同,老年人的排便中枢被破坏,因此老年人无法依靠肠蠕动实现主动排便,通常表现为大便失禁。康复照护的目标是保持成形大便,减少大便失禁的次数,养成规律排便习惯。弛缓性大肠的康复照护技术包括手指协助排便、肠道功能训练等。①手指协助排便:在进行腹部顺时针按摩后,可用手指协助排便。②肠道功能训练:弛缓性大肠的老年人可通过盆底肌训练、腹肌训练等增强对排便的控制能力,同时养成定时排便的良好习惯。③皮肤照护:保持床单、被服干净,保证肛周、臀部皮肤清洁干燥,防破损。如出现肛周发红,可涂氧化锌软膏。④饮食指导:清淡、规律饮食,禁烟、酒,避免导致大便松散的食物如辛辣食品。

3. 肠道的康复照护 要点:①先将肠道中积存的粪便排清;②肠道训练的时间要符合老年人的生活规律,并根据老年人的情况进行调整和评价;③当老年人出现严重腹泻时,注意对肛周皮肤进行保护，防止肠液刺激皮肤发生破溃；④便秘也是导致脊髓损伤老年人自主神经反射异常的主要原因之一，因此应监测脊髓损伤老年人的自主神经反射异常的临床表现，并及时排除肠道原因；⑤在训练过程中，注意心理疏导，尊重老年人人格，鼓励老年人树立信心，减轻老年人由于排便障碍带来的精神紧张和心理压力。

四、衣物的穿脱

穿脱衣物是日常生活活动中不可缺少的内容，康复对象因功能障碍，造成衣物穿脱困难。只要老年人能保持坐位平衡，有一定的协调性和准确性，就应该指导他们利用尚存的功能进行穿脱衣物的训练，以尽快建立起独立生活的能力。

（一）更衣训练

1. 穿脱开襟上衣训练 ①穿衣时，老年人取坐位，用健侧手找到衣领，将衣领朝前平铺在双膝上，患侧袖子垂直于双腿之间。用健侧手将患肢套进衣袖并拉至肩峰→健侧上肢绕过头顶转到身后，将另一侧衣袖拉到健侧斜上方→穿入健侧上肢→整理并系好扣子。②脱衣的过程正好相反，用健侧手解开扣子→健侧手脱患侧衣领至肩下→拉健侧衣领至肩下→健侧手从后腰部向下拉衣摆→两侧自然下滑甩出健侧手→脱出患侧手。

2. 穿脱套头上衣训练 ①穿衣时，老年人取坐位，用健侧手将衣服平铺在健侧大腿上，领子放于远端，患侧袖子垂直于双腿之间。用健侧手将患肢套进袖子并拉到肘部以上→穿健侧手袖子→健侧手将套头上衣背面举过头顶，套过头部，健侧手拉平衣摆，整好衣服。②脱衣时，先用健侧手将衣摆翻起，推至胸部以上→健侧手从肩部绕至后背拉住衣服→在背部从头脱出衣领→脱出健侧手→最后脱患侧手。

3. 穿脱裤子训练 ①穿裤时，老年人取坐位，健侧手置于腘窝处将患侧腿抬起放在健侧腿上（健侧踝提起，用足尖着地或用矮凳支撑使健侧腿倾斜可以防止患侧腿下滑）。用健侧手穿患侧裤腿，拉至膝以上→放下患侧腿，全脚掌着地→穿健侧裤腿，拉至膝上→抬臀（拱桥）或站起向上拉至腰部→整理系带。②脱裤时，老年人取站立位，松开腰带，裤子自然下落→坐下抽出健侧腿→健侧足踩住裤身，抽出患侧腿→健侧足从地上挑起裤子→整理好待用。

4. 穿脱袜和鞋的训练 ①穿袜子和鞋时，老年人取坐位，双手交叉将患侧腿抬起置于健侧腿上→用健侧手拇指和食指张开袜口，上身前倾把袜子套在患足上，再穿鞋→放下患侧腿，全脚掌着地，身体重心转移至患侧→再将健侧腿放在患侧腿上→穿好健侧足的袜子或鞋。②脱袜子和鞋，顺序相反。

（二）衣物穿脱的康复照护要点

1. 衣物应宽松、柔软、有弹性 尽量选择开胸式上衣，衣服上的纽扣换成尼龙搭扣或大按扣，或不解开衣服下部的扣子，按套头衫的方式穿脱；女性胸罩在前面开口，男性选用套头式领带；裤带选用松紧带；鞋带改成尼龙搭扣、带环的扣带，或改穿浅口船鞋，以使穿脱方便，穿着舒适。

2. 衣物放置合理 袜子和鞋应放在老年人身边容易拿到的地方，固定位置摆放。必要时借助长柄取物器、鞋拔子等辅助设施。

五、体位的保持和转换

（一）体位摆放

体位是指人的身体位置，通常临床上是指老年人根据治疗、照护及康复的需要所采取并能保持的身体姿势和位置。

1. 正确的体位摆放 在康复治疗及照护中，使偏瘫老年人保持正确的体位有助于预防和减轻痉挛，保护肩关节，诱发分离运动。①仰卧位：取上肢各关节伸展、下肢各关节屈曲位。即垫起患侧肩胛以防其后缩，肩关节前伸，手臂伸展、外旋，患侧臂放在枕上，掌心向上，手指伸展稍分开，必要时手握毛巾卷，以防止形成功能丧失的"猿手"；患侧腿外侧放置支撑物，以防止患侧髋后缩和下肢外旋;双足底抵住足板使踝关节背屈,足跟放一垫圈,足趾朝上。此体位可因骶尾部和外踝等骨突部位受压过多而导致压疮,因此,在可能的情况下,不提倡长时间的仰卧位。②患侧卧位:头置舒适位,躯干稍后仰,腰背部垫枕头支撑,保持患侧肩前伸,避免受压与后缩,肘伸展。患侧腿取舒适位,膝关节微屈,健侧腿屈曲并置于体前枕上。③健侧卧位:老年人胸前放一枕头,使肩前伸,肘关节伸展,腕、指关节伸展放于枕上,患侧腿屈曲向前,并以枕头支持,以保持髋、膝关节自然微屈,踝关节中立位,但避免出现足悬空现象(足内翻)。此体位有利于对抗偏瘫侧上肢屈肌痉挛和下肢伸肌痉挛。

2. 体位摆放的康复照护 ①照护人员在进行体位摆放时应注意不能使患肢受压,踝关节要置于90°位,防止被褥卷压足背而造成足下垂。②在协助体位转换时,从老年人的肩胛处托起患肢,以免因用力牵拉患肢而造成肩关节软组织的损伤和肩痛。

(二)体位转换

体位转换是指通过一定方式改变身体的姿势和位置。体位转换可促进血液循环,预防压疮、坠积性肺炎、尿路感染、肌肉萎缩、关节僵硬及变形、深静脉血栓等并发症的发生。根据体位转换时是否有外力参与,体位转换的方式可分为以下两种。①自动体位转换:老年人不需外力相助,能够根据医疗照护及日常生活的需要,通过自己的能力完成体位变换,使身体达到并保持一定姿势和位置。②被动体位转换:老年人在外力协助或直接搬运摆放下变换体位,并利用支撑物保持身体的姿势和位置。

1. 体位转换方法 ①从仰卧位向侧卧位转换法:偏瘫老年人翻转侧卧,指导其利用健肢力量带动患肢,完成体位转换的动作。动作要领为老年人伸肘,双手对掌相握(Bobath握手),十指交叉,患侧拇指在上;夹紧双肩,健侧臂带动患侧臂先摆向健侧,再反方向摆向患侧,利用重心转移完成侧翻。如翻向健侧,则摆动方向相反。②从仰卧位向坐位转换法:偏瘫老年人及上肢肌力尚存的截瘫老年人,可进行坐起训练,即床边坐起。动作要领为老年人呈仰卧位,手放在腹部,健侧腿插入患侧腿之下;将身体横向移至床边;健侧手抓床栏或手掌支撑床面,侧身坐起。由坐位到仰卧位,程序相反。③坐位向站立位转换法:老年人主动转换者可独立进行起立训练,前提是老年人已达到坐位静态或动态平衡才能进行。当起立辅助量减至最小后,可口头指导老年人练习自己起立,必要时在患侧膝和髋部给予助力帮助。动作要领为双足平放后移,两下肢稍分开,重心放于健肢。采用Bobath握手伸肘,肩充分前伸,躯干前倾,双臂前移,超过足尖,双膝前移,腿部用力使臀部离开椅面缓慢站起,站稳后将身体重心移至患肢。待站姿平稳后两足分开一定距离,轮流负重站立。坐下时,伸髋屈膝,身体前倾,双膝前移屈曲,身体坐下。

2. 体位转换的康复照护 ①转换方式得当:根据个体病情及需要,配合康复治疗和照护的要求,选择适合老年人的体位及其转换的方法,把握好限度及间隔时间等。②强化宣教:体位转换前,应向老年人及家属说明体位转换的目的、动作要领和注意事项,调动老年人及家属的主观能动性,以取得理解和配合。③注意保暖:体位转换操作过程中注意保暖(尤其在寒冷天气)。④发挥自身潜能:转换时,逐渐减少辅助力量,鼓励老年人尽可能发挥自己的残存能力。⑤节力原则:体位转换操作过程中,动作应稳妥协调,切忌使用蛮力。⑥安全舒适:体位转换后,应保持老年人的舒适和安全。必要时使用其他辅助用具支撑,以保持关节的活动范围并使肢体处于最佳的功能位置。

六、身体的转移

转移是人体活动的一种形式,老年人借以从一处移动到另一处,人体的转移能力是进行各项活动的重要条件之一。转移训练的目的是使老年人尽早学会独立完成日常生活活动,为今后回归家庭和社会创造良好的条件。

(一)床上转移

1. 床边坐起 老年人先侧移至床边,将健侧腿插入患侧腿之下,用健侧腿将患侧腿移于床边外,患侧膝自然屈曲,然后头向上抬起,躯干向患侧旋转,在胸前用健侧手支撑床面,将自己推至坐位,同时摆动健侧腿下床。必要时照护人员可一手放于老年人健侧肩部(切忌拉患侧肩部),另一手放于其臀部帮助老年人坐起。

2. 平行移动 老年人卧床期间就应进行床上转移训练,随着其体力的恢复及自理能力的增强,从被动移向床头逐渐过渡到卧床主动平移及床上坐位的平移训练。随着四肢肌力逐步恢复及腰背部肌力的增强,指导老年人主动进行床上转移训练,自主调整体位,保持身体舒适,预防压疮的发生。①卧位平移:老年人取仰卧位,健侧足置于患侧足下方,Bobath握手置于胸前,利用健侧下肢将患侧下肢抬起向一侧移动,再将臀部抬起向同侧移动,最后将躯干向同方向移动。反复练习后老年人可以较自如地仰卧在床上进行左右方向的移动。同样,健肢带动患肢,并借助床头护栏或系于床尾的布带,老年人可自行完成移向床头和床尾的动作。②坐位平移:床上撑起训练。老年人坐于床上,身体稍向前倾,伸膝,两手掌置于身体两侧平放于床上,伸肘用力,将臀部撑起离开床面,并可向前后、左右移动。以双手和臀部为支撑点,完成身体在床上的转移,这是下肢瘫痪老年人在床上的基本训练动作。此外,偏瘫老年人取坐位时,双上肢 Bobath 握手,健侧上肢带动患肢向前伸直,将身体重心转移到一侧臀部,对侧向前或向后移动。③拱桥移动:偏瘫老年人进行拱桥移动训练,可提高床上自理能力,尤其方便取放便器、穿脱裤子和更换床单。若自身无力将患侧膝、患侧髋锁定在屈曲位,操作人员可协助其完成。

(二)床轮椅间转移

床轮椅间的转移按转移方式有立式转移和坐式转移。立式转移适用于偏瘫以及本体转移时能保持稳定站立的任何老年人;坐式转移主要应用于截瘫以及其他下肢运动障碍的老年人(如两侧截肢者)。

1. 立式转移 将轮椅置于老年人健侧,老年人从床边站起,以健侧腿为轴心旋转身体坐在轮椅上,调整好自己的位置。

2. 坐式转移 当老年人有良好的坐位平衡,且臂力足以将臀部从床上撑起时,可主动完成床轮椅间的转移,前提是固定床与轮椅,且高度接近。转移方式有以下两种。①侧方滑动转移:若轮椅扶手可拆卸,借助滑板进行床与轮椅间的转移,较省力、安全。在老年人健侧床边,轮椅紧邻床沿与床平行放置,近床沿一侧的扶手拆下,将滑板平稳驾在床与轮椅座位上;老年人两腿下垂坐于床沿,臀部朝向轮椅;上肢用力平行移动,挪动臀部至滑板上并滑进轮椅;躯干向一侧倾靠,使臀部抬离滑板并取出滑板;装好轮椅扶手,调整好坐姿,双足放于脚踏板上。当老年人熟练使用滑板后,可以不借助滑板进行徒手转移,最后依靠上肢支撑臀部进行垂直转移,而不必再依靠滑动。②垂直转移:轮椅正面紧贴床沿,呈直角放置,刹住车闸;老年人背向轮椅而坐,用双手在床上撑起,将臀部移向床边,紧靠轮椅;双手握住轮椅扶手中部,用力撑起上身,向后使臀部落在轮椅内;松开车闸,挪动轮椅离床,直至足跟移到床沿,刹住车闸,将双足置于脚踏板上。

(三)立位转移

1. 原地迈步练习 在平行杠内或扶手旁,扶好站稳,由患侧腿负重,健侧腿做前、后小幅度迈步,反复进行。

2. 扶持行走 平衡失调老年人需要扶持行走,康复照护人员站在患侧进行扶持,先在扶持下站立练习患侧腿前后摆动、踏步、屈膝、伸髋、患腿负重等。

3. 扶杖架拐行走 扶杖架拐行走练习是使用假肢或瘫痪老年人恢复行走能力的重要锻炼方法。①双拐站立:置双拐于双足的前外侧,双肘微屈,双手抓握拐杖的横把,使拐的顶部与腋窝保留一定空隙,双肩自然放松,使上肢的支撑力落在横把上。②架拐行走:偏瘫老年人单拐步行时,一般健侧臂持拐。单拐步行一般包括以下两种。a.三点步行,先伸出拐杖,再伸出患侧足,然后健侧足跟上;b.两点步行,即先同时伸出拐杖和患侧足,再伸出健侧足。

4. 独立行走 在进行独立行走前,需要老年人有足够的肌力(下肢肌力先达到四级)和关节活动度,同时有良好的平衡与协调功能。老年人在平行杠内练习站立和行走后,再做独立行走练习。复杂步行训练主要是增加训练难度,提高步行速度、稳定性和耐力,如越过障碍走、上下斜坡等,以及实际生活环境下的实用步行训练,并逐渐将训练转移到日常生活中去。

5. 上下阶梯　当老年人能较顺利和平稳地完成平地行走后即开始进行上下阶梯练习,以健侧足先上、患侧足先下为原则。

(四)转移的康复照护

1. 整体评估　对于任何一种转移方法,老年人来回移动都要求有坚固而又平坦的地面,同时需要老年人具有学会运动技巧的能力。

2. 安全防护　立位转移时,照护人员应站于患侧;轮椅训练时位于前方保护其安全。在转移前应先确定移动的方法和方向,留有足够的移动空间,确保移动过程的安全。

3. 注意观察　照护人员除帮助和指导外,还应注意观察老年人表情和反应、动作是否正确、老年人有无不适等,尽量使老年人放松,如稍有进步就应及时予以鼓励。

知识链接

　　老年人身体各器官功能逐渐衰弱,消化及吸收能力减退,因此,老年人饮食应遵循以下原则:数量少一点,同时要保证少食多餐;蔬菜多一点,多吃蔬菜对保护心血管和防癌很有好处,老年人每天都应吃不少于 250 g 的蔬菜;质量好一点,应以鱼类、禽类、蛋类、牛奶、大豆等优质蛋白质来源为主;菜要淡一点,老年人每天食盐的摄入量应控制在 5 g 左右,同时要少吃酱肉和其他咸食;品种多一点,要荤素兼顾,粗细搭配,品种越杂越好;饭菜香一点,适当往菜里多加些葱、姜等调料;食物热一点,老年人要尽量避免生冷食物,尤其在严冬更要注意;吃得慢一点,即细嚼慢咽,可使食物消化更好;早餐好一点,质量及营养价值要高一些、精一些,但不宜吃油腻、煎炸、干硬以及刺激性大的食物;晚餐少一点,晚餐吃太多影响老年人睡眠。

【重点】

个人卫生、营养与饮食、排泄、衣物的穿脱、体位的保持和转换、身体的转移是日常生活活动能力康复照护的重点,应根据老年人的具体情况和活动能力进行具体化照护。

课后思考

1. 名词解释

日常生活活动能力。

2. 问答题

日常生活活动能力的康复照护措施有哪些?

3. 案例分析题

患者,男,80 岁,无生活自理能力,神志清楚,食欲可,查体温 36.1 ℃,脉搏 82 次/分,呼吸 20 次/分,血压 150/80 mmHg。请问如何照护该老年人?

(李　敏)

项目小结

　　项目六主要学习了糖尿病的康复照护、COPD 的康复照护、癌症的康复照护、高血压的康复照护、冠心病的康复照护、脑卒中的康复照护、骨折的康复照护、类风湿性关节炎的康复照护、骨关节炎的康复照护、颈椎病的康复照护、肩周炎的康复照护、腰椎间盘突出症的康复照护、骨质疏松症的康复照护、日常生活活动能力的康复照护。通过学习,基本可以对老年人以上常见疾病及问题进行康复照护。

项目七　老年人安全与应急救护

学习目标

1. 了解老年人常见的安全问题及发生的原因。
2. 掌握老年人安全照护的基本知识。
3. 熟悉常用安全照护技术。
4. 掌握老年人外伤、噎食、跌倒、烫伤、猝死的紧急处理。

 项目导言

　　随着我国人口老龄化的迅速发展,老年人的健康、生活质量及社会保障等相关问题日趋受到关注,特别是在养老机构中老年人的照护安全问题。老年人由于身心功能的退化、慢性疾病、认知功能的减退,再加上自身控制环境的能力下降,遇到意外和突发状况时往往难以应对,跌倒、烫伤、误吸、走失等安全问题在老年人群中发生率较高。不仅对老年人的生活质量以及家庭带来很大的影响,也容易发生照护纠纷。

任务一　安全照护

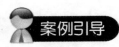 案例引导

　　某养老机构今年发生多起意外事故,其中跌倒事件2例、烫伤1例、走失1例、噎食1例。管理层为提升照护质量,一方面强化管理,另一方面对院内所有员工以及入住老年人进行安全照护知识培训,养老护理员小刘负责此次培训项目内容准备。
　　请问:1. 该养老机构出现安全问题可能的原因有哪些?
　　　　　2. 小刘应主要培训哪些方面的安全照护知识?

一、概述

　　老年人安全问题是养老护理工作的重点和难点,也成为养老机构亟待解决的重要问题。老年人的安全问题不仅影响老年人身体健康,而且影响老年人的日常生活,并给家庭带来负担。作为养老护理员,要找出影响老年人安全的不利因素,掌握老年人安全防护基本规范和相关知识,采取人文关怀及护理安全管理对策,预防护理不良事件的发生,从而提高养老护理质量,保障老年人生命安全,减少护理纠纷的发生。

　　(一)影响老年人安全的原因

　　1. 生理因素　由于全身各个器官以及认知功能的退化,运动平衡功能下降,很容易发生跌倒、扭伤、骨折等事故。泌尿系统的功能衰退,使老年人往往感到憋不住尿,排尿次数增加,夜尿次数增加,加大了意外事故发生的风险性。另外,原有的生活方式及行为习惯在入住养老机构后

发生了变化,生活规律也会受到干扰。

2. 疾病因素 大多数老年人患有高血压、冠心病、糖尿病等慢性疾病,由于病情的反复和加重,使得老年人的认知功能下降、行动不便、注意力不集中以及反应迟钝。

3. 心理因素 一般有两种心理状态可能会危及老年人的安全,一是不服老,二是不愿麻烦他人。尤其是个人生活上的小事,愿意自己动手,如有的老年人明知不能独自上厕所,但却不要他人帮助,也不使用辅助用具,结果难以走回自己的房间;有的老年人想自己倒水,但提起热水瓶后,就没有力量将瓶里的水倒进杯子。这些都可能会危及老年人的安全。

4. 社会支持因素 有些老年人丧偶、没有子女、在家中无人照顾等因素也是发生意外事故的隐患。

5. 居室环境因素 居室杂物堆放太多、不适宜的地面环境、居室采光不好、居室内行走的空间不够大;卫生设施配备不全面、没有摆放防滑垫、马桶旁边缺少扶手;居室中无床边呼叫器或救助电话等求助设施等。

6. 照护者的专业技能不足 照护者的能力是导致老年人发生安全问题的因素之一。许多养老机构的护理人员大多数文化程度不高,没有受过专业的培训,不知道老年人烫伤、跌倒后的紧急处理方法。

7. 老年人对安全问题的认知不够,防范意识淡薄 很多老年人自身不知道如何采取自我安全防护和应急措施。许多老年人从电视、报纸、杂志等渠道获取预防安全问题的知识和信息,但是对于安全问题的预防能够真正掌握的老年人占少数。

（二）老年人常见的安全问题

1. 跌倒 长期卧床老年人起身时由于重力作用使脑部供血不足出现头晕,易跌倒。居室、浴室、卫生间等的布局和配备不合理或老年人对生活环境不适应,也容易造成跌倒。

2. 烫伤 老年人怕冷,一些伴有感觉障碍、皮肤感觉迟钝且敏感性下降的老年人易发生烫伤。另外,老年人使用保暖用品、沐浴洗澡时温度不当容易导致烫伤。

3. 坠床 患有神经系统疾病的老年人多伴有意识障碍、定向力障碍、肢体功能障碍、视力障碍等,可导致老年人坠床。另外,在护理过程中,因翻身不当也容易造成老年人坠床。

4. 走失 患有老年性痴呆的老年人因记忆力、判断力减退和定向力障碍而容易发生走失。

5. 误吸和噎食 老年人因神经反射活动衰退,咀嚼功能不良,消化功能下降,引起吞咽障碍而容易发生噎食。脑血管病变会使老年人丧失正常的吞咽功能,在饮水或进食时易导致异物的吸入,特别是在饮水时更易发生,严重者会引起肺部感染甚至窒息死亡。

6. 压疮 老年人因肢体功能障碍、长期卧床容易造成局部皮肤受压、弹性下降、血液循环障碍,易并发压疮。

7. 自杀 老年人在面对老化过程带来的一连串问题,比年轻人在自杀方面更高危。据有关统计,老年人已成为我国自杀率最高的人群。神经和精神方面的疾病、老年抑郁症、丧偶、经济、社会、文化等因素在老年人自杀中起着重要作用。

8. 用药安全 大多数老年人常患有多种慢性疾病,一般需要同时服用几种药物,容易出现漏服、多服、少服、错服药等现象发生。

（三）防护对策

1. 加强老年人慢性病管理,提高日常生活活动能力 首先养老机构应完善健康管理模式,收集健康信息、建立档案、与医院建立医养结合协作关系、定期体检观察发现健康危险因素,对高危对象进行有计划的健康管理,如发生病情变化,能提供及时到位的紧急救护。护理人员要重点学习常见老年病的护理知识,养老机构需提高对老年疾病的护理水平,包括饮食安全护理、用药安全护理以及康复护理。加强老年人疾病宣教,使老年人了解自身的健康状况和能力。另外护理人员要熟悉老年人的生活规律和习惯,及时给予指导和帮助。

2. 完善养老机构环境设施 养老机构外环境的硬件设施必须适合老年人的生活起居,居室

NOTE

内环境更要根据老年人的特点进一步完善,如室内的光线、居室内无障碍物、有紧急呼叫器、地面的防滑处理以及危险地带设置警示标识等。

3. 加强照护者的护理技能培训 养老机构中的照护者自身文化水平不高,预防护理安全问题发生的关键是如何提高他们的护理技能和服务水平。机构可以开设专业理论和技能培训课程和讲座,提高照护者的理论和实践操作能力。

4. 老年人护理安全问题宣传 根据老年人的特点和不同需求,采用他们易于接受的宣传教育方式,如在机构宣传栏中刊登有关安全预防的宣传画,制作宣传手册发放给老年人,组织护理安全知识讲座等,从而增强老年人安全防范意识。

5. 健全相关护理应急预案 照护者及管理者应对老年人生活中和疾病护理中可能出现的有害因素进行分析,制订跌倒、噎食、烫伤、猝死等突发事件的应急处理流程和应对措施,对应急预案进行反复学习和操练并不断完善。建立应急预案可减少环境和自身状态的改变给老年人造成的伤害,同时也可提高了照护者的理论水平和技术水平,强化风险意识、自我保护意识。

(四)助行器的应用

辅助人体支撑体重、保持平衡和行走的器具称为助行器,它能辅助腿脚不方便甚至失去行走能力的人进行日常活动。

1. 助行器作用 保持身体平衡和稳定性,支持体重,减轻下肢的承重力,辅助行走,增加肌力。

2. 选用原则 明确应用助行器的目的,全面了解老年人情况,应对老年人的平衡能力、肌力等进行全面评估,符合老年人所处环境的要求,老年人需具有一定的认知能力,并考虑老年人个人生活方式及个人爱好。

3. 助行器的种类

(1)手杖种类及适用对象:①普通手杖,适用于手有一定握力,且有一定平衡能力的下肢功能障碍者和体弱者(图7-1和图7-2)。②三足手杖,适用于平衡能力稍欠佳、使用单足手杖不安全者(图7-3)。③四足手杖,属多脚手杖,支撑面积较单脚手杖大,较单脚手杖稳定(图7-4)。适用于平衡能力欠佳、臂力较弱或上肢患有震颤麻痹、用三足手杖不够安全者。④坐椅手杖,用单手支撑的坐椅手杖,方便使用者在行走中休息(图7-5)。适用于手有一定握力的体弱者。⑤助站手杖,用单手支撑,使用者可利用中间扶手从坐位到站位(图7-6)。用于手有一定握力,且有一定平衡能力的下肢功能障碍者和体弱者。⑥肘拐,装有手柄和肘托,比腋拐轻便,但稳定性要差一些。上下两端均可调节,上端调节以适应前臂长度,下端调节改变肘拐的高度(图7-7)。适用于单侧下肢无力且不允许该侧肢体负重者、双上肢力量弱者及双侧下肢无力或不协调者。⑦前臂拐,利用前臂支撑的手杖类助行器,装有前臂托板和把手(图7-8)。适用于风湿性关节炎或手部无力而

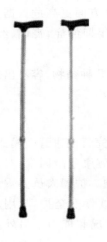
图7-1　T形手杖

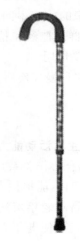
图7-2　钩形手杖

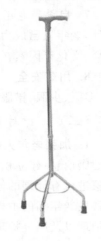
图7-3　三足手杖

无法握住拐杖者。⑧腋拐，利用腋下和手共同支撑，可单手或双手同时使用(图 7-9)。双拐同时使用可减轻下肢承重，获得最大支撑力，提高行走的稳定性。适用于单侧下肢无力而不能部分或完全负重者和双下肢功能不全者。

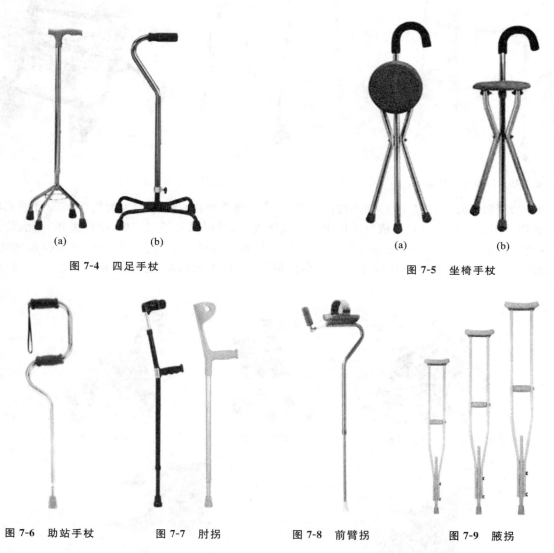

图 7-4　四足手杖　　(a)　(b)

图 7-5　坐椅手杖　　(a)　(b)

图 7-6　助站手杖　　图 7-7　肘拐　　图 7-8　前臂拐　　图 7-9　腋拐

(2) 助行架的种类及适用对象：助行架适用于下肢肌力减弱、行走时稳定性差的老年人。养老护理员要根据老年人的躯体情况和行走能力选择不同的助行架，以防止意外事故的发生。①抬举型助行架，是一种三边形(前面或后面和左右两侧)的金属框架，没有轮子、手柄和支脚提供支撑的步行辅助用具(图 7-10)。抬举型助行架适用对象：单侧下肢无力或截肢，需要比单臂操作助行器更大支持者，如老年性骨关节炎或股骨骨折愈合后老年人；全身或双下肢肌力减弱或协调性差，需要独立、稳定站立者，如多发性硬化症或帕金森病老年人；需要广泛支持，以帮助活动和建立自信心，如长期卧床或患病的老年人。②轮式助行架，是有轮子、手柄和支脚提供支撑的双臂操作助行器(图 7-11)。适用于下肢功能障碍，且不能抬起助行架步行的老年人。

（五）轮椅的选择指导

轮椅主要适用于下肢残疾及老年行动不便的人，即使借助矫形器、助行器等辅助工具也难以步行的患者。轮椅的乘坐舒适性是使用者选用轮椅首先要考虑的因素，要根据老年人的身体状况和使用需求状况来指导老年人及其家属选择合适的轮椅。

1. 轮椅的类型与适用人群　①普通手动轮椅，适用于行动不便的老年人，但要求使用者要有一定的肌肉力量和活动度，能用上肢滑动两侧的手轮圈来驱动轮椅，自己控制行走；室内外均可

NOTE

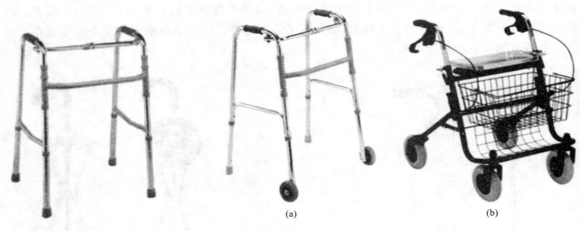

图 7-10   抬举型助行架   图 7-11   轮式助行架

使用。②便携式轮椅,适用于移动不便的老年人短时间郊外旅行或者外出购物等。③可躺式轮椅,适用于患有重症并将长期依靠轮椅生活的老年人,靠背可调至平躺姿势,坐卧两用,增加使用者安全和舒适感。④电动轮椅车,适用于偏瘫或者高位截瘫的人,但是需具有单手控制能力。⑤功能型护理轮椅,脚踏板连同支架可以向两侧打开,扶手可抬起,方便为老年人进行护理(图7-12)。

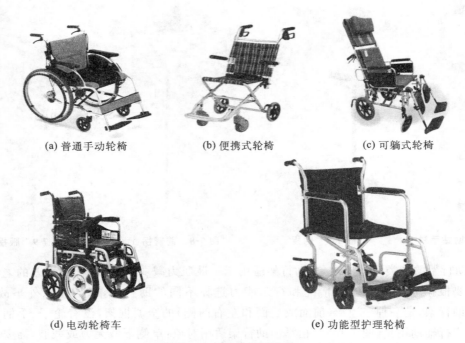

(a) 普通手动轮椅   (b) 便携式轮椅   (c) 可躺式轮椅

(d) 电动轮椅车   (e) 功能型护理轮椅

图 7-12   各种类型轮椅

2. 轮椅的选择   轮椅的功能是让行动不便人士可独立活动,所以,选择轮椅的最重要原则是要让老年人能获得最大的独立自主性,重点在于发挥行动不便者的最大潜能。

轮椅选择需考虑的因素包括各部位的尺寸合适性(座位宽度、高度等)、使用者的安全性、操作能力、使用地点和外观等因素。①座位的高度:脚踏板离地面约 5 cm,坐在座位上,大腿与座位前缘之间有 2.5 cm 空隙,即可确定座位的高度。②座位的宽度:股骨大转子到左右两侧挡板各有 2.5 cm 的空隙。③座位的深度:腰部接触靠背进行测量,自然屈曲的膝关节后面到座位前缘距离为 2.5～5 cm。④扶手的高度:在肩部放松的状态下,肘关节屈曲 90°,扶手比手肘高 2.5 cm 为合适,但要将坐垫的高度计算入内。⑤靠背的高度:座位到肩胛骨的中央部,大致为腋下 5～10 cm。⑥座位与脚踏板的高度:老年人坐在轮椅中双下肢放于脚踏板上,此时大腿下部前 1/3 处高于前缘约 4 cm。

（六）保护具的应用

为了老年人的安全与治疗,通常需使用保护具来限制他们身体或机体某部位的活动。老年人体质差,躯体合并症多,使用保护性约束的同时需加强观察和护理,确保护理安全。

1. 保护具的适用对象 谵妄、昏迷、躁动等意识不清的老年人,特殊治疗期间的临时限制,不配合治疗、护理的老年人,精神障碍的老年人,病情危重或伴有各类插管、引流管及卧床的老年人。

> 【小贴士】
> 轮椅应能给使用者提供舒适稳定的体位支撑,能保证使用者方便变换坐姿,灵活平稳地调节体位;靠背尺寸和结构应能给予腰部充分的支撑,使脊柱形状接近正常的自然弯曲状态。

2. 保护具的种类及使用方法 ①床栏,保护老年人安全,预防坠床。多功能床栏,使用时插入两侧床缘,平时插于床尾;半自动床栏,固定在床缘两侧,可升降。②约束带,常用的有宽绷带、肩部约束带、膝部约束带及尼龙搭扣约束带。a.宽绷带,常用于固定手腕及踝部。使用时,先用棉垫包裹手腕或踝部,再用宽绷带系成双套结,套在棉垫外,松紧适宜,然后将绷带尾端系于床端。b.肩部约束带,用于固定肩部,限制坐起。使用肩部约束带时,将袖筒套于老年人肩部,腋窝垫棉垫。两袖筒上细带在胸前打结固定,将两条长宽带系于床头。c.膝部约束带,用于固定膝部,限制下肢活动。使用膝部约束带时,两腘窝垫棉垫,将约束带横放于两膝上,宽带下的两头带各固定一侧膝关节,再将宽带系于床缘,也可用大单进行固定。d.尼龙搭扣约束带,用于固定手腕、上臂、膝部、踝部。约束带由宽尼龙搭扣制成,使用时,将约束带置于关节处,被约束部位垫棉垫,选择适宜的松紧度,对合约束带上的尼龙搭扣,然后将带子系于床缘。

3. 保护用具的使用原则 使用前向老年人和家属解释清楚,取得老年人和家属的同意,应用保护具时应保护老年人的自尊,保护具只能短时间使用,协助老年人经常更换,保持舒适体位。

（七）老年人走失

1. 老年人走失的原因 ①很多老年人文化程度偏低或是不识字、记忆力衰退、辨识能力差,不会使用现代化的信息工具,一旦外出,就有可能走失。②在农村生活的老年人随来城市打工的子女开始城市生活,由于他们对城市环境及新的生活方式的陌生和不适应,单独外出,容易迷路走失。③城市建设和生活方式的快速改变,也是老年人经常走失的原因之一。④在老年人群中,患有老年性痴呆、小脑萎缩、抑郁症等的人数占有一定比例,老年性痴呆是老年人常见的疾病,疾病的发生能使患者出现记忆力减退、反应迟钝。由于记忆力和定向力减退,老年人外出常常找不到自己回家的路。

2. 养老机构中老年人走失的预防管理措施 ①入住管理:了解有无走失史,严格签订入住协议。准确、动态地评估老年人的认知能力。对老年人进行详细体检,并认真记录。对老年人做全面详细的跟踪观察,有异常情况通报给主管,并与家属联系,必要时,签订补充协议。详细登记护送人姓名、住址和联系方式。②门卫管理:门卫设施、设备完善,确保安全;必须由专人管理,建立健全出入登记管理制度;制订严格的老年人外出制度,自理老年人外出或非自理老年人家属陪伴外出均应进行详细登记。③护理管理:加强巡视,密切观察失智老年人的异常变化。对易走失老年人,寻找原因,如环境改变、思念亲人等,制订相应措施。营造良好、舒适、温馨、安全的居住环境,组织老年人参加感兴趣的活动,使老年人安心休养。经常与家属沟通,通报老年人生活及精神状态等信息,易走失老年人外出时必须要有专人陪护。照护者应加强与老年人的沟通与交流,给老年人安排适当的娱乐活动、治疗作业、智力康复和自理能力等训练,循序渐进,持之以恒。在老年人房间门口做特殊、容易记忆的标识,利于老年人的辨认。带着老年人反复熟悉周围的环境,强化记忆。易走失老年人可佩戴联系卡或爱心手环,注明老年人的姓名、居住地、联系方式等,便于走失时接受他人的救助,安全返回。④员工管理:加强素质教育,坚持"以人为本"的服务理念,使老年人得到良好的照料;加强巡视,让喜欢走动的老年人在自己的工作视线范围内活动;

提高护理技巧,制订完整的易走失老年人的管理办法;发挥团队协作精神,共同关心、参与和管理。

(八)老年人自杀

随着人口老龄化的加快和老年人口的增多,我国老年人自杀问题也日趋突出,老年人群体已成为我国自杀率最高的群体。老年人自杀是一个全球性的公共卫生和精神卫生问题,老年人已成为我国自杀率最高的人群。

1. 老年人自杀的原因 通常来讲,老年人自杀不是由单纯一件事情引发,而是多方面危险因素累积到一定程度,经历内心徘徊后,最终由一个压力或者创伤诱发。①身体疾病因素:随着年龄的增长,身体各部分的机能都在不断下降,大多数老年人常患有多种慢性疾病,病程长且不易痊愈,一方面忍受不了疾病的折磨,对生活绝望;另一方面给家庭带来负担,老年人容易产生累赘感,从而选择自杀。②精神疾病因素:抑郁症是老年人自杀的主要危险因素之一,孤独感也与自杀意念相关。抑郁和孤独感是两种经常一起出现的心理体验,密切相关又相互独立。另外,焦虑症、精神病等也是老年人自杀的危险因素。③家庭因素:a.家庭纠纷,老年人与青年一代在思想上往往会有代沟,老年人常会感到被忽视,内心会产生痛苦和矛盾,当这种矛盾愈演愈烈时,老年人便会采取自杀的方式。有的子女不让父母与自己同住或不赡养老年人,这使老年人感到被遗弃,容易产生轻生念头。b.离婚或丧偶,丧偶对老年人心理的影响非常严重,和自己生活了几十年的人突然死去,许多老年人常常是悲痛欲绝、悲伤过度。④社会因素:a.社会角色的转变,离退休老年人从工作岗位退居到家庭,导致了老年人社会角色的转变。有的老年人不习惯退休生活,一时难以接受闲暇在家,思想常有空虚、失落感。特别是在退休前受人尊敬,生活经历丰富的高层领导者或高地位职业者,由于退休,丧失了原有的社会地位和权利,常常表现出一种巨大的失落感,心理上难以适应。而且退休后经济收入减少,有的老年人需要依靠子女生活,遭到子女们的嫌弃,便会产生强烈的无用感,对生活失去信心。b.缺乏社会支持系统,空巢老人日趋增多,子女不在身边,对老年人的生活照顾不周,精神上的慰藉更少,使老年人产生孤独感。另外,老年人由于身体疾病、心理方面等原因,与社会联系少,会加深对社会生活的疏远和隔绝感。⑤生物因素:在不同的年龄阶段,突触传导和神经传导系统方面存在改变。老年人多巴胺和去甲肾上腺素含量有所减低,单胺氧化酶水平升高。据估计,随着年龄的增加,一些突触和突触传导系统的活性自然下降,残存的突触通过反馈刺激并激活一系列补偿过程。如果补偿效果不足,则容易产生抑郁症。

2. 老年人自杀的预防措施 照护者一旦发现老年人有自杀的动机,要通过直接的、间接的和行为上的线索对老年人的自杀倾向加以评估,从而采取干预措施。①对从事养老服务的人员进行预防老年人自杀的相关培训,使他们有能力去帮助老年人改变一些错误认识,并增强捕捉老年人自杀征兆的能力。②定期组织开展老年人心理讲座和活动,促进老年人心理健康,增强老年人的责任感并使老年人认识自我价值,从而预防老年人自杀。③对有疾病困扰的老年人,养老机构应整合相关资源为他们提供医疗、护理及康复服务。④如老年人出现精神及心理障碍,应及时带老年人去看心理医生。⑤应妥善管理精神类药品、锐器物品等,要把这些东西放在老年人难以取到的地方。发药时要落实好"服药到口,咽下离开"制度,防止老年人藏药,累积后吞服自杀。⑥照护者对有自杀高危倾向的老年人要进行重点评估,必须要安排专人陪护,一旦发现老年人出现情绪焦虑,应及时有效地对老年人进行心理疏导,解决其面临的困扰。⑦对有自伤、自杀念头的老年人必要时可用约束带进行保护,尤其是夜间。⑧对工作繁忙、缺乏对老年人关心的儿女,养老机构负责人应经常跟其进行联系,反映老年人心理状态,要他们尽量多打电话关心老年人、探望老年人。因为子女及亲人的关爱尤其重要,将会最大限度地减少自杀。

(九)养老机构火灾的预防

近年来,随着我国城市老龄化程度的不断增长以及社会养老机构的不足,政府鼓励各种社会力量参与建设、经营养老院、敬老院等,社会养老机构的数量在不断增加。在这种社会发展的大背景下,社会养老机构的火灾发生事故及火灾人员伤亡数也呈上升趋势。

1. 养老机构的消防问题　目前,养老机构具有下列消防问题。①规划不合理,很多养老机构设置在居民小区中,有的贴邻周边建筑甚至直接设置在居民建筑内,防火间距严重不足,一旦周边或同一建筑内发生突发情况,势必影响养老机构安全。②无证经营,养老建筑未办理相关建设工程消防审核和验收手续。③未按消防技术标准配置消防设施及器材,部分器材损坏或淘汰。④消防安全制度形同虚设,部分场所灭火、应急疏散预案可操作性差。由于人员的配置及资金问题,部分养老院和敬老院的消防安全制度还停留在纸面上,夜间防火巡查制度、日常防火检查制度未能完全落实,导致日常消防安全管理存在漏洞,不能及时发现隐患。此外,大部分养老院和敬老院的灭火、应急疏散预案可操作性差,未能针对老年人实际情况制订切实可行的预案及落实火灾疏散时相应的护理人员。⑤养老服务队伍职业化建设滞后,服务队伍的整体素质较低,专业水平、业务能力和服务质量不能有效满足服务对象的需求,而且消防培训工作落实不够,护理人员大多消防技能差,不能按预案有效扑救火灾及疏散老年人。⑥老年人消防安全意识淡薄,疏散能力差。老年人作为弱势群体,认知度低、理解力差,不能正确认识火灾带来的危害,应对火灾的逃生能力很弱,往往小火酿大灾,造成意想不到的严重伤亡。

2. 消防设施要求　根据《建筑设计防火规范》,老年人居住建筑应设置火灾自动报警系统。但也要充分考虑到老年人大多有高血压、心脏病等疾病,火灾自动报警系统声光报警装置应设置在管理人员用房内,报警系统应与城市远程火灾监控中心联网。建筑室外 150 m 范围应设置室外消火栓等消防水源,建筑室内应设置带消防水喉的室内消火栓。建筑灭火器按 A 类场所配置,老年人床位在 50 张以上的为严重危险级,灭火器配置级别为 3A,单位级别最大保护面积为 50 m^2/A,老年人床位 50 张以下的为中危险级,灭火器配置级别为 2A,单位级别最大保护面积为 75 m^2/A。

3. 建筑要求　①老年公寓、养老院等养老机构应设置在独立的建筑内。公共走道净宽不宜小于 1.5 m,长度大于 20 m 的内走道应设置排烟设施。公用楼梯的有效宽度不应小于 1.2 m,应采用封闭楼梯间,楼梯间的门为乙级防火门。窗槛墙高度、窗间墙宽度不宜小于 1.2 m,以减少火势蔓延。②根据《建筑设计防火规范》,老年人居住建筑应设火灾自动报警系统,除老年公寓外大于 5000 m^3 的养老院或敬老院应设室内消火栓系统,每层大于 1500 m^2 或总面积超过 3000 m^2 的老年人护理病房应设自动喷水灭火系统。

4. 养老机构火灾的预防措施　①强化管理,消除火灾隐患。养老机构对所配置的消防设施、器材和消防安全标志,应定期组织检验、维修,确保消防设施和器材完好、有效。检查中要注意检查安全出口是否上锁,楼梯间和楼梯是否堆放杂物,疏散走道是否畅通以及消防设施完好程度,查看保养记录,完善应急预案和措施。②加大宣传力度,提高防范意识。养老机构应注重消防教育宣传工作,不仅要对员工的基本消防知识进行培训,要求员工掌握日常用火、用电等防火知识,定期组织养老机构员工进行消防灭火演练,保证养老机构员工都会报警、疏散和扑救。另外,为老年人举办安全消防知识讲座,讲解用火、用电的基本常识,向老年人示范失火后的报警程序。③建立健全的安全管理体系。养老机构应制订相应的消防灭火疏散预案和规章制度,明确内部人员的岗位和任务,落实责任到人。定期组织内部员工进行消防演习,同时对各楼层消防设备设施进行检查、检修。物业人员、仓库保管员对存储设备、物品要严格依照防火规定进行管理,并掌握防火和灭火基本知识,做好定期防火检查记录。

二、安全照护技术

(一)助行器的使用与指导

1. 工作前评估　①老年人:老年人的精神状态、心理状态、合作程度、行走能力、肌力、是否穿防滑鞋及衣服厚薄等。②护理员:具备老年人安全照护相关专业知识、着装得体大方、熟悉活动的路线。③助行器:选择合适的助行器,检查助行器的性能,配备防滑橡胶垫等。④环境:环境明

NOTE

亮、安全、地面无积水、无障碍物及室内外温度差。

2. 操作程序

（1）手杖的检查：检查手杖是否稳定，防滑橡胶垫、螺丝有无损坏或松动。

（2）手杖的测量：协助老年人双腿下垂于床边，帮助老年人穿好防滑的鞋子；测量手杖长度时，协助老年人站立，肘关节屈曲150°，腕关节背屈，手杖着地端放在同侧足前方15 cm处，当握着手杖手柄时，手腕的高度应与手杖的手柄齐高（图7-13）。

（3）老年人使用手杖自行行走：手杖总是放于健侧，主要步法如下。①三点式步法：先出手杖，再出患侧足，最后出健侧足（行走时，重心就落在手杖和健侧，可以很好地保护患侧）（图7-14）。②两点式步法：手杖和患侧足同时迈出（注意保持同步，以免造成患侧的再度损伤），再出健侧足（图7-15）。

（4）使用手杖站立及坐下：站立，手杖放于健侧（可减少患侧的受力），另一只手用于支撑手杖帮助站起；坐下，手杖放于健侧，另一只手支撑手杖帮助坐下。

（5）使用手杖上下楼梯（图7-16、图7-17）：上楼梯，先扶住扶手（可慢慢地向上扶），先出手杖，再迈出健侧足，最后迈出患侧足（手杖→健侧足→患侧足）；下楼梯，先扶住扶手（可慢慢地向下扶），先出手杖，再迈出患侧足，最后迈出健侧足（手杖→患侧足→健侧足）。

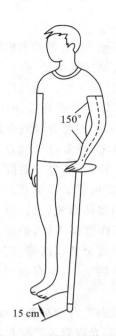

150°

15 cm

图7-13 手杖长度的测量

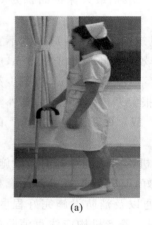

(a)

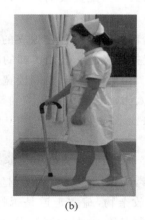

(b)

图7-14 三点式步法

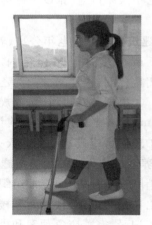

图7-15 两点式步法

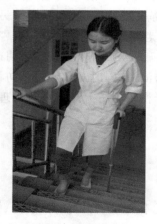

图7-16 上楼梯

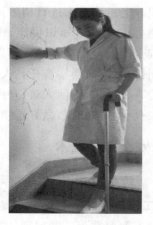

图7-17 下楼梯

（6）协助老年人使用手杖行走。老年人健侧持手杖,护理员站在老年人患侧,一手从后方把手伸入老年人腋窝下,另一手捏紧其手或者肘部。力度适中,动作自然,不然老年人会感到不舒服和紧张。或者老年人健侧持手杖,在老年人腰部系保护带。护理员一手扶住老年人肩部,另一手提拉保护带,防止老年人身体倒向前侧或两侧,使老年人的身体保持平衡,缓慢向前移步。

【小贴士】
　　上下楼梯时,手杖总是放于患侧。上楼梯时先健侧,下楼梯时先患侧。

（7）老年人自行使用抬举型助行架。老年人双手抬起助行架向前方推出→一侧脚向前迈出→另一侧脚跟上,两脚并齐→将助行架向前推,循环迈步前进。

（8）协助老年人使用抬举型助行架。护理员站在老年人身后,轻轻扶住其腰部→老年人双手抬起助行架向前方推出→一侧脚迈出,护理员和老年人同时迈出同侧脚→老年人迈出后脚,护理员也迈出同侧脚或者仅扶住老年人身体,稍分开一段距离。

3. 助行器使用的注意事项 ①每次使用助行器前,应仔细检查助行器,以确保其安全性,防止老年人跌倒。②保持地面干燥,走道通畅,以免老年人滑倒或跌倒。③老年人应穿着长度适宜的裤子以及防滑的鞋子,不宜穿拖鞋。④老年人第一次下床使用助行器,应由医护人员进行指导,以避免使用不当造成伤害。第一次使用时间不宜太长,避免过度劳累。应循序渐进地增加活动量。⑤老年人下床前应双腿下垂,在床边休息片刻后方可下床行走,以免发生直立性低血压而导致跌倒。⑥行走时眼睛应平视前方,注意抬头挺胸收腹,步伐不宜太大,步伐以达到助行器一半为宜,太过以及太后容易重心不稳跌倒。⑦养老机构内设施要无障碍化。

（二）轮椅的使用与指导

1. 工作前评估 ①老年人:老年人精神状态、心理状态、合作程度、自理情况、是否有坐轮椅的经验、肢体活动受限状况。②护理员:具备老年人安全照护相关专业知识、着装得体大方、熟悉活动的路线。③物品:轮椅、保护带,必要时备毛毯、尿垫、外套及软枕。④环境:安全、光线明亮、宽敞、地面整洁平坦、室内外温度差、无障碍物等。

2. 操作程序

（1）轮椅的检查。保证轮椅性能良好、轮胎气足,刹车制动良好。

（2）沟通与交流。护理员推着轮椅去老年人的房间,与老年人沟通,告知操作的目的和配合方法,向老年人说明轮椅使用过程中的注意事项。

（3）协助老年人从床上向轮椅移动。将轮椅推至床边,与床成30°～40°角→刹住车闸→翻起脚踏板;协助老年人坐起,穿好外衣和鞋袜下地;护理员面向老年人站立→让老年人双臂抱住护理员的颈部→护理员右腿伸到老年人两腿间→抵住老年人患侧膝部→两手臂环抱老年人腰部→老年人身体前倾,靠于护理员肩部→护理员以自己的身体为轴转动,顺势将老年人稳妥地移到轮椅上;护理员绕到轮椅后方→两臂从老年人背后两肋下伸入→将老年人身体向后移动一下,使身体置于椅座中部,抬头向后靠坐稳;老年人坐稳后翻转踏板,将老年人双脚放于脚踏板上。天冷时将棉被上端围在老年人颈部,两侧围裹双臂,余下的部分围裹上身、下肢和双脚;确定老年人无不适后,松闸,推至目的地。

（4）协助老年人从轮椅向床上移动。老年人健侧（或身体）靠近床边,护理员放低腰身,双手托住老年人两腋下,扶其站立。老年人转身背向床边,一同降低腰身,使老年人缓慢坐在床上。

（5）从轮椅向马桶移动（图7-18）。轮椅与马桶成30°,健侧靠近马桶,把脚放在地上,脚踏板向上抬起;让老年人身体前倾,护理员用自己的膝盖顶住老年人的膝盖,防止患肢膝关节受伤;老年人用健侧手握住轮椅的扶手,身体前倾,护理员抱起老年人腰部,身体向后用力倾斜,老年人用健侧手换握马桶的扶手,以保持平衡;老年人用健侧手扶护理员的肩膀,立起身体,再转至马桶方向,慢慢地坐在马桶上。

（6）使用轮椅上下台阶（图7-19）。上台阶:脚踩轮椅后侧的杠→抬起前轮上移台阶→以两前轮为支点→双手抬把手→抬起后轮→平稳地移上台阶。下台阶:老年人和护理员背向前进方向

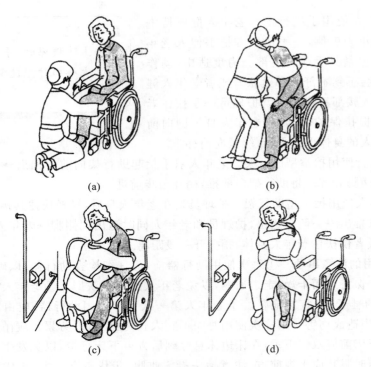

图 7-18 从轮椅向马桶移动

→护理员在前,轮椅在后→嘱老年人抓紧扶手→提起车把→后轮转移到台阶下→以两后轮为支点→抬起前轮→平稳地把前轮转移到台阶下。

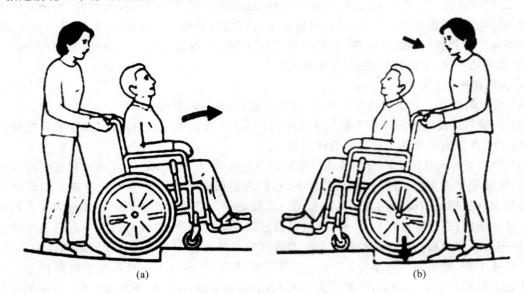

图 7-19 使用轮椅上下台阶

(7) 使用轮椅上下坡。推轮椅上坡:身体一定要前倾,可以防止后翻。推轮椅下坡:倒转轮椅,护理员和老年人都背向前进方向→使轮椅缓慢下行→叮嘱老年人伸展头部和肩部并向后靠(必要时用保护带保护老年人)。

3. 轮椅使用的注意事项 ①使用前必须要检查轮椅是否处于正常使用状态,轮椅刹车一定要刹紧,以免发生意外。②外出途中要随时观察老年人的情况,如出现面色苍白、脉搏细速等直立性低血压的情况出现,立即返回。③推轮椅时速度要慢,以免老年人感觉不适发生意外。出外活动时间不宜过长,以防老年人因坐起时间太长引起劳累。根据室外温度适当增加衣物,以免老年人着凉。④坐轮椅时提醒老年人不可身体前倾、自行站起或下轮椅,以免摔倒,对身体不能保持平衡者,系安全带,避免发生意外。进出门或遇到障碍物时,勿用轮椅撞门或障碍物;过门槛时,应翘起前轮,以免震动过大,保证老年人安全。⑤老年人如有下肢水肿、关节疼痛,可将脚踏板抬起,垫以软枕。⑥应经常检查轮椅,定时加润滑油,保持完好备用,并及时做好使用记录。

（三）约束带的使用

1. 工作前准备及评估 ①老年人:老年人的年龄、病情、意识状态、肢体活动能力、皮肤受损等情况;老年人及家属对使用约束带的目的及方法的了解程度及配合程度。②护理员:具有老年人安全保护的专业知识,剪指甲,洗净并温暖双手。③用物:约束带及衬垫。

2. 操作程序（以腕部和踝部约束为例） ①让老年人取舒适卧位,用棉垫包裹老年人腕部和踝部→宽绷带打成双套结→套在棉垫外→稍用力拉紧（以不影响血液循环为宜）→将带子系于床缘（图7-20）。②保持老年人的肢体处于功能位,及时调整约束带的松紧程度,以能放进1～2横指为宜。经常观察约束部位的皮肤颜色、温度、活动及感觉,若发现肢体苍白麻木、冰冷时,立即放松约束带。③做好老年人的生活护理,协助翻身、排大小便,保持床单位的清洁干燥。④记录约束带使用的原因、时间、部位、观察结果、护理措施及解除约束带时间等。

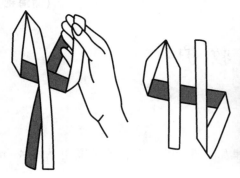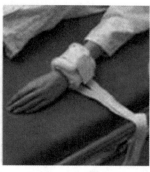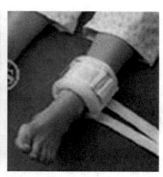

图7-20　双套结及腕部和踝部约束带固定法

3. 使用约束带的注意事项 ①严格掌握约束带应用的适应证,约束老年人要谨慎。护理员约束老年人前一定要对老年人进行评估,约束只能作为保护老年人安全、保证治疗的方法,不可作为惩罚老年人的手段。使用时必须得到主管及监护人的同意方可执行。②养老机构需要制订实施保护性约束知情同意书,对确需实施保护性约束的老年人,在使用约束带前,向老年人告知约束的原因和目的,如果老年人沟通方面有障碍,一定要通知其家属,征得同意并在实施保护性约束知情同意书上签字。③保护性约束属制动措施,故使用时间不宜过长,应定时更换约束肢体或每1～2 h活动肢体1次。必要时进行肢体按摩,促进血液循环。④在使用约束带过程中,护理员一定要做好监管,保障老年人的安全。保证被约束老年人不受其他老年人的伤害,更应防止老年人挣脱约束带而发生危险。⑤约束带的打结处及约束带的另一端不得让老年人的双手触及,也不能只约束单侧上肢或下肢,以免老年人解开套结发生意外。⑥做好记录,包括约束的原因、时间、约束带的数目、约束部位、解除约束时间、执行人等,并做好交接班。

知识链接

KAP教育干预理论（"K"为传授知识技能,"A"为态度的转变和意志的形成,"P"为行为）是指人们认识并了解相关的健康知识以及产生了学习的动机去接受知识,从而建立积极、正确的信念与态度,形成有益于健康的行为,也就是说知识与态度引导行为并改变行为。护理员在进行安全健康教育时,应考虑老年人的生活方式、认知功能、心理状态、文化背景等不同,选择适合老年人的方法。因此须采取渐进式的安全健康教育的策略,找到与认知功能相关的影响因素,从老年人最感兴趣的内容着手,从最认同的方式起步,逐渐接受与适应。

【重点】
重点掌握老年人安全照护的基本知识和常用的安全照护技术。

·········· **课后思考**

1. 名词解释

助行器。

2. 问答题

影响老年人安全的因素有哪些?

3. 案例分析题

李爷爷,男,68岁,3个月前因脑卒中导致右侧肢体偏瘫卧床。现意识清楚,生命体征平稳,病情稳定,李爷爷想到室外晒太阳。请问应如何协助李爷爷从床上转移到轮椅上?使用轮椅的注意事项有哪些?

(谢海艳)

| 任务二　外伤救护 |

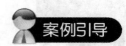
案例引导

陈奶奶,68岁,不慎从楼梯上摔下,右肘部着地,护理员查看受伤肢体发现右前臂约有4 cm大小的伤口,伴出血、肿胀和疼痛。

请问:1. 如何为老年人进行伤口止血和包扎?

　　　2. 为该老年人进行包扎时的注意事项是什么?

一、止血术

在各种突发创伤中,常有外伤大出血的紧张场面,止血是创伤现场救护的首要任务。有效地止血能减少出血,保存有效血容量,防止休克的发生。老年人由于循环功能减退,对失血的耐受能力更差,如不及时抢救就会危及生命。因此,现场及时有效地止血,是挽救生命、降低死亡率,为老年人赢得进一步治疗时间的重要技术。

(一)概述

血液是维持生命的重要物质。成人的血液约占自身体重的8%。失血量和速度是影响外伤老年人健康和生命的重要因素。突然失血占全身血容量20%(约800 mL)以上时,可造成轻度休克、脉搏增快(可达每分钟100次);失血20%~40%(800~1600 mL)时,可造成中度休克,脉搏每分钟100~120次或以上;失血40%(1600 mL)以上时,可造成重度休克,表现为脉搏细弱、摸不清、出冷汗、面色苍白,甚至神志昏迷。

(二)出血分类

1. 按流向分类　①外出血:血液流向体外,体表可见到。②内出血:体表见不到出血,血液经破裂的血管流入组织、脏器或体腔内,只能根据外伤老年人的全身或局部症状来判断,如面色苍白、腹部疼痛、脉搏快而弱等,情况较严重,现场一般无法处理,需急送医院处理。③皮下出血:血流向皮下组织内,形成血肿、淤斑,短期内可自愈,一般见于挫伤、撞伤等。

2. 按损伤的血管分类　①动脉出血:出血鲜红、流速快、呈喷射状,短期内可大量失血、危险性大。②静脉出血:出血暗红、流速慢、呈涌出状流出,危险性小于动脉出血。③毛细血管出血:出血鲜红,血液呈水珠状渗出或流出,缓慢、量小。常可自动凝固而止血,危险性小。

（三）止血方法

常用的止血方法有指压动脉止血、加压包扎止血、止血带止血等。

1. 指压动脉止血 指用手指压迫伤口近心端动脉，将动脉压向深部的骨骼，阻断血液流通。①指压颞浅动脉：适用于一侧头顶、颞部的外伤大出血。在伤侧耳前约 1.5 cm 处，一手拇指对准下颌关节压迫颞浅动脉，另一手固定头部（图 7-21）。②指压面动脉：适用于颜面部外伤大出血。用一手拇指和食指或拇指和中指分别压迫双侧下颌角前约 1 cm 的凹陷处，阻断面动脉血流，因为面动脉在颜面部有许多小分支相互吻合，所以必须压迫双侧（图 7-22）。③指压颈总动脉：适用于头颈部大出血，用拇指或其他四指压在同侧胸锁乳突肌中段内侧，将颈总动脉压向颈椎（图 7-23）。④指压肱动脉：适用于

> **【小贴士】**
>
> 指压颈总动脉要注意以下四点：一是要避开气管；二是禁忌同时按压双侧的颈动脉，以免造成脑缺血坏死；三是压迫颈总动脉时间不能太久，以免引起颈部化学和压力感受器反应而危及生命；四是不可高于环状软骨，以免引起颈动脉窦受压而引起血压突然下降。

一侧肘关节以下部位外伤大出血。用一手固定伤侧手臂，另一手拇指压迫上臂中段内侧，阻断肱动脉血流（图 7-24）。⑤指压桡、尺动脉：适用于手部大出血。用两手拇指和食指分别压迫伤侧手腕两侧的桡动脉和尺动脉（图 7-25）。⑥指压指（趾）动脉：适用于手指（脚趾）大出血。用拇指和食指分别压迫手指（脚趾）两侧的指（趾）动脉，阻断血流（图 7-26）。⑦指压股动脉：适用于一侧下肢大出血。用双手拇指用力压迫伤肢腹股沟中点稍下方的股动脉，阻断股动脉血流（图 7-27）。⑧指压胫前、后动脉：适用于一侧脚的大出血。用双手拇指和食指分别压迫伤脚足背中部搏动的胫前动脉及足跟与内踝之间的胫后动脉（图 7-28）。

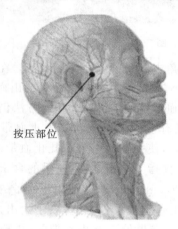

图 7-21 指压颞浅动脉

（按压部位）

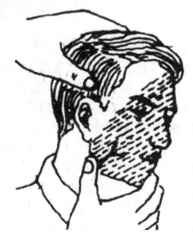

图 7-22 指压面动脉

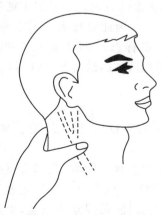

图 7-23 指压颈总动脉

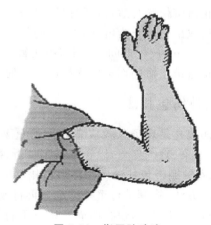

图 7-24 指压肱动脉

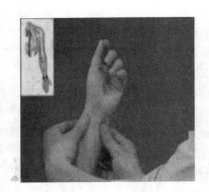

图 7-25　指压桡、尺动脉

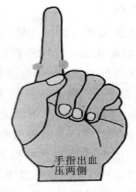

图 7-26　指压指动脉

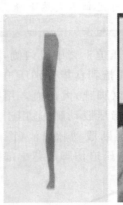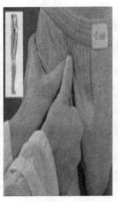

图 7-27　指压股动脉

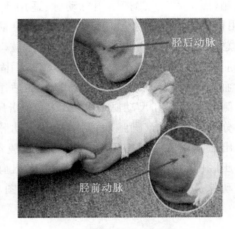

图 7-28　指压胫前、后动脉

2. 加压包扎止血　伤口覆盖无菌敷料后,再用绷带、三角巾等紧紧包扎(图 7-29)。在没有无菌敷料的情况下,可以用毛巾、衣服等代替。这种方法用于小动脉、静脉或毛细血管的出血。

3. 止血带止血　主要用于四肢大血管损伤,伤口大、出血量多或采用以上止血方法仍不能有效控制出血时,应采用止血带止血。该法是快速、彻底而且有效的止血方法。①止血带使用方法:左手在离止血带末端约 10 cm 处由拇指、食指和中指紧握,使手背向下放在扎止血带的部位,右手持止血带中段绕伤肢一圈半,然后把止血带塞入左手的食指与中指之间,左手的食指与中指紧夹一段止血带向下牵拉,使之成为一个活结,外观呈 A 字形(图 7-30)。②使用止血带的注意事项:止血带应放在伤口的近心端。上臂外伤出血时,应扎在上臂上 1/3 处;前臂或手大出血时,应扎在上臂下 1/3 处;下肢外伤大出血时,应扎在股骨中下 1/3 交界处。上止血带前,先要用毛巾或其他布片作为衬垫,止血带不要直接扎在皮肤上,紧急时,可将裤脚或袖口卷起,止血带扎在其上。扎止血带松紧合适,过紧容易损伤神经,过松则不能达到止血的目的。一般以不能摸到远端动脉搏动或出血停止为度;结扎时间过久,可引起肢体缺血坏死。因此要每隔 1 h(上肢或下肢)放松 2～3 min;放松期间,应用指压法暂时止血;要有上止血带的标志,注明上止血带的时间和部位。用止血带止血的伤员应尽快送医院处置,防止出血处远端的肢体因缺血而导致坏死。

二、外伤包扎法

外伤包扎是现场急救应急处理的重要措施之一。及时正确的包扎,可以压迫止血、保护伤口、减少感染、减少疼痛,以达到固定骨折、敷料和夹板等目的。

1. 卷轴绷带包扎法　①环形包扎。用于包扎的起始和结束及颈、腕、胸、腹部等直径相近的小伤口。方法:将绷带行重叠缠绕→再将绷带尾端毛边折下,用胶布固定。②蛇形包扎法。用于固定夹板,方法:环形包扎两周开始→手将绷带斜行约 30°向上缠绕(每周互不重叠,中间留有空隙)→环形包扎两周结束。③螺旋形包扎法。用于直径大小差异不大的部位,如上臂、手指、大

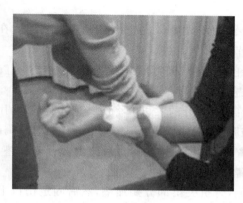

图 7-29 加压包扎止血

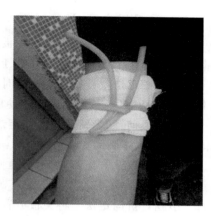

图 7-30 止血带止血

腿、躯干等部位的包扎。方法：环形包扎两周开始→每圈覆盖上圈的 1/3～1/2 宽，呈螺旋状→环形包扎两周结束。④螺旋反折法。用于直径大小差异较大的肢体，如前臂、小腿等部位的包扎。方法：环形包扎两周开始→绷带向上斜 30°包扎→在肢体前面将绷带向下反折→呈螺旋形向上缠绕→每次缠绕覆盖上一周的 1/3～1/2 宽→环形包扎两周结束。⑤"8"字包扎法。用于关节部位的包扎和制动包扎。方法：环形包扎两周开始→用螺旋法向上斜行包扎→接近关节时，重复做"8"字形缠绕，每一圈压住前一圈的 1/3 或 1/2→环形包扎两周结束。⑥回返包扎法。用于头部、手指端及肢体残端的包扎。方法：一手将绷带向上反折成 90°（与环形包扎垂直）→覆盖残端中央→交替覆盖左右两边，每周覆盖上一周的 1/3～1/2 宽，直到顶端全部包裹→行环形固定。

2. 包扎的注意事项 ①无菌：包扎伤口前，应简单清创并盖上消毒纱布，然后再行包扎，遵守无菌原则。②方向：包扎方向为由左向右，从远心端向近心端包扎以利静脉回流。③功能位：包扎时肢体的骨隆突处或凹陷处应垫好棉垫再包扎，包扎肢体保持功能位。④末端：包扎时宜将指（趾）端外露，便于观察血液循环。⑤松紧度：包扎要牢靠，松紧适度。⑥打结：包扎结束打结应在肢体的外侧面，避免在伤口上、骨隆突处或受压处打结。

三、外伤（骨折）固定术

（一）骨折的定义
骨骼受到外力打击，发生完全或不完全断裂称骨折。

（二）骨折的分类
按骨折断端是否与外界相通分为以下两种。

1. 闭合性骨折 骨折断端未刺穿皮肤，与空气不相通。

2. 开放性骨折 骨折断端刺穿皮肤，与空气相通。

（三）骨折的临床表现

1. 疼痛和压痛 受伤处有明显的压痛点，移动时有剧痛。

2. 肿胀 内出血和骨折断端的错位、重叠，都会使外表呈现肿胀现象。

3. 畸形 在骨折时肢体发生畸形，呈现短缩、弯曲或者转向等。

4. 功能障碍 原有的功能受到影响或完全丧失。

（四）骨折固定的目的
制动，止痛，防止伤情加重，防止休克，保护伤口，防止感染，便于运送。

（五）骨折固定的用物
常用的有木制、铁制、塑料制临时夹板。现场无夹板可就地取材，采用木板、树枝、竹竿等作为临时固定材料。

（六）常用固定方法

1. 上臂固定法 用长短2块夹板,长夹板放于上臂的后外侧,短夹板置于前内侧,随后在骨折部位上下两端固定,再用三角巾将上肢悬吊在肘关节屈曲90°位置。

2. 前臂固定法 使用2块夹板时,使其分别置于前臂掌侧和背侧,其长度超过肘关节至腕关节,用绷带将两端固定,再用三角巾使肘关节屈曲90°悬吊在胸前。

3. 无夹板前臂、上臂三角巾固定法 ①前臂骨折:先将展开的三角巾将伤肢悬挂胸前,后用三角巾将伤肢固定于胸廓。②上臂骨折:先用三角巾将伤肢固定于胸廓,后用三角巾将伤肢悬挂胸前。

4. 大腿固定法 伤员仰卧,伤腿伸直,将夹板放置于骨折大腿外侧,骨折突出部分要加垫,然后固定骨折上、下两端,固定踝、膝关节,最后固定腰、髂及腋部。

5. 小腿骨折固定法 将夹板放置于骨折小腿外侧,骨折突出部分要加垫,然后固定伤口上下两端,固定膝、踝关节("8"字形固定踝关节),夹板顶端再固定。

6. 脊柱骨折固定法 ①颈椎骨折固定法:伤员仰卧在木板上,颈下、肩部两侧要加垫,头部两侧用棉垫固定防止左右摇晃,然后用绷带(三角巾)将额、下巴尖、胸固定于担架上。②胸腰椎骨折固定法:伤员仰卧木板上,用绷带将伤员胸、腹、髂、膝、踝部固定于木板上。

（七）固定的注意事项

（1）有出血时应先止血和消毒包扎伤口,然后固定骨折。如有休克,同时进行抢救。

（2）对于大腿、小腿、腰椎和颈椎骨折,一般应就地固定,不要随便移动伤员。

（3）夹板固定力求稳妥牢固,要固定骨折的两端和上下两个关节。绷带和三角巾不要直接绑在骨折处。

（4）上肢固定时,要屈肘。下肢固定时,肢体要伸直。

（5）固定四肢时应露出指(趾)端,随时观察血液循环,如有苍白、发冷、麻木等情况,立即松开重新固定。

（6）开放性骨折禁用水冲,不涂药物,保持伤口清洁。外露的断骨严禁送回伤口处,避免增加污染和刺伤血管、神经。

（7）颈椎骨折病情多较严重。严禁乱加搬动,给伤员戴上颈托,应轻巧平稳地在保持脊柱安定状况下,移至硬板担架上,及早转运。切勿扶持患者走动或躺在软担架上,这样会使脊柱骨折加重,损伤神经,引起终生截瘫。

四、搬运术

伤员经过现场初步急救处理后,要尽快用合适的方法和震动小的交通工具将伤员送到医院进行进一步的诊治。搬运过程中要随时注意观察伤员的伤情变化。

（一）常用的搬运方法

可根据伤者的伤势轻重和运送的距离远近选择合适的搬运方法,现介绍常用的几种。

1. 单人扶行法 适用于神志清醒、损伤较轻、可以行走的伤员。救护者站在伤员旁边,将伤员一侧上肢绕过自己颈部,用手抓住伤员的手,救护者的另一手绕到伤员的背后,并扶住伤员的腰部或臀部。上肢有骨折时,慎用此法。

2. 双人平抬法 两人双手平抱伤员胸背部及臀部、下肢。

3. 三人搬运法 用于不能自己活动、体重较重者。将伤员上肢交叉置于胸前,甲托住伤员的头颈、肩背部,乙托住腰、臀部,丙托住腘窝、腿部,同时抬起伤员,并使之身体稍向搬运者倾斜移至平车上或床上。

4. 四人平托法 适用于脊柱损伤的伤者。四人均单膝跪地,一人在伤员的头部,双手掌抱于头部两侧轴向牵引颈部,另外三人在伤员的同一侧(一般为右侧),分别在伤员的肩背部、腰臀部和膝踝部。双手掌从伤员身体下面平伸到伤员的对侧,四人同时用力,保持脊柱为一轴线,平稳将伤员抬起,齐步行进。

NOTE

（二）搬运伤员的注意事项

1. 移动伤员 首先应检查伤者的头、颈、胸、腹和四肢是否有损伤，如果有损伤，应先进行急救处理，再根据不同的伤势选择不同的搬运方法。

2. 病（伤）情严重、路途遥远的伤病者 要做好途中护理，密切注意伤员的神志、呼吸、脉搏以及病情变化。

3. 搬运脊柱骨折的伤员 要保持伤员身体的固定。颈椎骨折的伤员除了身体固定外，还要有专人牵引固定头部，避免移动。

4. 用担架搬运伤员 一般伤员头略高于脚，休克伤员则脚略高于头。行进时伤员的脚在前，头在后，以便于观察伤员情况。

知识链接

头部受伤的急救措施

头部受伤后，有血液和脑脊液从鼻、耳流出，一定要让伤者平卧，伤侧向下。受伤后如有脑脊液流出时，最好不要用纱布、脱脂棉等塞在鼻腔或外耳道内，因为这样会引起感染。检查头部有无外伤，是否处于危险状态，最重要的是不要随便移动伤者，并按照如下程序进行抢救。让伤者侧卧，头向后仰，保证其呼吸畅通。若呼吸停止应立刻进行人工呼吸，脉搏消失则进行心肺复苏。头皮出血时，用干净的毛巾等直接压迫止血。

【重点】
对不同情况外伤的老年人能进行伤情评估并采取正确的止血、包扎方法。

课后思考

1. 名词解释
动脉出血。
2. 简答题
简述止血带止血的注意事项。
3. 案例分析题
王奶奶，65岁，因不慎摔伤导致左上肢前臂中段见 5 cm×3 cm 的伤口，肢体疼痛、活动障碍，出血量多。请问如何为其做处理？

（谢海艳）

任务三 噎食救护

案例引导

王爷爷，68岁，早餐自行进食包子后立即出现剧烈呛咳、一手捂住颈前喉部、不能说话、呼吸困难、喘鸣、皮肤发绀。

请问：1. 请问该老年人可能出现了什么情况？

2. 养老护理员小刘赶到现场时发现王爷爷神志清楚，那该如何进行急救？

【小贴士】
正常吞咽是一系列受到大脑支配、周围神经肌肉系统复杂协调运动的过程，患有脑、口、咽、食管任何一个部位的机能障碍性疾病，均可能导致老年人出现噎食。

NOTE

（一）吞咽概述

吞咽是一种复杂的反射动作，它使食团从口腔经咽、食管入胃，大致包括三个阶段。①食物由于颊肌和舌的作用被移到舌背部分，然后舌背前部紧贴硬腭，食团被推向软腭后方而至咽部。②当食团经软腭入咽时，刺激了软腭部的感受器，引起一系列肌肉反射性收缩，结果鼻咽通路以及咽与气管的通路被封闭，呼吸暂停，食管上口张开，于是食团从咽被挤入食管。③食团进入食管后，引起食管蠕动，将食团经贲门推送入胃（图7-31）。

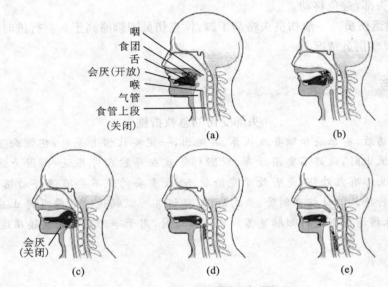

图 7-31 吞咽的过程

（二）噎食的定义

噎食是指进食时食物误入气管或卡在食管第一狭窄处，压迫呼吸道，引起严重呼吸困难，甚至窒息，是老年人猝死的常见原因之一。

（三）发生噎食的原因

1. 生理因素 老年人咀嚼功能下降，咽喉在生理及功能上发生退行性变化。

2. 疾病因素 颅内本身的病变，神经肌肉的病变，咽喉的病变，食管的病变，心、肺功能不全。

3. 体位因素 年老或行动不便的卧床者，平卧于床上进食而易引发噎食。

4. 食物因素 容易引起噎食的食物有馒头、鸡蛋、排骨、汤圆、果冻等。

（四）噎食的临床表现

1. 气道不完全阻塞的表现 患者出现刺激性咳嗽、喘气或咳嗽微弱无力、呼吸困难；张口吸气时，可以听到异物冲击性的高啼声；面色青紫，皮肤、甲床和口腔黏膜发绀。

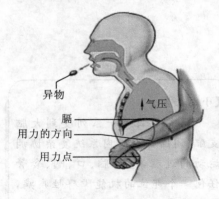

图 7-32 海姆立克急救法原理图

2. 气道完全阻塞的表现 较大异物堵住喉部、气道处，患者面色晦暗、青紫，不能说话、不能咳嗽、不能呼吸、昏迷，心跳、呼吸很快停止。

（五）海姆立克急救法

海姆立克急救法的原理是冲击伤病员腹部及膈肌下软组织，产生向上的压力，压迫两肺下部，从而驱使肺部残留气体形成一股气流，长驱直入气管，将堵塞气管、咽喉部的异物驱除（图7-32）。

（六）评估

首先要立刻评估老年人意识情况，还需要评估老年人是否发生了气道梗阻、老年人是否能够独自站立或坐起。

（七）操作准备

1. 护理员准备 具有专业的安全急救知识和技能，首先根据老年人的表现，护理员快速判断老年人可能出现的问题，同时大声呼喊他人帮助。再根据老年人的情况选择合适的抢救方法。

2. 环境准备 安全、通风。

3. 老年人准备 对于意识清楚的老年人，向其解释抢救的方法及目的，需要其配合操作；意识不清楚的老年人立即置于平卧位。

（八）操作实施

1. 自救腹部冲击法 ①适应证：适用于气道不完全阻塞、意识清醒的老年人，而且具有一定救护知识、技能，并且当时无他人在场相助、打电话又困难、不能说话报告的情况之下。②操作程序：一手握空心拳，拳眼置于腹部脐上两横指处，另一手紧握住此拳，双手同时快速向内、向上冲击5～10次，每次冲击动作要明显分开，直到异物排出；还可选择将上腹部压在坚硬物上，如桌边、椅背和栏杆处，连续向内、向上冲击5～10次，直到异物排出。

2. 互救腹部冲击法（站立位腹部冲击） ①适应证：适用于意识清醒的老年人。②操作程序：救护人员站在老年人的背后，双臂环绕其腰部，老年人弯腰，低头张口。一手握空心拳，拳眼顶住老年人腹部正中线脐上方两横指处，另一手紧握此拳，向内、向上冲击5～10次，直至异物排出。抠出异物，并协助老年人漱口、休息(图7-33)。

3. 仰卧位腹部冲击法 ①适应证：适用于意识不清的老年人。②操作程序：将老年人置于仰卧位，救护人员骑跨在老年人髋部两侧，一手的掌根置于老年人腹部正中线脐上方两横指处，另一手直接放在第一只手背上，两手掌根重叠，向内、向上有节奏地冲击老年人的腹部，连续5～10次(图7-34)。检查口腔，如有异物排出则用手指抠出。检查呼吸、心跳，如无心跳、呼吸，立即进行心肺复苏术。

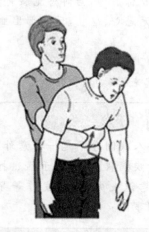 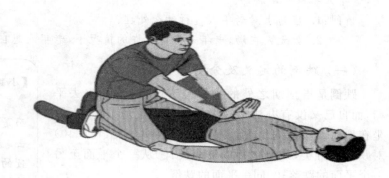

图7-33 互救腹部冲击法　　　　　　图7-34 仰卧位腹部冲击法

4. 海姆立克急救法的注意事项 ①实施腹部冲击，定位要准；不要把手放在胸骨的剑突下或肋缘。②腹部冲击要注意胃反流导致误吸。③抢救成功后应检查有无并发症的发生。

5. 噎食的预防 ①对咀嚼或吞咽困难的老年人，可将食物打碎成糊状，必要时专人喂饭或鼻饲。进食时要严密观察。②卧床老年人应采取坐位或半坐卧位进食，进餐后休息30 min再平卧。③老年人进食时，应细嚼慢咽，不可边吃边说话，进食前后饮水。④食物宜清淡，少食油腻、生冷粗硬以及刺激性食物，硬食要切碎煮透。

【重点】
掌握实施海姆立克急救法的要点以及老年人噎食的预防。

知识链接

美国医生亨利·海姆立克经过反复实验，发明了利用肺部残留气体，形成气流冲出异物的急救方法。后来《美国医学会杂志》以他的姓氏将这一技术命名为"海姆立克急救法"。

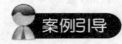

1. 名词解释

噎食。

2. 问答题

如何预防老年人发生噎食?

3. 案例分析题

王奶奶,70岁,因在进晚餐时鸡块卡在了喉部,突然出现呛咳、呼吸困难,不能发声,喘鸣,皮肤发绀。

请问王奶奶可能出现了何种情况?应立即给予什么抢救措施?

(谢海艳)

任务四 跌倒救护

案例引导

张爷爷,65岁,下楼梯时不慎从楼梯上跌下,臀部着地在先,后头枕部着地,当时感觉腰背部、腹部及头部疼痛。护理员发现后立即赶到现场,查老年人神志清楚,无恶心、呕吐,后枕部出血不止,老年人不敢活动腰部。

请问:1. 应马上对老年人进行什么处理?

2. 如无人在场,老年人伤情允许的情况下,老年人想自行起来,该如何做?

(一)跌倒的定义及分类

跌倒是指预期之外的身体位置改变,重心失去平衡,而自己又没有办法适时做出有效的反应,整个人跌坐在地面或较低的地方。按照国际疾病分类(ICD-10)对跌倒的分类,跌倒包括以下两类:①从一个平面至另一个平面的跌落;②同一平面的跌倒。

【小贴士】

老年人跌倒并不是一种意外,而是一种疾病状态,有别于猛烈打击、突然意识丧失、癫痫发作等导致的跌倒事件。

(二)跌倒的现状及流行病学

随着人口老龄化进程的加速,跌倒成为我国伤害死亡的第四位原因,在65岁以上老年人占首位,并且死亡率随年龄增加而急剧上升。此外,还可导致残疾,影响身心健康。如跌倒恐惧症,可限制老年人的活动能力,减少活动范围,降低生活质量。在国外,每年30%的65岁以上老年人发生过一次或多次跌倒,80岁以上高达50%。每年约180万65岁以上老年人因跌倒而活动受限或就医。而在国内,大约有1.67亿老年人,其中有2000万每年至少发生2500万次跌倒。

(三)跌倒的原因

1. 生理因素 ①步态和平衡功能:步态的稳定性下降和平衡功能受损是引发老年人跌倒的主要原因。②感觉系统:视觉、听觉、触觉、前庭及本体感觉功能下降,影响传入中枢神经系统的信息,影响机体的平衡功能。③中枢神经系统:中枢神经系统的退变影响智力、肌力、感觉、反应

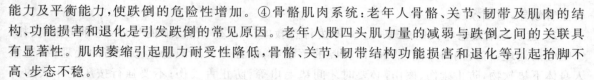

能力及平衡能力,使跌倒的危险性增加。④骨骼肌肉系统:老年人骨骼、关节、韧带及肌肉的结构、功能损害和退化是引发跌倒的常见原因。老年人股四头肌力量的减弱与跌倒之间的关联具有显著性。肌肉萎缩引起肌力耐受性降低,骨骼、关节、韧带结构功能损害和退化等引起抬脚不高、步态不稳。

2. 病理因素 ①心脑血管疾病:如椎基底动脉供血不足、直立性低血压、高血压、心脏病和缺血性脑卒中等。②神经系统疾病:如老年认知障碍、帕金森病、癫痫和周围神经病变等。③骨、关节疾病:如骨质疏松症、类风湿性关节炎和关节畸形等。④感官系统疾病:如白内障、青光眼、视网膜动脉阻塞、急性迷路炎和梅尼埃病等。⑤泌尿系统疾病:尿频、尿急、尿失禁,老年人经常由于匆忙去洗手间、排尿性晕厥等导致跌倒。⑥其他:如身体虚弱、贫血、甲状腺疾病和糖尿病等。

3. 药物因素 由于老年人对药物敏感性和耐受性的改变,服用部分药物时,神志、精神、视觉、血压、步态和平衡功能易受到影响,而发生跌倒。可能引起跌倒的药物包括:①精神活动药物:如安定、三环类抗抑郁药等降低机体敏感性、损害判断力、影响神经肌肉功能、发生直立性低血压而跌倒。②利尿剂:引起嗜睡、血容量不足、电解质紊乱和尿急奔跑而跌倒。③血管扩张药:容易并发直立性低血压而跌倒。④其他:降糖药、非甾体类抗炎药、镇痛剂、多巴胺类药物和抗帕金森病药等。

4. 环境因素 ①地面因素:地面过滑、潮湿、不平整以及过道有障碍物等。②居室内设施:室内光线过暗或过强、卫生间缺乏扶手和防滑垫、台阶高度不合适、座椅过高或过低、睡床高度不合适或床垫过于松软、家具高度不合适和摆放不当等。

5. 穿着情况 鞋的尺寸不合适,鞋底不防滑,衣服过紧,裤腿过长等。

6. 心理因素 有些老年人对自身能力估计过高,不服老的心理以及对危险性认识不足,或由于不愿意麻烦照护者,对所有事情都勉强为之而成为跌倒的危险因素。

> **【小贴士】**
>
> 英国40%～60%的失智老年人每年曾跌倒一次,此发生率是非失智老年人的2倍。台湾居住在社区中的老年人,65岁以上者每年有30%的跌倒率,每年每人约有0.6次的跌倒;80岁以上者则有50%的跌倒率,护理院中老年人跌倒的发生率更高,约是社区老年人的3倍。香港每年有20%60岁以上的老年人有跌倒意外。

7. 其他因素 饮酒、糖尿病和营养不良等增加跌倒的风险。与老年人活动状态有关的危险因素包括行走、变换体位、从事重体力劳动、进行较大危险性活动(爬梯子、骑车)等。

(四)跌倒的高危人群

①年龄大于65岁者;②曾有跌倒史、肢体功能障碍以及步态不稳者;③贫血或直立性低血压,服用影响意识或活动的药物,如利尿剂、止痛剂和安眠药等的老年人;④营养不良、虚弱、头晕、意识障碍(失去定向感、躁动等)和睡眠障碍的老年人。

(五)伤情评估

神志、瞳孔、生命体征、外伤、出血、疼痛以及肢体活动有无障碍等。

(六)现场处理

护理员暂时勿移动老年人,首先判断老年人的意识是否清楚。

1. 意识清楚老年人的处理 ①询问老年人跌倒情况及其跌倒过程,如不能记起,可能为晕厥或脑血管意外,应立即护送至医院诊治或拨打急救电话。②询问是否有剧烈头痛、手脚无力,观察是否有口角歪斜、言语不利等提示脑卒中的情况,如有,若立即扶起老年人可能加重脑出血或脑缺血,应立即拨打急救电话。③检查有无腰背部疼痛、双腿活动或感觉异常及大小便失禁等提示腰椎损害的情况,不要随便搬动,应立即拨打急救电话。④查看有无肢体疼痛、畸形、关节异常、肢体位置异常等提示骨折的情况,无法判断的情况下,不要随便搬动,应立即拨打急救电话。⑤外伤出血的处理:立即止血、包扎。⑥护送至医院进行进一步处理。⑦详细记录事情经过,报告主管领导,通知家属。

2. 意识不清楚老年人的处理 ①立即拨打急救电话。②外伤出血的处理:立即止血、包扎。③呕吐的处理:将头偏向一侧,清理口、鼻腔的呕吐物,保证呼吸道通畅。④抽搐的处理:在老年人身体下垫软物,防止碰伤、擦伤,必要时牙间垫毛巾等,防止舌咬伤;不要强行按压老年人的身体,防止二次损伤,损伤肌肉和骨骼。⑤护送至医院进行进一步处理。⑥详细记录事情经过,报告主管领导,通知家属。

3. 无他人在场时的处理 老年人在身边无他人帮助的情况下,自行起身的方法。

(1)第一步:如果是背部先着地,应弯曲双腿,挪动臀部到放有毯子或垫子的椅子或床铺旁,然后使自己较舒适地平躺,盖好毯子,保持体温,如可能要向他人寻求帮助(图7-35)。

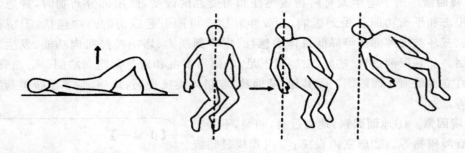

图7-35 跌倒自行起身法第一步

(2)第二步:休息片刻,等体力准备充分后,尽力使自己向椅子的方向翻转身体,使自己变成俯卧位(图7-36)。

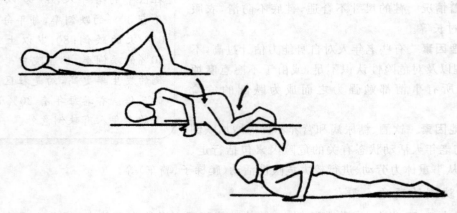

图7-36 跌倒自行起身法第二步

(3)第三步:双手支撑地面,抬起臀部,弯曲膝关节(图7-37)。

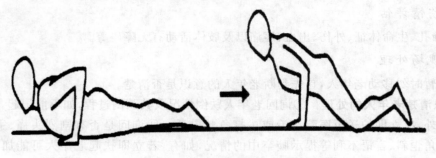

图7-37 跌倒自行起身法第三步

(4)第四步:尽力使自己面向椅子跪立,双手扶住椅面,以椅子为支撑,尽力撑起身体(图7-38)。

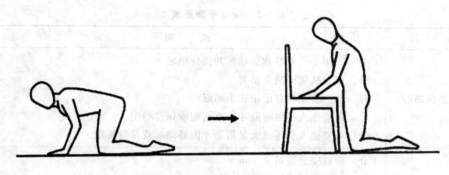

图 7-38 跌倒自行起身法第四步

（5）第五步：尽力站起来。休息片刻，恢复部分体力后，打电话寻求帮助，最重要的就是报告自己跌倒了（图 7-39）。

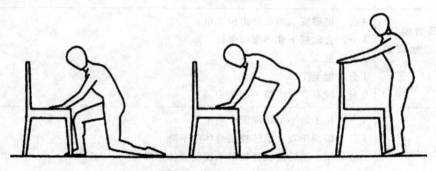

图 7-39 跌倒自行起身法第五步

（七）跌倒危险因素的评估

1. Morse 跌倒评估量表（MFS） Morse 跌倒评估量表（表 7-1）包括 6 项内容，总分 125 分，得分＞45 分定为高风险，得分＜25 分定为低风险，得分越高表示跌倒风险越大。

表 7-1　Morse 跌倒评估量表（MFS）

评估内容	评分标准	得 分
1. 近三个月内跌倒史	无：0 分 有：25 分	
2. 超过一个医学诊断	无：0 分 有：15 分	
3. 使用行走辅助用具	不需要/卧床休息/护士辅助：0 分 助行器：15 分 依扶家具行走：30 分	
4. 静脉输液或使用肝素锁	无：0 分 有：20 分	
5. 步态	正常/卧床不能移动：0 分 虚弱乏力：10 分 功能障碍/残疾：20 分	
6. 认知态度	量力而行：0 分 高估自己能力/忘记自己受限制：15 分	
总分		

2. Berg 平衡量表 共包括 14 个项目，每个项目最低得分为 0 分，最高得分为 4 分，总分 56 分（表 7-2）。

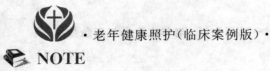

NOTE

表 7-2 Berg 平衡量表

	条 目	说 明	评分
1	从坐位站起	4分 不用手扶能够独立站起并保持稳定 3分 用手扶能够独立站起 2分 几次尝试后自己用扶手站起 1分 需要他人小量帮助才能够站起或保持稳定 0分 需要他人中等或大量帮助才能够站起或保持稳定	
2	无支持站立	4分 能够安全地站立 2 min 3分 在监视下能够站立 2 min 2分 在无支持的条件下能够站立 30 s 1分 在若干次尝试后才能无支持地站立 30 s 0分 无帮助时不能站立 30 s	
3	无靠背坐位,双脚着地或脚放在一个凳子上	4分 能够安全地保持坐位 2 min 3分 在监视下能够保持坐位 2 min 2分 能坐 30 s 1分 能坐 10 s 0分 没有靠背支持不能坐 10 s	
4	从站立位坐下	4分 用手最小量帮助安全地坐下 3分 借助于双手能够控制身体的下降 2分 用小腿后部顶住椅子来控制身体下降 1分 独立地坐,但不能控制身体的下降 0分 需要他人帮助坐下	
5	转移	4分 稍用手就能够安全地转移 3分 绝对需要用手才能够安全地转移 2分 口头提示和监视才能够转移 1分 需要一个人的帮助 0分 需要两个人的帮助或监视	
6	闭目站立	4分 能够安全站立 10 s 3分 监视下能够安全站立 10 s 2分 能站 3 s 1分 闭眼不能达 3 s,但稳定站立 0分 为了不摔倒需要两人帮助	
7	双脚并拢无支持站立	4分 能够独立将双脚并拢并安全地站立 1 min 3分 能够独立将双脚并拢并在监视下站立 1 min 2分 能够独立将双脚并拢,但不能保持 30 s 1分 需要别人帮助将双脚并拢,但能够双脚并拢站立 15 s 0分 需要别人帮助将双脚并拢,双脚并拢站立不能保持 15 s	
8	站立时上肢向前延伸并向前移动	上肢向前延伸到水平,检查者将一把尺子放在指尖末端,手指不要触及尺子,测量距离是被检查者身体从垂直位到达前倾位时手指向前移动的距离。如有可能,要求被检查者伸出双臂以避免躯干的旋转 4分 能够向前伸出>25 cm 3分 能够安全地向前伸出>12 cm 2分 能够安全地向前伸出>5 cm 1分 上肢能够向前伸出,但需要监视 0分 在向前延伸时失去平衡或需要外部支持	

续表

	条 目	说 明	评分
9	站立时从地上捡起物品（鞋）	4分 能够轻易地且安全地将鞋捡起 3分 能够将鞋捡起，但需要监视 2分 伸手向下达2～5 cm，且独立保持平衡，但不能将鞋捡起 1分 试着做伸手向下捡鞋的动作时需要监视，但仍不能将鞋捡起 0分 不能试着做伸手向下捡鞋的动作或需要帮助以免去失去平衡或摔倒	
10	站立位转身向后看	4分 从左、右侧向后看，体重转移良好 3分 仅从一侧向后看，另一侧体重转移较差 2分 仅能转向侧面，但身体的平衡可以维持 1分 转身时需要监护 0分 需要帮助以防身体失去平衡或摔倒	
11	转身360°	4分 在4 s内安全地转身360° 3分 在4 s内仅从一个方向安全地转身360° 2分 能够安全地转身360°，但动作缓慢 1分 需要密切监视或口头提示 0分 转身时需要帮助	
12	无支持站立时将一只脚放在台阶或凳子上	4分 能够安全且独立地站立，在20 s时间内完成8次站立时将一只脚放在台阶或凳子上 3分 能够独立地站立并完成上述动作8次的时间＞20 s 2分 无需辅助具在监视下完成4次上述动作 1分 需要少量辅助能够完成超过2次上述动作 0分 需要帮助以防止摔倒或完全不能做	
13	双足前后站立	4分 能够独立地将双脚一前一后地排列（无间距）并保持30 s无支持 3分 能够独立地将一只脚放在另一只脚的前方（有间距）并保持30 s 2分 能够独立地迈一小步并保持30 s 1分 向前迈步需帮助，但能够保持15 s 0分 迈步或站立时失去平衡	
14	单腿站立	4分 能够独立抬腿保持时间＞10 s 3分 能够独立抬腿保持时间5～10 s 2分 能够独立抬腿保持时间＞3 s 1分 试图抬腿，但不能保持3 s，但可以维持独立站立 0分 不能抬腿或需要帮助以防摔倒	
	总分	判断标准：0～20分，限制轮椅；21～40分，辅助下步行；41～56分，完全独立	

3. "起立、行走"及时测试 具体见表7-3。

表7-3 "起立、行走"及时测试

评 定 方 法	评 定 标 准	结果
需要一张有扶手的椅子和一个秒表。患者坐在有扶手的靠背椅上（椅子座高约46 cm，扶手高约20 cm），身体靠在椅背上，双手放在扶手上。如果使用辅具（如手杖、助行架），则将其握在手中。在离座椅3 m远的地面上贴一条彩条、划一条可见的粗线或放一个明显的标记物。当测试者发出"开始"的指令后，患者从靠背椅上站起。站稳后，按照平时走路的步态，向前走3 m，过粗线或标记物后转身，然后走回到椅子前，再转身坐下，靠到椅背上。测试过程中不能给予任何躯体上的帮助。测试者记录患者离开椅背到再次坐下（靠到椅背）所用的时间（以s为单位）以及完成测试过程中可能会摔倒的危险性	≤10 s：正常 11～20 s：活动较好，可独自步行，不需辅助 ≥20 s：活动障碍，不能独自步行外出，需要辅助 ≥14 s：跌倒高风险	

（八）老年人跌倒预防措施

1. 居室环境 老年人的生活环境整体布局要求"健康、安全、便利、无障碍"。①照明：一般而言，卫生间、房间、床边及走廊是易跌倒的危险区域，应该特别提供足够的照明，夜间要配置照明装置。灯的设计应柔和、明亮，方便老年人使用，也确保行走时的安全。②地板：地板应平坦、防滑、没有障碍物，保持干燥；若是拖地后，告诉老年人等干了再行走，并设立警示牌；尽量避免东西四处堆放，尽量避免设计门槛。③室内家具摆设：家具应简单实用，拐角圆滑；床与膝关节等高，椅子、沙发厚重稳当，日用品固定摆放于易取之处。④卫生间和浴室：卫生间地板上应放置防滑橡胶垫，马桶一边或两边可安装扶手，对有高危跌倒的老年人如厕应有护工协助。老年人洗澡时最好使用防滑凳，将洗漱用品放到伸手可及的地方。对夜间尿频老年人，护士要多巡视。⑤对色彩的选择：老年人的房间宜用温暖的色彩，多用淡雅颜色可防老年性痴呆。整体颜色不宜太暗，地面采用与墙壁反差较大和比较稳重的色彩。

2. 饮食 ①摄入充足的蛋白质，来自牛奶、鸡蛋、瘦肉、禽类、鱼虾和大豆制品等食物的优质蛋白对保持肌肉力量尤其重要。②增加抗氧化营养成分的摄入，主要来自蔬菜、水果、豆类、坚果及粗粮等，它们的主要作用是缓解氧化应激，减少肌肉衰减，还能提高免疫力。③增加维生素 D 供应，维生素 D 对肌肉的结构和功能也有重要影响。

3. 合理使用药物 ①正确指导老年人合理用药，应遵医嘱服药，指导老年人按时、按量用药，并教会老年人识别药物的不良反应。②服用镇静安眠药的老年人，嘱其意识完全清楚时才能下床。③应用降压药、降糖药、利尿药时，强调应遵循"起床三部曲"，即醒后 30 s 再起床、起床后 30 s 再站立、站立后 30 s 再行走，以防止直立性低血压晕厥发生。

4. 运动锻炼 有规律的锻炼或功能训练，有防止老年人跌倒的作用。运动应量力而行，循序渐进，运动形式及内容应符合老年人的特点，并结合个人兴趣及活动能力采用不同的运动。如金鸡独立、平衡体操及太极拳等，有利于提高老年人姿势的稳定性和协调性，从而减少跌倒的发生率。

5. 日常起居行动 ①穿着要合身、舒适和宽松。鞋子的选择非常重要，一般来说，选择合脚、防滑和不笨重的橡胶底的鞋子。②起步站稳再走，变换体位时要慢。避免重体力活动、高处拿东西等危险活动，外出有人陪伴。③如果医生建议需要使用手杖或助行架，不要因为不服老或者不好意思的心态而不用，合适的手杖可以帮助老年人保持身体平衡，减轻双腿的负担。

6. 重视相关疾病的预防 ①有视、听及其他感知障碍的老年人应佩戴视力补偿设施、助听器及其他补偿设施。②对于骨质疏松症的老年人，要加强膳食营养，保持均衡的饮食，适当补充维生素 D 和钙剂；加强体育锻炼，保持骨关节的灵活性。③绝经期老年女性必要时应进行激素替代治疗，增强骨骼强度，降低跌倒后的损伤严重程度。

7. 心理护理 担心跌倒的心理可以限制老年人的活动，降低活动能力并导致功能缺陷，跌倒的危险性随之增加。护理人员要耐心做好安慰、解释工作，从预防跌倒的技能上给予指导，如告知老年人安全移动的方法，如何有效避免危险因素，帮助老年人重建自信心。

【重点】

掌握老年人跌倒的紧急救护以及跌倒的预防。

课后思考

1. 名词解释

跌倒。

2. 简答题

对跌倒后神志清楚的老年人如何进行现场救护？

3. 案例分析题

张爷爷，70 岁，被女儿扶送入住某老年照护机构，经询问，张奶奶近半年内已有两次跌倒史，且原有高血压、关节炎、抑郁症、失眠等疾病。最近 3 天诉头晕，能使用手杖行走，老年人现服用药有抗抑郁药、降压药、利尿剂及安定。

请问如何评价其跌倒风险？张爷爷跌倒的相关因素有哪些？如何向老年人进行防跌倒健康教育？

（谢海艳）

任务五　烫　伤　救　护

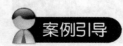

罗奶奶,70岁,因不慎将开水泼在左手手背上,顿时有烧灼感,即出现一个 3 cm×4 cm 大小的水疱,疼痛剧烈。护理员小李赶到老年人房间,查:老年人左手背皮肤红肿、皮温增高。

请问:1. 初步判断老年人的烫伤为哪一程度？

2. 护理员小李应如何紧急处理？

（一）烫伤的概念

由高温液体（如沸水、热油）、高温固体（烧热的金属等）和高温蒸汽等导致皮肤组织的损伤称为烫伤。

（二）烫伤的原因

1. 主观原因　老年人由于身体各器官生理功能逐渐衰退,感觉器官功能退化,感觉及反应比较迟钝,使其对温度的敏感性降低。

2. 客观原因　因热水、热汤、热油以及蒸汽等造成。老年人采用拔火罐、艾灸等热力治疗也容易造成低温烫伤。

（三）烫伤的分期和临床表现

1. Ⅰ度烫伤　仅伤及表皮浅层,生发层健在,表面呈红斑状、干燥、烧灼感和疼痛。3～7 天脱屑痊愈,短期内有色素沉着（图 7-40）。

2. Ⅱ度烫伤

（1）浅Ⅱ度烫伤。伤及表皮的生发层、真皮的乳头层,局部红肿明显,有大水疱形成。水疱剥脱后,创面红润、潮湿、疼痛剧烈。如无感染,1～2 周内愈合,一般不留瘢痕,多数有色素沉着（图7-41）。

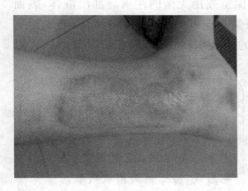

图 7-40　Ⅰ度烫伤

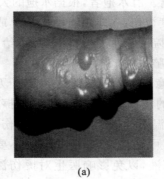

（a）　　　　　　　　　　（b）

图 7-41　浅Ⅱ度烫伤

（2）深Ⅱ度烫伤。伤及皮肤的真皮层,可有小水疱,水疱剥脱后创面微湿、红白相间、痛觉较迟钝。有残存的皮肤附件,如无感染,可融合修复,需 3～4 周,且常有瘢痕增生（图 7-42）。

（3）Ⅲ度烫伤。伤及皮肤全层甚至达到皮下、肌肉或骨骼,创面无水疱,苍白、焦黄,如皮革状,痛觉消失。常需要植皮,瘢痕增生明显(图 7-43)。

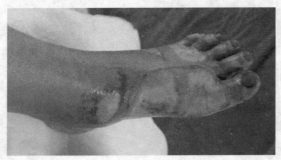

图 7-42　深Ⅱ度烫伤　　　　　　　　　　图 7-43　Ⅲ度烫伤

老年人烫伤程度分期及临床表现归纳,见表 7-4。

表 7-4　烫伤程度分期及临床表现

分　期	损伤层次	临床表现	愈合时间	预　后
Ⅰ度 (红斑性)	表皮浅层	红斑、疼痛、无水疱	3～7 天	恢复正常
浅Ⅱ度 (大水疱)	生发层、乳头层	大水疱、创面红润、剧痛	1～2 周	多数有色素沉着
深Ⅱ度 (小水疱)	真皮层	小水疱、创面红白相间、痛觉迟钝	3～4 周	常有瘢痕增生
Ⅲ度 (焦痂性)	全层甚至达到皮下、肌肉或骨骼	无水疱,苍白、焦黄,如皮革状	不能自愈,需植皮	瘢痕增生明显

(四) 烫伤的处理方法

1. 评估与准备　①老年人的评估:评估老年人的烫伤程度、老年人的心理状态。②照护者准备:具有专业的安全急救知识和技能,根据老年人烫伤的程度选择合适的处理方法,穿工作服、戴手套。③物品准备:冰块或冷水、清洁的敷料或毛巾、绷带或干净布条、剪刀、胶布、纸和记录本。④环境评估:安全、舒适。

2. 烫伤的处理　①Ⅰ度烫伤:将创面放入冷水中浸洗半小时后,将覆盖在伤处的衣裤剪开,以避免使皮肤的烫伤加重,随后用鸡蛋清或烫伤膏涂于烫伤部位。②Ⅱ度烫伤:先进行冷却治疗后,消毒创面,涂以烫伤膏。有水疱者,根据水疱的大小可保留或用无菌的注射器抽出液体,表面用无菌敷料包扎。③Ⅲ度烫伤:立即用清洁的被单或衣服简单包扎,创面要保持清洁,避免污染和再次损伤,立即送往医院治疗。患者口渴时,可给少量的淡盐水,绝不可以在短时间内饮大量的开水,而导致患者出现脑水肿。

3. 烫伤后处理的注意事项　①烫伤发生后,千万不要揉搓、按摩、挤压烫伤的皮肤,也不要急用毛巾擦拭。②浸泡时间越早越好,水温不能低于 5 ℃,以免冻伤,但伤处水疱已经破损者,不可浸泡,以防感染。③不要用红药水、紫药水等有色药液,以免影响医生对烫伤深度的判断,也不要用碱面、酱油、牙膏等乱敷,以免造成感染。

【小贴士】

"冷却治疗"可以使伤处迅速、彻底地散热,使皮肤血管收缩,减少渗出与水肿,缓解疼痛,减少水疱形成,防止创面形成瘢痕。

(五) 老年人烫伤的预防

(1) 不可让老年人自己去灌开水,热水瓶放在老年人不易碰到的位置,不可让行动不便的老年人自己倒开水。开水房应悬挂"小心烫伤"标识。

（2）老年人饮开水、食用热食或热汤时，注意不要过热，照护者应先告知老年人，待温热再食用。

（3）提醒老年人远离厨房中正在烧煮的锅具和燃气灶。

（4）老年人自己洗浴或为老年人擦浴、洗漱前，必须先调试好水的温度（先放凉水后放热水）。

（5）老年人使用热水袋时，注意温度不宜过高，一般情况下 50 ℃为宜，热水袋外要包裹一层毛巾，避免直接接触皮肤。

（6）老年人应谨慎进行中药敷贴、拔火罐等，容易引起皮肤灼伤，照护者要经常为其调换位置，密切观察皮肤变化。

【重点】
烫伤的紧急处理方法以及老年人烫伤的预防。

知识链接

　　蜂蜜白酒对轻度的烫伤、烧伤有很好的效果，将蜂蜜和白酒以 3：1 的比例调和后，直接将调和好的蜂蜜白酒涂抹在伤口处。添加的少量白酒是为了起到一定的降温作用，因为酒精容易挥发，带走部分热量，涂抹蜂蜜可以快速消除灼热感，减轻疼痛，而蜂蜜同时具有促进组织再生的作用，可以加快伤口愈合。

课后思考

1. 名词解释

烫伤。

2. 简答题

怎样对烫伤进行分期？

3. 案例分析

王奶奶，78 岁，晚上使用热水袋进行保暖，早起床后发现左大腿外侧出现轻度灼红，自感疼痛。请问王奶奶出现了什么问题？应马上进行什么处理？请告知老年人在生活中如何预防烫伤。

（谢海艳）

任务六　猝死救护

案例引导

　　王奶奶，65 岁，既往有冠心病病史。今晨在室外进行晨练时，突感心前区疼痛，随后倒地、呼之不应，意识丧失，颈动脉搏动消失，呼吸停止。

　　请问：1. 王奶奶出现了什么情况？

　　　　　2. 应该给予什么紧急抢救措施？

（一）猝死定义

老年人猝死是指老年人非人为因素性的、自然发生的、未预想到的突然死亡。WHO 规定发病后 6 h 内死亡者为猝死，多数学者主张为 1 h。

（二）猝死的原因

1. 心源性猝死　由各种心脏原因引起的突发性死亡。心脏停止搏动，失去排血功能，导致重要器官（如脑部）严重缺血、缺氧，最终导致死亡，特别是以冠心病、急性心肌梗死患者最为多见。

2. 非心源性猝死 由多种疾病引起，包括中枢神经系统疾病、消化系统疾病、呼吸系统疾病、意外事故、感染性疾病等。①中枢神经系统疾病：如脑血管意外、颅内肿瘤等。②消化系统疾病：如急性坏死性胰腺炎等。③呼吸系统疾病：如哮喘、肺栓塞等。④意外事故：见于触电、溺水和急性中毒等。

（三）猝死的诱因

1. 情绪激动、过度劳累和用力排便 这些诱因可使交感-肾上腺素神经张力增高，引起心率加快、血管收缩、血压升高等，增加心脏负担；心肌对儿茶酚胺的敏感性增加，易出现严重的心律失常而猝死。

2. 感染和电解质紊乱 感染容易加重心脏负担，容易引发心力衰竭。电解质紊乱尤其是低钾血症时，容易出现心律失常，而引发猝死。

3. 季节和寒冷刺激 冬春季较夏秋季猝死发生率高，由于冬春季天气干燥，血黏稠度增高，易导致血栓形成，加之天气寒冷诱发动脉收缩使血管阻力增加，血压升高，心脏负担加重，易导致猝死。

（四）猝死前先兆症状

部分患者可出现猝死前先兆症状，如胸痛、胸闷、呼吸困难明显、心悸等，虽然这些症状为非特异性，但当老年人出现这些先兆症状时，要引起足够重视。

（五）猝死的临床症状

（1）意识突然丧失，可伴有抽搐。

（2）心音、脉搏、血压消失。

（3）呼吸停止伴有发绀。

（4）昏迷、双侧瞳孔散大、反射消失等。

（5）心电图呈直线、心室颤动和心电机械分离。

（六）心肺复苏术

心肺复苏术（cardiopulmonary resuscitation，CPR）是猝死救护的技术，即给心跳、呼吸停止的老年人采取人工呼吸及胸外心脏按压等维持氧合血液循环的抢救措施。应早期启动生存链（图7-44），心肺复苏的成功率与其开始的时间密切相关，每延误1 min，抢救成功率降低10%，要求在黄金时间（4～6 min）内实施。

> 【小贴士】
> 成人生存链中的环节包括：
> 1. 立即识别心脏骤停并启动急救系统。
> 2. 早期心肺复苏强调胸外按压。
> 3. 快速除颤。
> 4. 有效的高级生命支持。
> 5. 综合复苏后治疗。

图7-44 生存链

1. 基础生命支持 基础生命支持（basic life support，BLS）又称现场急救或初期复苏处理，是指专业或非专业人员进行徒手抢救。主要目标是向心、脑及全身重要脏器供氧，延长机体耐受临床死亡的时间（图7-45）。

（1）现场环境评估和老年人评估。首先应评估现场是否安全，如果安全可以就地抢救，如果

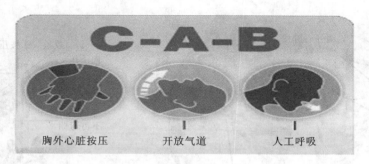

图 7-45 基础生命支持

胸外心脏按压　　开放气道　　人工呼吸

不安全要先脱离危险环境再急救；判断意识，救护者拍打老年人双肩，凑近老年人耳边大声呼唤："喂！你怎么了？"如均无反应，则确定为意识丧失（图 7-46）；判断有无颈动脉搏动，中、食指横放于颈部中央，向气管一侧轻按滑动 2～3 cm，力度适中，时间为 5～10 s（图 7-47）；判断有无自主呼吸，救护者将耳部贴近老年人口鼻，头侧向其胸部，眼睛观察胸廓有无起伏，耳听老年人呼吸道有无气流通过的声音，面部感觉老年人呼吸道有无气体排出，时间为 5～10 s。

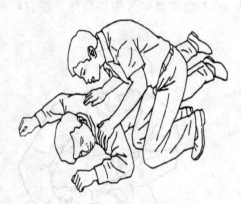

图 7-46 判断意识

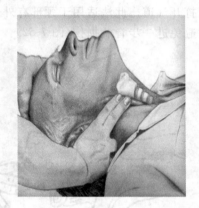

图 7-47 判断颈动脉搏动

（2）立即呼救。确定老年人心跳、呼吸停止后，立即寻求他人帮忙，并拨打 120 急救电话。

（3）胸外心脏按压（compress，C）。通过人工按压给停跳的心脏施加压力，让心脏被动泵血推动血液循环，并重新激发心脏恢复自主跳动，维持重要脏器的供血和供氧。①摆放复苏体位：救护者将老年人置仰卧位，翻身时保护其颈部，整体转动身体，摆放于地面或硬板床上；解开其衣带、腰带，有益于放松（图 7-48）。②按压部位：救护者站或跪立于老年人一侧，将一只手掌的根部置于老年人胸骨中下 1/3 交界处，另一只手掌的掌根重叠在该手背上，掌根紧贴胸壁，手指翘起脱离胸壁（图 7-49）。③按压深度和频率：按压速度不低于每分钟 100 次、深度

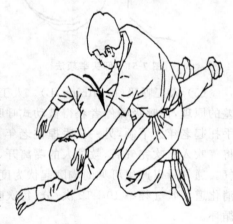

图 7-48 摆放复苏体位

大于 5 cm。救护者手掌、手臂、肩关节要与老年人的胸部保持垂直，平稳、均匀、有规律地按压。按压和放松的时间相等，放松时定位的手掌根部不要离开胸骨定位点，但应尽量放松，使胸骨不承受任何压力，否则，心脏则不能充分舒张，从而导致血液回流障碍，影响按压的效果（图7-50）。

（4）开放气道（airway，A）。将老年人头偏向一侧，要迅速清理老年人口鼻内的污物、呕吐物，有义齿者取出义齿。开放气道常用的方法有两种。仰头举颏法，救护者将一手掌小鱼际（小拇指侧）置于患者前额，下压使其头部后仰，另一手的食指和中指置于靠近颏部的下颌骨下方，将颏部

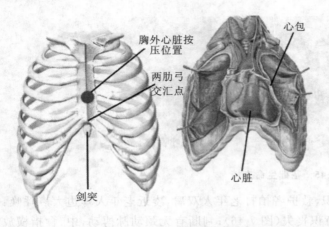

图 7-49　胸外心脏按压的部位

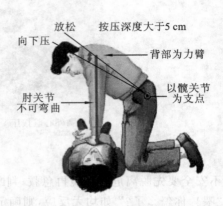

图 7-50　胸外心脏按压的深度和姿势

向前抬起，帮助头部后仰，气道开放（图 7-51）。必要时拇指可轻牵下唇，使口微微张开。双手抬颌法，老年人平卧，抢救者用双手从两侧抓紧老年人的双下颌并托起，使头后仰，下颌骨前移，即可打开气道。此法适用于颈部有外伤者，以下颌上提为主，不能将老年人头部后仰及左右转动，以避免进一步脊髓损伤（图 7-52）。

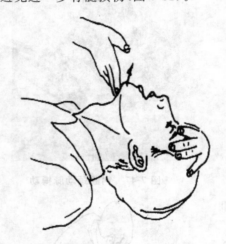

图 7-51　仰头举颏法

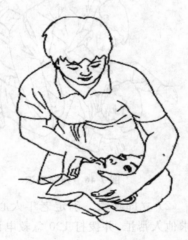

图 7-52　双手抬颌法

（5）人工呼吸（breathing，B）。人工呼吸是指用人为的方法，运用肺内压与大气压之间压力差的原理，使呼吸骤停者获得被动式呼吸，获得氧气，排出二氧化碳，维持基础的生命。救护者一手托起老年人下颌，另一只手捏住老年人的鼻孔。救护者深吸一口气，再贴紧老年人的嘴，用力将气吹入。吹完气后，救护人的嘴离开，将捏鼻的手也松开，吹气时间大于 1 s，连续给予 2 次吹气。通气量以产生可见的胸廓起伏为度，避免迅速而强力的人工呼吸，导致过度通气或吹气进入消化道。吹气频率 10～12 次/分，每次吹气量 800～1000 mL。按压与通气比为 30：2，按压 5 个循环。

2. 停止心肺复苏术的时机　患者恢复自主呼吸和心跳；有其他救护人员接手抢救；环境或体力不允许现场继续抢救；医务人员确定被救者已经死亡。

3. 心肺复苏有效指征　眼球活动、开始呻吟等；自主呼吸逐渐恢复；触摸到规律的颈动脉搏动；面色转为红润；双侧瞳孔缩小，有对光反射；收缩压在 60 mmHg 以上。

4. 心肺复苏的注意事项　确定老年人无意识、无呼吸、无脉搏，再开始胸外心脏按压。按压用力要均匀，不可过猛，以免引起肋骨骨折。每次按压后必须完全解除压力，使胸壁回到正常位置。按压要有节律性，频率不可忽快忽慢。按压时，观察老年人反应及面色的改变。胸外心脏按压的禁忌证包括胸廓严重畸形、广泛性肋骨骨折、心脏外伤、血气胸和心包填塞等。

知识链接

预防疾病的关键在于通过早期检查,发现疾病隐患。在饮食方面,少吃蛋黄、动物脂肪和内脏等含胆固醇高的食物,少吃甜食,多吃蔬菜、水果;在日常生活中,适当进行体育锻炼、经常散步等以增强体质,但要避免剧烈运动;此外,家人还应设法保持老年人心情舒畅,避免其情绪紧张;老年人尽量避免独居。同时提醒心脏病患者,平时应随身携带急救盒,家里备好氧气袋,发病后立即吸氧,含化硝酸甘油,并立即呼救。

【重点】
掌握老年人猝死的临床表现,立即识别心搏骤停并启动急救系统,早期进行心肺复苏术。

课后思考

1. 名词解释

猝死。

2. 简答题

如何实施高质量的胸外心脏按压?

3. 案例分析题

张爷爷,75 岁,既往有冠心病病史。近来睡眠质量差、精神恍惚,时常忘记按时服药,稍微活动后感胸闷、心悸。今晨护理员小吴查房时发现张爷爷倒在马桶旁的地上,小吴立即呼叫老年人,但无反应;察看老年人,无呼吸,面色、口唇发绀,颈动脉搏动消失。请问该老年人出现了什么情况?发生该情况前有哪些先兆?应如何进行处理?

(谢海艳)

项目小结

本项目主要介绍了老年人安全照护与应急救护,主要介绍了老年人跌倒、烫伤、噎食等常见的安全问题,并从老年人生理、病理、心理、社会支持、居室环境因素以及照护者角度阐述了影响老年人安全的原因,从而提出了相应的防护对策。重点从机构环境设施的完善、强化老年人慢性病管理、提升照护者护理专业理论和技能水平以及健全相关应急预案等方面进行了阐述。另外,介绍了助行器、轮椅、约束带的使用方法和注意事项。最后,需了解老年人外伤、噎食、跌倒、烫伤、猝死的发生原因以及临床表现,重点掌握老年人外伤、噎食、跌倒、烫伤、猝死后正确的处理方法并能正确地应对。

项目八 临终关怀

学习目标

1. 掌握临终关怀的概念。
2. 了解临终关怀的发展史。
3. 熟悉对临终老年人关怀与照护的措施。
4. 掌握死亡的心理教育与权利教育内容。

 项目导言

生、老、病、死是人生的自然发展过程,临终和死亡是人生必须经历的。虽然科学技术的发展可以延长人的生命,但是最终都无一例外要面对死亡。提高临终老年人生命质量,帮助临终老年人宁静地面对人生最后阶段,使其有尊严、安详地走完人生旅程,是护理人员应尽的职责。护理人员掌握相关的临终关怀的理论知识和技能,了解临终老年人及家属身心两方面的护理需要,为临终老年人提供及时、有效的心理和照护技术支持,尽可能减轻临终老年人的生理和心理反应,同时对临终老年人家属也给予疏导和安慰。

任务一 概 述

案例引导

患者,男,67岁,胃癌术后复发,神志清楚,身体虚弱,疼痛明显,生活部分不能自理,按家属意愿对患者隐瞒了真实病情,现患者情绪稳定,期待出院后休养康复。

请问:1. 您认为需要告知患者真实病情吗?

2. 需要为该患者提供临终关怀服务吗? 理由是什么?

一、概念

临终又称濒死,一般是指由于各种疾病或损伤而造成人体主要器官功能衰竭,经积极治疗后仍无生存希望,各种迹象显示生命活动即将终结的状态。临终阶段是生命的最后阶段,目前世界上不同的国家对临终的时限尚未有统一的标准。

临终关怀又称善终服务、安宁照顾、安息护理、舒缓照护、终末护理、生命末期照护等,是一种特殊的卫生保健服务,指由多学科、多方面的专业人员组成的临终关怀团队,向没有治愈希望的临终患者及家属提供全面的

> **【小贴士】**
>
> 英国将预计能存活一年以内的患者称为临终患者,美国对估计只能存活6个月以内的患者称为临终患者,日本对预计只能存活2～6个月的患者称为临终患者,我国则将能存活3～6个月的患者称为临终患者。

包括生理、心理和社会等方面的舒缓照护和心理关怀,使临终老年人的痛苦得到减轻、生命得到尊重、生命质量得到提高,帮助老年人安宁舒适地度过人生最后旅程,同时为患者家属提供情感支持、心理抚慰和居丧服务,维持其身心健康,鼓励、支持并帮助其顺利度过居丧期,重建正常生活。由此可见,临终关怀并不是以治愈为目的,而是使临终老年人的最后一段旅途在安详、舒适、平静中度过。

二、临终关怀的意义

临终关怀是一项符合人类利益的崇高事业,是社会文明进步的标志。临终关怀是让患者有尊严、舒适地度过有限余生而开展的一项社会公共事业,是人类非物质文化中的信仰、价值观、伦理道德、审美意识、宗教、风俗习惯、社会风气等集中的表现,反映不同国家、地区和民族社会文化的时代特征,具有深刻的历史意义。随着我国人口老龄化的进展加速与家庭规模的缩小,家庭对老年人的照护功能逐渐减弱,老年人的照护及临终关怀问题日益突出,发展老年人临终关怀与护理事业,对促进社会进步具有重要意义。

1. 提高临终老年人的生存质量,维护生命尊严 临终状态的老年人,多数存在基础疾病,机体主要器官功能极度衰弱,还要经历各种现代医疗技术的检查、侵入性治疗、药物不良反应等带来的痛苦,常常处于不适、恐惧、无奈中。临终关怀则是对临终老年人实施身心整体护理,帮助临终老年人减轻身体不适及心理的恐惧不安,使临终老年人的生命得到尊重,让老年人平静、安宁、舒适地抵达生命的终点。

2. 安抚临终老年人家属,解决家庭照顾困难 临终关怀一方面与我国家庭规模日趋小型化、照顾功能减弱化的现状相适应,将临终老年人家属的照顾工作转移到社会,让老年人能够接受专业的护理;另一方面临终关怀为家属提供情感支持,帮助他们正确面对亲人即将死亡的现实,让他们能尽快地投身到自己的生活中去。

3. 节约费用,合理分配医疗资源 原卫生部统计结果显示,老年人消耗的医疗资源是全部人口平均消耗值的1.9倍。虽然临终关怀仍需要一定的社会资源与服务费用,但对于处于疾病末期、晚期肿瘤等生命即将结束的老年人,接受临终关怀可以节省大量的医疗费用。如果将相应的医疗资源利用在其他有希望治愈的老年人身上,将能发挥更大的价值,医疗保险费用也可以获得最大效益。

4. 高尚医护职业道德的体现 临终关怀服务充分体现了以提高生命价值和生命质量为宗旨的高尚医护职业道德,医护职业道德的核心内容就是尊重患者的价值,包括生命价值和人格尊严。临终关怀体现了医护人员对生命的尊敬与热爱,通过对患者实施全面的照护和支持,用科学的心理关怀方法、高超精湛的医护手段以及姑息、支持疗法,最大限度地帮助患者平静地走完生命的最后历程,使患者及家属在此特殊服务之中感受到人情的关怀和医护职业道德的崇高。

5. 树立正确的死亡观,实现人道主义精神 临终关怀与我国传统的死亡观、伦理观有一定冲突,使临终关怀工作的推广有一定的困难。临终关怀工作首先应该帮助人们树立正确的死亡观,临终老年人、家属和医护人员都应该坦然接受死亡,面对现实;此外,用临终关怀措施代替医疗资源的浪费,促进医疗资源的合理、公平分配,使医疗卫生服务的公平性和普及性得以保证。从本质上讲,这真正体现了对临终老年人和大多数人的人道主义精神。所以,积极推广临终关怀工作,既是社会发展和人口老龄化的需要,也是人类文明进步的象征。

三、临终关怀的发展史

(一)临终关怀的起源

"临终关怀"译自英文"hospice",最早的"hospice"出现于中世纪欧洲。当时修道院的教士、修女出于宗教旨意,往往在修道院中或修道院旁边附设房间,用于照顾长途跋涉的朝圣者或客商,并无偿地为贫病者服务,体现了原始的人道主义精神和强烈的宗教慈善意识。当时的"hospice"

也不是专为临终患者服务的机构,在那里被接待的既有临终患者,也有一般患病的人、饥渴者、穷人及孤儿。修女、教士们为他们提供食物、清洗伤口,但他们的工作主要是为了使这些人恢复体力,继续上路,而不是给予医学角度的治疗。后来,随着西方宗教的改革,许多修道院被迫关闭,"hospice"也随之衰败下来。直到17世纪,临终关怀在欧洲又重新兴起。历史上较为著名的临终关怀机构有位于阿尔卑斯山的圣伯纳德临终关怀院。

(二)现代临终关怀

1. 国外临终关怀　现代临终关怀在国外始于20世纪60年代,英国护士桑德斯在她长期从事的晚期肿瘤医院中目睹病危患者的痛苦,决心改变这一状况。她综合运用自己所掌握的护理学、医学和社会学的相关理论及实践,创建了"临终关怀学"。1967年她在英国伦敦创办了世界上第一所临终关怀护理院,即著名的圣克里斯多弗临终关怀院。这"点燃了临终关怀运动的灯塔",标志着现代临终关怀运动的开始,帮助病危患者在人生旅途的最后一段路程得到需要的满足和舒适的照顾。目前,英国的临终关怀机构从初期的独立临终关怀院的模式,发展到具备住院、家庭护理、居家及日间照顾多种形式并存的特点。2004年英国提出把2005年10月8日作为第一个"世界临终关怀及舒缓治疗日",这个提议得到了全球数十个国家临终关怀及舒缓治疗组织的积极响应与大力支持。此后,美国、法国、加拿大、荷兰、挪威、瑞典、以色列、澳大利亚、日本、新加坡等60多个国家相继开展了临终关怀服务的实践和理论研究。近年来,临终关怀运动又有了长足发展,成为全世界社会医疗卫生保健体系的重要组成部分。

2. 中国临终关怀　20世纪80年代后期临终关怀被引入中国,中国的临终关怀事业的发展大体经历了三个阶段。①理论引进、研究起步阶段;②宣传普及和专业培训阶段;③专业研究和临床实践全面发展阶段。1988年,在美籍华人黄天中博士的资助下,天津医学院(现更名为天津医科大学)创建了中国第一个临终关怀研究机构——天津医学院临终关怀研究中心,双方期待通过临终关怀研究机构的成立,推广临终关怀的理念,逐步将临终关怀的实践纳入现行的医疗体制之中,并在更为广泛的层面开展死亡教育,革新死亡观念。该临终关怀研究中心成立之后,逐步开展了死亡认识专项调查、临终关怀理论的推介工作、普及临终关怀知识和培训各地临终关怀专业骨干等活动。同年10月,在上海诞生了中国第一所临终关怀医院——南汇护理院。此后在北京、安徽、西安、成都、宁夏、浙江、广州等地区和城市也相继建立了临终关怀医院、病区或护理院,我国的临终关怀服务进入到良性发展阶段。1991年,天津医学院临终关怀研究中心召开了"首次全国临终关怀学术研讨会暨讲习班"。1992年天津医学院与美国东西方死亡教育研究学会联合,在天津举办了"首届东西方临终关怀国际研讨会"。1993年,在山东烟台召开了"中国心理卫生协会临终关怀专业委员会成立大会暨第二次全国临终关怀学术研讨会"。1995年5月,在广西桂林市召开了"第三次全国临终关怀学术研讨会"。1996年,在昆明召开了"全国死亡教育与临终关怀学术研讨会"。并经多年筹备,创刊了《临终关怀杂志》。由此,中国临终关怀临床实践服务已进入一个全面发展阶段,更多的专业人员将充分展示爱心、发挥技能,积极投入并从事到这一新的领域中来。

【重点】
临终关怀的概念。

知识链接

　　临终关怀不同于安乐死,这即不促进也不延迟老年人死亡。其主要任务包括对症治疗、家庭护理、缓解症状、控制疼痛、减轻或消除老年人的心理负担和消极情绪。所以临终关怀常由医师、护士、社会工作者、家属、志愿者以及营养学和心理学工作者等多方面人员共同参与。

课后思考

1. 名词解释

临终关怀。

2. 问答题

请简述临终关怀的发展史。

3. 案例分析题

刘大爷,男,89 岁。患肺癌 5 年,现在神志清醒,精神食欲差,呈恶病质,请设计临终关怀方案。

（吴惠珍）

任务二　临终关怀的内容及照护

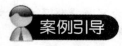

患者,男,65 岁,入院诊断为支气管肺癌。近几日来,病情日趋恶化,治疗效果不明显,患者心情抑郁、哀伤,常暗自哭泣、情绪极度消沉。

请问对该患者应采取哪些照护措施?

一、对临终老年人的关怀与照护

（一）身体护理

1. 控制疼痛　对肿瘤晚期老年人的疼痛控制应根据"三阶梯止痛原则"进行规范性止痛治疗。尽可能使用简单有效的评估方法,如数字分级法、主诉疼痛程度分级法、Wong-Banker 面部表情量表法和视觉模拟疼痛量表法等,对老年人宣教止痛治疗注意事项,如无需忍痛、首选口服给药、按时按量服用止痛药物等,并严密观察止痛药物的不良反应,做好相应的护理。在使用药物止痛的同时,应给予心理支持,还可以配合其他方法减轻疼痛,如音乐疗法、冷敷、热敷、松弛术、针灸疗法等。

2. 改善呼吸功能　房间要定时开窗通风,保持室内空气新鲜。对于长期卧床的老年人要定时翻身、拍背,以利于痰液排出,必要时给予雾化吸入或吸痰,根据病情需要给予氧气吸入,并观察吸氧效果。对于张口呼吸的老年人,应保持其口腔清洁,口唇干燥者给予润唇膏或石蜡油涂抹。

3. 加强营养支持,增进食欲　对疾病晚期的老年人,应鼓励其少食多餐,多进易消化的食物,多食新鲜水果和蔬菜。提供良好的就餐环境,协助老年人取合适的就餐体位,鼓励家属与老年人共同进餐,必要时可给予胃肠内、外营养支持治疗,以保证老年人的营养需求。

4. 减轻感知觉改变导致的不适　①临终老年人的生活环境应温暖舒适、通风良好、空气新鲜,室内光线充足且柔和,以减轻老年人由于视物模糊而导致的恐惧心理,增加老年人的安全感。②帮助临终老年人保持眼部的清洁,及时清理眼部分泌物。对分泌物过多并干燥结痂者,应使用毛巾或纱布湿敷使痂皮变软,再轻轻擦去。若老年人呈睁眼昏迷状态可用凡士林纱布或眼药膏纱布覆盖眼睛,保护角膜。③听觉是临终老年人最后消失的感觉,家属和医护人员要避免在老年人附近小声低语,以免引起老年人的恐慌不安。

5. 促进舒适的护理　①皮肤护理:临终老年人无法自行清洁皮肤,护理人员应定时帮助老年人擦浴、更换衣服,保持皮肤清洁,增加老年人的舒适感。对于大小便失禁的老年人,应注意保持会阴部和肛周清洁,必要时可留置导尿管。②维持舒适体位:临终老年人无法维持舒适的功能体位,也无力进行自主肢体活动。为保证老年人的舒适,避免压疮的产生,应定时帮助老年人翻身、按摩受压部位、必要时应用气垫床并使肢体处于功能位。③口腔护理:根据老年人的自理能力,协助老年人保持口腔清洁。对于部分有自理能力的老年人,可协助其每日晨起与睡前刷牙(或漱口)。对于完全不能自理的老年人,应根据老年人口腔情况给予特殊口腔护理。口唇干燥者,给予润唇膏或石蜡油湿润涂抹。

(二)心理护理

1. 建立良好的护患关系,增进沟通交流 护理人员应尊重临终老年人,对待老年人态度真诚、亲切,鼓励并认真倾听老年人诉说。通过交流,及时了解老年人内心的想法和心愿,尽量满足老年人的各种需求,减轻他们内心的恐惧不安与焦虑,最终不会遗憾地走向死亡。

2. 重视家属的陪护作用 亲人往往令临终关怀老年人难以割舍,在临终之际,老年人也希望亲人能伴左右,最怕亲人离开后孤独。因此允许家属陪护并指导家属参与到老年人的生活照顾中对于临终老年人与家属都是非常重要的心理支持。

3. 增加家属与临终老年人共处时间 临终老年人生活在医院的环境里,易造成老年人与家属的分离,不仅会增加老年人的孤独感,也会使家属因无法照顾老年人而产生愧疚感。临终病房应实施鼓励家属陪护的管理方案,护理人员可帮助安排家属在医院环境中进行家庭活动,如一起看电视、共进晚餐等,帮助老年人保持家庭的完整性。

> **【小贴士】**
>
> 家属陪伴老年人,一方面为老年人增强了安全感,避免了老年人内心的孤独无助,有助于稳定老年人情绪;另一方面为家属提供了孝敬老年人和与老年人情感沟通的机会,这可以给家属带来心理上的满足感,对于减少他们在老年人去世后的悲痛有一定的帮助。

二、对临终老年人家属的关怀

临终老年人的家属,主要指临终老年人的直系亲属,如临终老年人的父母、子女、配偶等。亲人死亡的痛苦不仅非常巨大并且长期存在。这种悲伤会给临终老年人家属的身心健康和生活带来很大的影响,护理人员有责任帮助临终老年人的家属尽快走出悲伤,接受亲人去世的事实,开始新生活。

(一)临终老年人家属的心理反应

临终老年人家属的心理反应受多重因素影响,如自身的心理承受能力、与死者的关系、对死者的依赖程度、死者病程的长短、死者的年龄等。一般会经历以下几个心理反应阶段。

1. 震惊与否认期 临终老年人的家属拒绝接受亲人的离去,表现出麻木、呆滞、不知所措的行为。这是一种心理防御机制,在亲人急性死亡的情况中表现更明显。

2. 面对现实期 临终老年人的家属意识到亲人已经死亡,内心非常悲痛,常表现为哭泣。不得不带着悲伤开始准备死者的后事及丧礼等。

3. 怀念期 常常回忆过去的事情,内心依然痛苦、难过。会对死者的形象理想化,认为死者是完美的,为自己以前曾对死者做过不好的行为感到后悔自责。

(二)临终老年人家属的心理护理

1. 鼓励临终老年人的家属宣泄感情 临终老年人的家属如果强忍悲伤而不通过哭泣等方式宣泄,可能会导致心情更加抑郁,甚至影响身体健康。因此,护理人员应鼓励临终老年人的家属大声哭泣、诉说、回忆,以自然的情感流露方式将痛苦表现、发泄出来,可以减少悲伤对身心健康的影响。

2. 尽量满足临终老年人家属的需求 亲人的死亡是人生最痛苦的经历,护理人员应注意多与临终老年人的家属沟通,了解其需求。协助临终老年人家属逐步建立新的人际关系,使其得到慰藉;鼓励临终老年人的家属参与各种社会活动,抒发内心抑郁,尽快解脱悲伤。

3. 转移注意力 在亲人去世后,家属可以把死者的遗物暂时收藏起来,尤其是对于失去配偶、子女的人,这样可以减轻他们精神上的痛苦。鼓励他们培养积极的兴趣爱好,多与外界接触,转移注意力,有助于减轻悲伤。

4. 对临终老年人家属随访 在国外,临终关怀机构会通过信件、电话、访视等方式与临终老年人家属保持联系,保证其能获得连续性的关爱与支持,也体现临终关怀的价值。

三、尸体照护技术

尸体照护技术是对临终老年人实施整体护理的最后步骤,做好尸体照护技术体现了对死者的尊重,对死者家属也是一种心灵上的安慰,彰显出护理的人道主义关怀理念。

（一）尸体照护技术的目的

维持尸体良好的外观、姿势,易于辨认。尊重死者,给家属以安慰,减轻其哀痛。

（二）尸体照护技术操作前准备

1. 评估死者并解释 评估死者的诊断、死亡原因、死亡时间、尸体清洁程度、体表有无伤口及引流管等。通知死者家属并向其解释尸体护理的方法、目的。

2. 护士准备 护士态度要严肃认真,衣帽整洁,洗手,戴口罩,必要时穿隔离衣、戴手套。

3. 用物准备 治疗盘内:尸体识别卡(表 8-1)3 张,别针 3 枚,不脱脂棉适量。准备血管钳、绷带、剪刀、梳子、松节油,必要时备换药敷料、线及胶布。治疗盘外:准备衣裤、尸单、大单等。按需准备擦洗用物、速干手消毒剂。治疗车下层:医疗垃圾桶、生活垃圾桶。

4. 环境准备 选择安静、肃穆的环境,必要时用屏风遮挡或安排单独房间。

表 8-1 尸体识别卡

姓名_____住院号_____年龄_____性别_____
病区_____床号_____籍贯_____诊断_____
住址_____
死亡时间_____年_____月_____日_____时_____分
护士签名_____
_____医院

（三）尸体照护操作步骤及沟通要点

具体见表 8-2。

表 8-2 尸体照护操作步骤及沟通要点

项 目	操 作 步 骤	沟 通 要 点
1.备物填卡	填写 3 张尸体识别卡,备齐用物携至床旁,用屏风遮挡	维护患者的隐私权 减少对同病室患者的影响
2.劝慰家属	劝慰家属节哀,请其暂离病房	如家属不在,医院应尽快通知家属来院探视遗体,征求家属对尸体的处理意见
3.撤离用物	撤去各种抢救仪器,拔除尸体上一切导管	便于尸体护理
4.安置体位	床放平,尸体仰卧,头下垫一枕,双臂放于身体两侧,用大单遮盖尸体	防止面部淤血变色

续表

项　　目	操作步骤	沟通要点
5.整理仪容	①洗脸,如有义齿代为装上,闭合口眼;不能闭合者,可用毛巾湿热敷或按摩眼周及下颌关节,必要时用绷带托住下颌,为死者梳理头发	维持安详面容
	②清洁尸体:脱去衣裤,依次擦净上肢、胸、腹、背、臀部及下肢,用松节油清除胶布痕迹	使尸体清洁无渗液,维持良好的外观
	③处理伤口:有伤口者更换敷料,有引流管拔除后缝合伤口或用蝶形胶布封闭伤口,并包扎	
	④填塞孔道:用不脱脂棉填塞口、鼻、耳、阴道、肛门等孔道	防止体液外溢,不脱脂棉勿外露
	⑤穿上衣裤,梳理洗发,将第一张尸体识别卡系于腕部,撤去大单	便于识别尸体
6.包裹尸体	将尸单斜放在平车上,移尸体于尸单上;先用尸单上、下两角遮盖住尸体的头和脚,再用尸单左右两角将尸体整齐包好,在颈、腰、踝部用绷带固定。将第二张尸体识别卡系于尸体胸前尸单上	
7.安放尸体	盖上大单,将尸体运往太平间,置于停尸屉内。将第三张尸体识别卡挂于停尸屉外	冷藏,防止尸体腐败
8.终末消毒	按终末消毒原则对床单位、用物及病室进行处理	如为传染病患者,须按传染病终末消毒处理
9.整理病历	①完成记录:在当日体温单40~42℃之间相应的时间栏内用红笔纵向填写死亡时间	
	②注销各种卡片,按出院手续办理结账	
	③按出院病历顺序排列病案	
10.处理遗物	清点遗物交给家属	若家属不在时需两人核对登记,交护士长保存

（四）注意事项

(1) 尸体照护必须在医生开出死亡证明、家属同意后尽快进行,以防止尸体僵硬。

(2) 进行尸体照护时,态度要严肃认真,尊重死者,维护尸体的隐私权,不可暴露尸体。

(3) 因传染病死亡的尸体应使用消毒液擦洗,用消毒液浸泡的不脱脂棉填塞孔道,尸体用尸单包裹后装入不透水袋中,并作传染标识。

随着社会文明的进步和医疗卫生事业的发展,老年人的临终关怀与护理工作越来越被社会所重视。积极推动我国临终关怀事业的发展,使更多临终老年人能享受到临终关怀与护理,是每位医务工作者及社会的重要职责。这也对护理人员提出了更高的要求,不仅需要掌握护理专业知识,还要扩充与临终关怀相关的知识。通过临终护理的实施,使临终老年人生命的最后时光充满温暖、安详,最终舒适而有尊严地离去,真正体现"白衣天使"的真、善、美以及对生命的尊重。

【重点】

尸体照护技术。

🔵- 课后思考

1. 名词解释

尸体照护技术。

2. 问答题

对临终老年人的心理照护有哪些内容?

3. 案例分析题

张大爷,男,79 岁。肝癌晚期,精神、食欲差。请问对该患者进行临终照护的内容有哪些?

（吴惠珍）

任务三 死亡教育

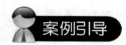
案例引导

患者,男,66 岁,车祸撞伤脑部,出血后出现深昏迷,脑干反射消失,脑电波消失,无自主呼吸。老年人家属担心、焦虑,不知道如何面对。

请问:1. 老年人状态目前处于临床中的哪一期?

2. 对患者及家属如何护理?

死亡是生命活动不可逆的终止,其特点是人的本质特征永久消失,机体完整性被破坏、新陈代谢已停止的现象。美国布莱克法律词典将死亡定义为血液循环全部停止及由此导致的呼吸、心跳等身体重要生命活动的终止。护理人员只有熟悉和掌握死亡的特点、死亡过程的分期及各分期不同的特征,才能更好地表现出在行动上关怀、感情上支持临终患者,为临终患者提供优质的护理服务。

一、死亡基本认知

菲利普·艾瑞斯发现了对死亡的五种主要的认识形态:死亡是顺其自然的,是熟悉而简单的,也就是说它是不可避免的;死亡是让人不安的,死后可能将受到审判,可能会享福,也可能会受到惩罚;死亡是熟悉又陌生的,是自然的、也是危险的,是引人好奇的、也是让人忌讳的;死亡是生者不能逾越的另外一个世界的界线;死亡是讳莫如深的,有些人认为死亡是肮脏的,在公众场合的死亡更是让人讨厌的。尽管他就这个问题在历史方面的阐述或许很有说服力,但与我们的研究不太相关,而让我们认识到在广义的社会和文化层面上,人类关于死亡的认知是如此的丰富和复杂。死亡不是骤然降临的,而是一个逐渐进展的、由量变到质变的过程。一般分为三个阶段,即濒死期、临床死亡期、生物学死亡期。

（一）濒死期

濒死期又称临终状态,是死亡过程的开始阶段。此期机体各系统功能严重紊乱,中枢神经系统中脑干以上的功能处于抑制状态,表现为意识模糊或丧失、呼吸和循环衰竭,出现潮式呼吸或间停呼吸、各种反射减弱或迟钝、肌张力减弱或消失、代谢障碍、肠蠕动逐渐停止、感觉消失、视力下降等。濒死期的持续时间可随患者机体状况和死亡原因而异,某些猝死、严重颅脑损伤患者可不经过此期而直接进入临床死亡期,年轻患者、慢性病患者较年老体弱者和急性病患者濒死期长。

（二）临床死亡期

临床死亡期又称个体死亡,此期中枢神经系统的抑制过程已由大脑皮层扩展到皮层下部位,延髓处于极度抑制状态,表现为瞳孔散大,各种反射消失,心跳、呼吸完全停止,但各种组织细胞仍有短暂而微弱的代谢活动。此期持续时间极短,一般不超过 5～6 min,若得到及时有效的抢救治疗,生命仍然有复苏的可能。若超过这个时间,大脑将发生不可逆的变化。但大量的临床资料显示,在低温条件下,临床死亡期可延长至 1 h 或更久。

（三）生物学死亡期

生物学死亡期又称全脑死亡、细胞死亡或分子死亡。此期是死亡过程的最后阶段,神经系统及各器官的新陈代谢相继停止,并出现不可逆的变化,会相继出现尸冷、尸斑、尸僵、尸体腐败等现象。

1. 尸冷　尸冷即尸体温度的下降。死亡后新陈代谢停止,尸体内部原有的热能仍然可以通过辐射、传导、对流和水分蒸发等方式不断向外界散发,使尸体温度降低,逐渐变冷,直至与外界温度接近或略低于外界温度。通常在室温环境中(18～20 ℃),死后的 10 h 内,尸体温度平均每小时大约下降 1 ℃。10 h 以后下降速度减慢,大约 24 h 左右,尸温就降至与环境温度基本接近。

2. 尸斑　尸斑是指死亡后由于血液循环停止,在地心引力的作用下,尸体最低部位的皮肤坠积性充血而出现暗红色紫斑或条纹。一般于死亡后 2～4 h 开始出现,12 h 发生永久性变色。

3. 尸僵　人体死亡后肌肉逐渐变得强直、僵硬,并伴有轻度收缩使各关节固定下来,称为尸僵。正常时肌肉只有在足量的三磷酸腺苷存在时,才能保持弹性及柔软状态。死亡后机体肌肉中三磷酸腺苷的合成下降乃至终止,使其含量不断减少。通常情况下尸僵在死后 1～3 h 出现,一般先出现于数个肌群。尸僵是从咬肌开始,逐渐发展到颈部、上肢、下肢,经 4～6 h 扩散到全身。但在气温适宜、尸体不很快腐败的情况下,尸僵经过 24～48 h 或者更长时间后开始缓解。缓解的顺序与尸僵形成的顺序相同,即先发生尸僵的肌群先缓解。多数情况下尸僵完全缓解都发生在死后 3～7 天。

4. 尸体腐败　尸体腐败是指机体死亡后组织蛋白质因腐败细菌的作用而发生分解的过程。它是早期尸体现象的继续,是最常见的晚期尸体现象,常见表现有尸臭、尸绿等。尸臭是体内有机物分解、从口、鼻、肛门逸出的腐败气体。尸绿是腐败气体中的硫化氢与血红蛋白结合成绿色的硫化血红蛋白,在皮肤上呈现的污绿色斑块,一般死后 24 h 先在右下腹出现,逐渐扩展至全腹,最后波及全身。

知识链接

传统的医学死亡标准是指心肺死亡,即临床上患者呼吸、心跳停止,瞳孔散大而固定,所有反射消失,心电波平直。但随着现代医学的进步,心跳、呼吸停止而大脑功能尚保持完整的患者,仍可依靠机器继续维持生命征象。为此,现代医学界提出以"脑死亡"作为判断死亡的标准。脑死亡即全脑死亡,包括大脑、中脑、小脑和脑干功能活动的不可逆停止。美国哈佛大学提出脑死亡的四条诊断标准:①不可逆的深昏迷,对各种内外刺激均无反应;②自发呼吸停止;③脑干反射消失;④脑电波消失。上述标准 24 h 内反复多次检查后结果无明显变化,并应当排除两种情况,即体温过低(低于 32.2 ℃)和巴比妥类药物等中枢神经系统抑制剂的影响。

二、死亡与生命辩证关系

死亡是生命的一个过程,是指生命的消失,是凡是有生命的事物都要经历的最终阶段。死亡作为疾病的一种转归,也是生命的必然规律。据生物学的研究,人类自然寿命是 140～160 岁,由于生命自然终止而"老死"的只是极少数,绝大部分都死于疾病。因病死亡的原因大致可分为三类:①重要生命器官(如脑、心、肝、双侧肾、肺及肾上腺等)发生了严重的、不可恢复的损害。②长期疾病导致机体衰竭、恶病质等,导致代谢物质基础极度不足,各系统正常机能不能维持。③重要脏器没有明显器质性损伤的急性死亡,如失血、窒息、休克、冻死等。

三、死亡的心理教育

死亡心理教育可以帮助老年人正确地面对自我死亡和他人死亡,理解生与死是人类自然生命历程的必然组成部分,从而树立科学、合理、健康的死亡观;可以消除老年人对死亡的恐惧、焦虑等心理现象,教育老年人坦然地面对死亡;可以使老年人思索各种死亡问题,学习和探讨死亡的心理过程以及死亡对人们的心理影响,为处理自我之死、亲人之死做好心理上的准备;可以帮助老年人勇敢地正视生老病死的问题,加深老年人对死亡的深刻认识,并将这种认识转化为珍惜生命、珍爱健康的强大动力,进而提高自己的生命和生活质量。死亡心理教育着力于改变老年人对死亡的观念和态度,帮助老年人认识如何面对和对待死亡,是对所有生命和谐发展的关切,是回归生命真实的本质,是使人类生命得到尊重的重要手段。

（一）死亡心理教育的内容

1. 对死亡的认知　懂得死亡是人及生物生命的停止,是人生路途中不可避免的、不可逆转的生物学现象,人们对死亡的必然性有正确的认识。

2. 对他人死亡的态度　应持同情、尊重、缅怀的虔诚态度,以科学的态度正视死亡现象,防止在危急时刻对死亡产生强烈的恐惧。

3. 死亡心理的基本理论　不同人群对死亡的态度、死亡焦虑和恐惧的原因和缓解、濒死体验的研究、临终心理的表现、家属居丧悲伤与辅导、对"灵魂"及死亡超常现象的探讨等问题。

（二）死亡心理教育的模式

1. 认知的或心理的教导式　以文章、资料、书籍或多媒体的形式呈现死亡知识,以主讲人向老年人介绍为主。

2. 个人的或情感的经验式　以老年人为主,用各种经验、情绪分享的方式,来探索死亡和濒死的各种情绪和感情。

（三）死亡心理教育的形式

1. 教导式活动　①阅读指导法和欣赏讨论法:选定一些图书教材、故事或短诗等,指导老年人阅读,然后公开讨论,了解死亡的内涵,认识生命的可贵。②生命叙事法:通过老年人讲述自己生命中发生的有关死亡的故事,再现当时情景,加强对死亡的感性认识,减少对死亡的恐惧。③参观体验法:参观有关死亡的场所及其展览,参观死亡博物馆,到殡仪馆参加葬礼等。

2. 经验式活动　①应对死亡讨论法:讨论当发生一些重大的死亡事件时,亲人和他人要如何面对,讨论如何看待哭丧,是否需要公祭,让老年人在相对不是非常沉重的气氛中学会面对死亡。②哀伤处理法:通过固定的悼念仪式完成与死者的分离,如埋葬、写纪念文章、致悼词等。③角色扮演法:通过模拟情境等使老年人加深对生命和死亡的理解。

四、死亡的权利教育

最高人民法院在《贯彻执行〈中华人民共和国民法通则〉若干问题的意见》中规定"公民的民事权利能力自出生时开始"。公民的民事权利就是指公民依照我国相关法律的有关规定所享有的权利。民事权利中有些仅能存在于公民生存期间,公民死亡后也就失去了存在的意义,法律也不给予保护了。但在上述文件中规定:"作者死亡后,著作权（版权）中由继承人继承的财产权利在法律规定的保护期限内受到侵犯,继承人依法要求保护的,人民法院应当予以支持。"所以,有些民事权利不仅在公民生前有保护的必要,即使在公民死后仍然要给以保护,如公民的名誉权、肖像权、知识产权等。此外,死亡权利问题即是死亡价值问题。随着死亡权利教育的开展、人类社会的进步,不久的将来有更多的人在到达生命终点之前,运用自己神圣的权利,主动设计死亡,选择死亡时间与地点,选择含笑地与亲人一一诀别,选择无畏而庄严的离开人世的方式。

【重点】
临床死亡期和生物学死亡期。

知识链接

安乐死原意指无痛苦地死亡,现指有意导致一个人的死亡作为提供其医疗的一部分。具体定义:患不治之症的患者在濒临死亡的状态下,由于精神、躯体的极度痛苦,在本人和亲属的要求下,经医生认可而停止救治或用人为方法使患者无痛苦死亡。其中,医务人员或其他人采取某种措施加速患者死亡的,称为主动安乐死,又称无痛致死术。

采取中止维持患者生命的措施,任其自然死亡的,称为被动安乐死。1993 年 2 月,荷兰通过了一项关于没有希望治愈的患者有权要求结束自己生命的法案,成为世界上第一个通过安乐死立法的国家。我国至今尚未立法承认安乐死。

课后思考

1. 名词解释

死亡。

2. 问答题

死亡心理教育有哪些?

3. 案例分析题

张爷爷,男,82 岁。因高热、呼吸困难 1 天,加重 2 h,拟诊为"肺癌术后转移合并肺炎"入院。查体温 39.4 ℃,呼吸 28 次/分,血压 100/70 mmHg,神志清楚、精神萎靡,恶病质,右锁骨上窝触及 2 cm×2 cm 肿块,右上肺切除,双肺闻及干、湿啰音。患者家属恐惧、紧张,不知如何应对。请问对该患者如何进行临终照护?理由是什么?

(吴惠珍)

项目小结

本项目着重介绍了老年人临终关怀的内容和照护技术、死亡教育等知识,帮助学生认识到老年人的临终阶段伴随着机体主要器官功能衰竭,心理悲观、绝望等严重反应,生活质量极度下降,但经过多学科、多方面的专业人员组成的临终关怀团队,对老年人及家属提供生理、心理、社会等方面的临终关怀照护技术,可以帮助老年人安静地度过人生最后历程,帮助老年人家属顺利度过居丧期,从而完美体现医护职业的人道主义精神。

主要参考文献

[1] 娄小平,章正福.老年护理学[M].北京:军事医学科学出版社,2014.

[2] 傅桦,赵丽娟.北京地区老年人口日常活动的时空特点[J].首都师范大学学报(自然科学版),2009,30(3):48-51.

[3] 温秀芹,韩玲玲,赵洁.社区高血压患者健康素养与基本公共卫生服务利用的相关性研究[J].中国全科医学,2015,18(13):1518-1522.

[4] 丁红,王继玲.戴用可摘义齿老年人的口腔护理[J].中国疗养医学,2012,21(9):822-823.

[5] 李小鹰.老年医学与保健(内科卷)[M].北京:人民军医出版社,2013.

[6] 姜丽萍.社区护理学[M].3版.北京:人民卫生出版社,2014.

[7] 化前珍.老年护理学[M].3版.北京:人民卫生出版社,2012.

[8] 李小寒,尚少梅.基础护理学[M].5版.北京:人民卫生出版社,2012.

[9] 中国就业培训技术指导中心,人力资源和社会保障部社会保障能力建设中心.养老护理员(初级)[M].北京:中国劳动社会保障出版社,2013.

[10] 中国就业培训技术指导中心,人力资源和社会保障部社会保障能力建设中心.养老护理员(中级)[M].北京:中国劳动社会保障出版社,2013.

[11] 中国就业培训技术指导中心,人力资源和社会保障部社会保障能力建设中心.养老护理员(高级)[M].北京:中国劳动社会保障出版社,2013.

[12] 田靓,朱仁义,朱秋丽,等.全国三省养老机构卫生消毒现况[J].中国消毒学杂志,2012,29(6):503-505.

[13] 贾琳,黄清臻,贾瑞忠,等.空气消毒方法应用研究进展[J].医学动物防制,2011,27(11):1010-1011.

[14] 于世刚.确定感、安全感、控制感——人的安全需要的三个层次[J].社会心理科学,2011,26(120):131-136.

[15] 彭华茂,王大华.基本心理能力老化的认知机制[J].心理科学进展,2012,20(8):1251-1258.

[16] 刘颂.近10年我国老年心理研究综述[J].人口与社会,2014,30(1):44-48.

[17] 陈志英.老年护理[M].北京:北京出版社,2011.

[18] 杭荣华,刘新民,凤林谱,等.心理干预对社区空巢老人的抑郁症状、孤独感及幸福感的影响[J].中国老年学杂志,2011,31(14):2773-2775.

[19] 陈小萍,王建华,郭靖,等.浙江省养老机构老年人安全问题KAP调查与教育干预效果分析[J].中国老年学杂志,2011,31(10):1837-1839.

[20] 尚少梅.护理学基础[M].4版.北京:北京大学医学出版社,2014.

[21] 杨丽.养老机构消防安全管理对策探讨[J].武警学院学报,2012,28(6):68-69.

[22] 唐莹.老年人生活照料[M].北京:北京师范大学出版社,2015.

[23] 王清凤,吕爱华,贾淑艳,等.舒适护理对脑卒中患者使用约束带的应用探讨[J].中国伤残医学,2011,19(6):26-27.

[24] 白志仙.老年病房使用约束带的特点及护理[J].护理实践与研究,2010,7(9):79-80.

NOTE

［25］　周君桂,范建中. Morse 跌倒评估量表与 Berg 平衡量表应用于老年患者预测跌倒风险的效
　　　　果分析[J].中国康复医学杂志,2012,27(2):130-133.

［26］　景军,张杰,吴学雅.中国城市老人自杀问题分析[J].人口研究,2011,35(3):84-96.

［27］　薛松梅.基础护理学[M].北京:军事医学科学出版社,2014.

全国高职高专医药院校护理专业"十三五"规划教材(临床案例版)

正常人体形态结构	妇产科护理
正常人体功能	儿科护理
病理学与病理生理学	护理学基础
病原生物与免疫学	护理学基础实训与习题
用药基础	▶ 老年健康照护
生理学	急重症护理
人体机能基础与应用	社区护理
人体机能实验与实训指导	康复护理
护理导论	中医护理
基础护理技术	护理心理学
健康评估	护理管理
内科护理	护理礼仪
内科护理实训与习题	护理人际沟通
外科护理	护理伦理与护理法规

▶ **案例教学** 典型案例与课堂理论教学相结合,紧跟教育部教学改革步伐
▶ **优化版式** 教材一侧留有空白——"NOTE",方便学生及时记录,
　　　　　　并将教材重难点穿插其中,利于学生及时掌握重难点
▶ **配套习题** 配套相关习题,提高护考通过率
▶ **配套教学** 全系列教材配套PPT等教学课件

▲策划编辑 周 琳 ▲责任编辑 周 琳 汪飒婷 ▲封面设计 原色设计

 华中科技大学出版社 医学图书分社
E-mail:medhustp@126.com

ISBN 978-7-5680-2323-8
9 787568 023238 >
定价:42.00元